按动推拿流派

主　编：赖　伟

副主编：周小波　金　涛　李　兵　吴剑聪

顾　问：王友仁　师瑞华　洪学滨　杨金斗　赵润琛

编　委：（按姓氏笔画排列）

王　钲　王海龙　孔安安　邓晓丰

曲　怡　刘洪伟　齐　鸿　李　健

邱丽漪　邹海鹏　张鸿雁　姜存旺

崔发毅　智照林

人民卫生出版社

图书在版编目（CIP）数据

按动推拿流派 / 赖伟主编 .—北京：人民卫生出版社，2018

ISBN 978-7-117-27829-4

Ⅰ. ①按… Ⅱ. ①赖… Ⅲ. ①推拿 Ⅳ. ①R244.1

中国版本图书馆 CIP 数据核字（2019）第 000466 号

按动推拿流派

主　　编： 赖　伟
出版发行： 人民卫生出版社（中继线 010-59780011）
地　　址： 北京市朝阳区潘家园南里 19 号
邮　　编： 100021
E - mail： pmph @ pmph.com
购书热线： 010-59787592　010-59787584　010-65264830
印　　刷： 北京盛通印刷股份有限公司
经　　销： 新华书店
开　　本： 710 × 1000　1/16　**印张：** 16
字　　数： 270 千字
版　　次： 2019 年 2 月第 1 版　2019 年 2 月第 1 版第 1 次印刷
标准书号： ISBN 978-7-117-27829-4
定　　价： 78.00 元

推拿，又称按摩，古称按跻、案杌、折枝、扶形、摩娑，作为人类最古老的一种疗法，与其他传统医学学科一样，有着悠久的历史渊源。至《黄帝岐伯按摩》《黄帝内经》成书后，推拿逐渐发展成为一门具有特色治疗体系的中医学科。推拿学科经历代医家的不断总结、创新和完善，形成了众多具有自身特色和风格的推拿流派。

按动推拿流派创始于20世纪50年代，历经半个多世纪的整理、积淀、发展，日趋成熟，成为北京地区乃至全国较有特点的盲人医疗按摩推拿流派。

2018年正值北京按摩医院建院60周年，喜闻医院将一甲子积累的特色流派，摭其精华，编写《按动推拿流派》，并将付梓出版，于是欣然为序。

此书详述了按动推拿流派的渊源、学术思想、代表手法、特色辅助器械、临床应用、研究进展与展望等六大部分内容。书中文字精练，内容丰富，图文并茂，并采用二维码信息技术，通过视频形式，详细展示按动推拿流派代表性手法。

近百年来，广大推拿业者躬耕实践，使得推拿流派百花齐放、百家争鸣。按动推拿流派不论在特色手法、特色器械，或临床应用方面，都有其独特之处和实用性，为中医推拿界同道带来一缕新意。相信读者能够从中多有受益。

中华中医药学会推拿分会主任委员

房　敏

2018年10月

北京按摩医院是二级甲等中医专科医院，隶属中国残疾人联合会，自 1958 年建院至今，已有 60 年历史。按动疗法是北京按摩医院的特色疗法，是张震等老专家在继承北京地区多位名家学术思想的基础上逐步发展而来，经过 60 年、三代医疗工作者的发展、完善，成为北京地区具有一定学术地位的、独具盲人医疗按摩特色的流派体系。按动推拿流派以医患配合、动静结合为基本特点，在临床治疗上颇有成效，获得了群众的认可。

为了更系统地整理、完善按动推拿流派，北京按摩医院成立了专项课题组，通过专家访谈、专题小组讨论、历史文献检索、问卷调查等方法开展流派渊源研究，系统整理以第二代按动推拿流派代表人王友仁、师瑞华、洪学滨、杨金斗、赵润琛五位老专家为主的按动疗法的理论基础、手法分类、手法特色等内容，以更好地推动流派学术思想的传承和发展，最终，经过不懈努力，完成本书。

本书分为六部分。

概览主要介绍按动疗法的定义、按动推拿流派渊源及发展脉络、理论体系、代表人物等内容。

第一部分是按动疗法学术思想，重点介绍代表人物的学术思想、按动疗法的治疗原则、操作要素、经验取穴等，使读者从宏观上了解按动推拿流派的整体框架。

第二部分是按动疗法代表手法，主要介绍按动推拿流派的代表手法。根据手法的特点将其分类为按为主的手法、动为主的手法、按动结合的手法、呼吸按动法、脊柱调整手法、踩跻按动法，并单独介绍儿科特色手法。每一种手法都有详细的操作方法，并配以图片介绍，部分手法则以视频展现，以便读者能够更快地掌握代表手法的操作方法。

第三部分是按动疗法特色辅助器械，其中包括外院引进的辅助器械及我院自行设计制造或改进的辅助器械，文中详细介绍了辅助器械的材质及使用方法，并介绍了各种辅助器械的适应证。

第四部分是按动疗法的临床运用，总结归纳了按动疗法的优势病种，包括伤科、内科、妇科、儿科疾病，并系统、详细地介绍了按动疗法在治疗这些疾病时的思路及方法。使读者能够掌握按动疗法并灵活运用于临床工作中。

第五部分是按动疗法发展与展望。在按动疗法发展过程中，北京按摩医院非常重视按动疗法的科研工作，陆续开展了按动疗法相关的多项院级、市级课题，并取得了阶段性成果，该部分系统整理目前已完成的专著、科研成果、学术论文等内容，并展望按动推拿流派的未来发展。

由于水平有限，书中难免存在不尽如人意之处，希望读者提出宝贵意见，以便再版时修改提高。

编　者

2019 年 1 月

概　　览

第一部分　按动疗法学术思想

第三部分 按动疗法特色辅助器械

第四部分 按动疗法的临床运用

第五部分 按动疗法发展与展望

视频目录

概　览

第一章 按动疗法的概念

按动疗法，是在中医传统理论指导下，通过医患互动的形式，运用特定的手法作用于人体相应部位或穴位上，同时嘱患者做出主动或被动的肢体运动或呼吸运动，从而达到防治疾病的治疗方法。

按动疗法是将中医传统的经络学说、藏象学说与形体理论、按摩手法相结合而发展出的一种现代按摩技术。是当今中医按摩的重要流派之一，作为一种自然疗法，它注重人体的整体研究，强调人体各形体、部位、组织间的相互关系，寻求一种修复和维护人体自然生理平衡的方法，从而达到消除有关疾患使人体康复的目的。在强调医者要对病情综合辨证施治的同时，按动疗法又重视了患者的本体感觉，加强了患者的主观能动性，在治疗过程中要求患者从心理和身体上积极配合医者，从而有效地弥补了在目前的很多临床治疗中患者只能被动接受治疗的缺憾，可以说，按动疗法是基于机体内在和谐和医患互信和谐之上的一种综合疗法。

按动疗法属于动静结合的治疗方法，有“动压”和“静压”之分，符合中医阴阳平衡的理论，一动一静，一阴一阳，在动静之间纠正机体的阴阳失衡，使之重归于阴平阳秘的健康状态。

按：通常所说的按属于静压类手法，包括肘按、掌按、指按等。而按动疗法理论认为，按包括动压类手法和静压类手法，从施术者角度讲，动压类手法包括理筋、捏、提、捻等手法。在按法操作过程中，注重功力，要求手法深透、持久、有力、刚柔并进；同时，强调“按中有寻，寻中有按”，寻找到反应点或筋结病灶点后，追求角度刺激，通过按动结合的方式，既精确定位，加强刺激深度，又激发并加速经气流动，恢复脏腑原气以强壮筋骨。

动：动需要从两个层面进行理解。从施术者层面分析，要求其操作时应根据经络、经筋的走行进行调整；同时，要求施术者在操作过程中根据病灶的层次调整手法，包括调整手法的力度、角度、方向、深度，以及改变患者体位、肢体位置等，即“动中寻病灶”，使手法更直接、更具针对性地抵达病灶点，进而提高疗效。而从患者层面，“动”的内涵包括两方面，即主动运动和被动运动。主动运动又包括两方面意义，一方面，指患者在施术者的指导下，患者主动配合做肢体运动或呼吸运动（胸式呼吸、腹式呼吸、顿咳、屏气、鼓气等呼吸运动形式）以促进经气运行，提高治疗效果。例如，在治疗颈椎病时，施以点穴配合患者颈部的主动活动，可缓解颈部疼痛、改善活动功能。另一方面，指治疗结束后，医生根据患者的病情指导其进行功能锻炼，以延长治疗效果，防止复发。而被动运动指医者活动患者肢体，在患者的被动活动过程中发挥滑利关节、暴露病灶位置、增强穴感的作用，进一步强化病灶刺激，从而达到提高疗效的目的。

现代生物力学研究表明，人体关节的稳定性对关节的生理功能至关重要，多种关节疾病的发病起源于稳定性的下降，例如，腰椎间盘突出的发病源于脊柱稳定性的下降，膝骨关节病的发病与膝关节稳定性下降相关。因此，人体关节要保持保持正常的生理运动及稳定必须通过动力平衡与静力平衡共同协调完成。关节的动力平衡因素有肌肉、筋膜，而影响静力平衡因素主要有骨骼、关节囊、韧带、附件等，一旦出现任何一方的力学失衡就可能引发脊柱内外或关节周围应力分布不均导致脊柱失稳、关节失稳。而按动疗法则兼顾了动力平衡、静力平衡两方面因素，“按”重在解除肌肉、筋膜的损伤、炎症，使动力平衡因素得以恢复，“动”则强化了关节、韧带、附件等静力平衡因素，使静力平衡得以纠正。动静结合，双管齐下，恢复脊柱、关节的动力、静力因素平衡，达到标本兼治的目的，使脊柱、关节的内外平衡重归于正常。

综上所述，按动疗法是一种在动态思维指导下，讲究医患互动，医患配合，医患协调统一，且符合中医整体观与辨证施治理论、符合现代康复医学、生物力学理论要求的特色治疗理念、治疗方法。

第二章 按动推拿流派渊源与发展脉络

按动推拿流派是北京地区较有特色的推拿流派，创始于新中国成立初期，根据按动疗法的发展历程，可分为创始期、发展期、成熟期。

一、创 始 期

按动疗法的创始骨干源于京城中医推拿名家举办的中医推拿培训班，1955年，由中央政府举办，邀请北京地方推拿界名医先后开办了五期推拿按摩培训班，该系列按摩班的授课教授包括卢英华、曹锡珍等多位中医推拿名家，而按动推拿流派的第一代代表人物张震就在第一期培训班中学习，他在培训班中成绩优异，表现突出，留下任教，成为第二至第五期按摩培训班的带教老师，并将其技术传授给第二代代表人物王友仁、师瑞华、洪学滨、杨金斗、赵润琛等。

1958年，北京按摩医院正式成立，张震成为我院推拿学科带头人。他虚心好学，善于钻研，曾求教于卢英华、曹锡珍等多位名家，并在临床实践中，不断形成自己的技术特色，于筋伤、内科、妇科、儿科疾病的推拿治疗均有较深造诣，屡建奇功。他善于辨经络、辨脏腑，精于触诊和点穴，常以单穴见效，推拿手法讲求“动静结合，按中有动，动中有按”，曾给徐向前、李天佑等国家领导人诊治过疾病。经张震为代表的医务工作者们不断临床实践，按动疗法体系初步形成，为按动推拿流派的创立打下了基础。

此时期，“按动疗法”这一称谓尚未明确提出，但“按动疗法”已然初步成型。20 世纪 70 年代，在临床实践中，医院的专家发现医患互相配合进行按摩治疗可以取得意想不到的疗效，于是在继承北京地区多位著名推拿专家手法的基础上，通过长期不断的临床实践、反复向中医古籍求证，提出以按动为特色的治疗方法。在 1974 年张震同志编写的《按摩疗法》(为内部参考资料)中，多次提到“按推动法、分筋动法”的临床应用，例如，在颈部扭伤中记载：“疗法一：嘱患者坐位，医生施以按推动法，按住病灶点，在颈部旋转运动的同时按推病灶点。此后，按压腰骶椎旁的病灶点，同时嘱患者做缓慢的颈部旋转。疗法二：患者正坐，施以理筋法，理顺病灶点周围肌筋，并配合分筋动法，分筋法在病灶点上施术，施术的同时，进行颈部活动法，活动范围逐渐加大，分筋的力量逐渐加强。按压穴位有：绝骨穴、落枕穴。按压穴位时，患者缓慢活动颈关节。”这两种疗法与现在应用的主动按动疗法相近。再如大腿根部捩伤的治疗：“屈旋牵动法，患肢膝关节弯曲，贴至胸壁部，然后内旋，再迅速伸直患肢，反复操作……”这一方法与被动按动疗法相近。类似的治疗方法被多次提及，说明以“按动”为特征的手法在 1974 年之前已在我院初创成型。

二、发　展　期

北京按摩医院成立之后，陆续有优秀学员前往我院工作，其中主要代表人物包括王友仁、师瑞华、洪学滨、杨金斗和赵润琛。这五位老专家各具特点，他们在临床实践和理论总结中，发展了按动推拿流派的治疗方法，丰富了按动推拿流派的理论内涵，使按动推拿流派得以发展壮大。

王友仁在筋伤科、内科、妇科、男科疾病的手法治疗方面有独到之处，形成了“经络辨证，选穴灵活”，“按动结合，调整阴阳”等学术思想，特色手法是“点穴法”“主动按动手法”和“被动按动手法”等。“点穴法”在穴位选择上有横向发展，可在病灶局部选穴，也可在相关联的经络上远端取穴，点穴注重手型、角度、力度、方向等因素，使按得到了纵向发展；“主动按动手法和被动按动手法”主要结合病症的具体情况进行主动或被动活动，使动得到了纵向发展。

师瑞华经名师指点，刻苦钻研，在筋伤科、内科和妇科疾病的手法治疗方面均有造诣，形成了“脏腑经络辨证相结合”“经筋辨体，重治阳明”“审因对症论治相结合”“筋骨辨证”等学术思想，特色手法是“师氏定位旋转扳法”“师氏理筋法”“疏肝理气法”“健脾和胃法”和“调经法”等，其中“师氏定位旋转扳法”强调定点和动点的选取，是按动疗法在骨错缝病症治疗方面的创新；“师氏理筋法”注重捋顺和滑按，强调施术方向和角度；“调经法”不仅注重本经，还兼顾他经，尤其是冲、任、督三脉。师瑞华将按动推拿在中医各学科的运用进一步优化，注重细节，全面兼顾，丰富了按动推拿理论。

洪学滨在前辈们的启迪下，形成了“整体取穴，重在督俞”“辨别病证，分步施则”“因体而异，治法详分”等学术思想，在小儿推拿方面取得了卓越的成就，特色手法是“快速分合法”和“揪痧法”。这两种手法是根据患儿特殊体质而定的手法，是患儿体质和手法属性相结合的产物，是按动疗法在儿科疾病治疗方面的表现形式。

杨金斗认真学习前辈经验，在筋伤科和内科方面均有造诣，形成了“经络辨证”和“经筋辨证”的学术思想，以及“四遵循、三层面、两配法”的治疗思想，其特色手法是“松筋扳按法”和“提拿腹肌屈伸旋转术”等，其中“松筋扳按法”注重筋骨并重的治疗原则；“提拿腹肌屈伸旋转术”强调前后对应关系，施术部位不是原发部位，使按动手法得以横向发展。

赵润琛根据颈椎病的特点，创立了“三点两俞一扳”，特色手法是“点按颈根穴”和“颈椎定位旋转扳法”。“点按颈根穴”注重手法的角度和方向；“颈椎定位旋转扳法”强调颈椎的旋转角度和手法力度，注重动点和定点的选取。

可以说，这一代老专家使按动疗法在横向和纵向上均得到了质的飞跃，应用范围得到不断扩展，表现形式多种多样，为按动疗法的发展完善打下了坚实的基础。

三、成 熟 期

2006年我院正式启动师带徒工作，系统整理第二代老专家的学术思想，逐渐丰富按动疗法的内涵。时至今日，“师带徒”已举办十届。我院的“师带徒”模式，注重功法和技法的双重训练，并结合现代多媒体教学模式，将老专家的学术经验、技术手法以图片、视频、语音和文字等形式进行了完整记录，为传承工作打下良好基础，并培养按动疗法继承人60余人，主要包括周小波、金涛、齐鸿、李兵、张鸿雁、曲怡、王海龙、邱丽漪等，他们成为按动推拿第三代的中坚力量，使按动疗法体系进一步走向成熟。

四、传承脉络

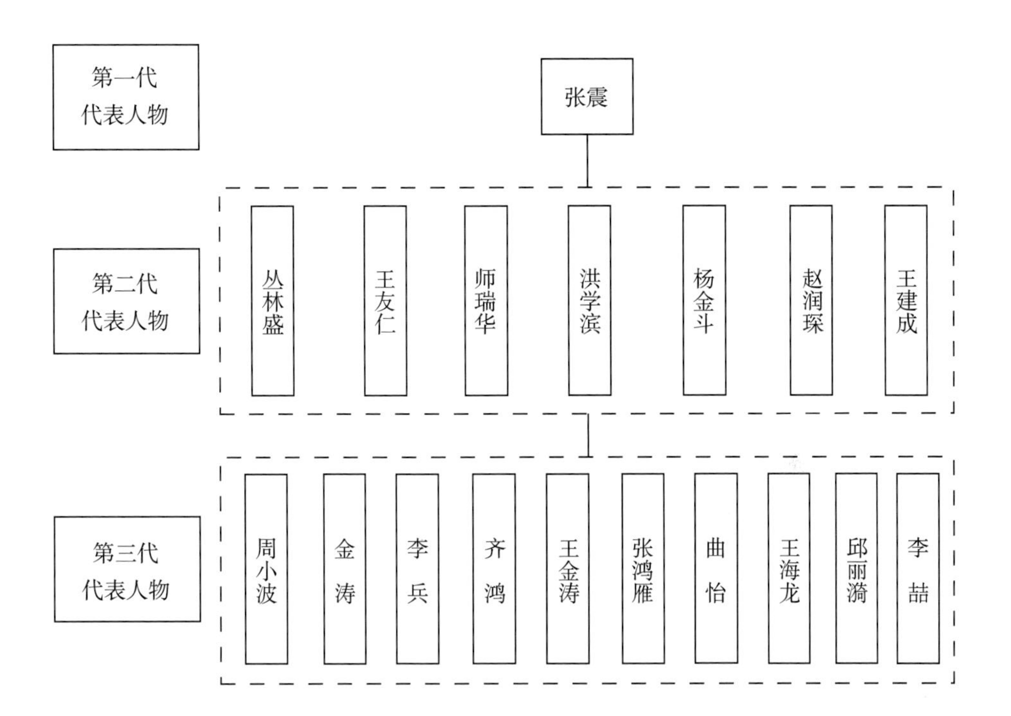
第一代
代表人物
张震
第二代
代表人物
丛林盛
王友仁
师瑞华
洪学滨
杨金斗
赵润琛
王建成
第三代
代表人物
周小波
金涛
李兵
齐鸿
王金涛
张鸿雁
曲怡
王海龙
邱丽漪
李喆

第三章 按动疗法的理论体系

一、按动疗法的中医学理论基础

（一）“按”与“动”结合的必要性

按动疗法的其中一个特点，是在手法治疗中有机地将按、压、点等相对静止的手法与屈伸、旋转、摆动、呼吸等相对运动的方法进行结合，那么，为什么要强调“按”与“动”的结合？实际上，在《黄帝内经》中就有所记载，如《素问·异方法宜论》所述：“中央者，其地平以湿，天地所以生万物也众。其民食杂而不劳，故其病多痿厥寒热，其治宜导引按跻。故导引按跻者，亦从中央出也。”这提示我们，在治疗“痿厥寒热”等病症时，可以用导引与按跻同时进行治疗，而导引的主要特点，即呼吸运动与肢体运动，因此，在治疗某些疾病的时候，是需要“按跻”与“运动”结合。

再如《灵枢·病传》中记载：“黄帝曰：余受九针于夫子，而私览于诸方，或有导引、行气、乔摩、灸、熨、刺、焫、饮药之一者，可独守耶？将尽行之乎？岐伯曰：诸方者，众人之方也，非一人之所尽行也。”说明按摩与导引均是常用的治疗方法，可根据疾病的情况进行结合治疗。

当然，并非治疗所有疾病时都必须“按”与“动”结合进行，在按动疗法的常用手法中，有以“按”为主的手法，有以“动”为主的手法，也有“按动”结合的手法，临床应根据辨证结果进行灵活选用，尽可能使疗效、获益最大化。

（二）平衡阴阳

《素问·阴阳应象大论》："阴阳者，天地之道也，万物之纲纪，变化之父母，生杀之本始，神明之府也。"说明阴阳是宇宙间的一般规律，是一切事物的纲纪，万物变化的起源，生长毁灭的根本，其中蕴含有极为博大精深的道理。中医学将人体视为一个对立统一的有机整体，以阴阳这一古老的哲学观念概括人体内部的一切变化，如《素问·生气通天论》以"阴平阳秘"来表示人体内的阴阳相对平衡的状态。当病邪外侵人体体表或脏腑，正气奋起抵抗，邪正的斗争若破坏了阴阳的相对平衡，人体便出现一系列的病理变化。阴阳相对平衡的失常，中医学称之为阴阳失调，即在人体发生疾病过程中的阴阳偏盛或偏衰。

手法的不同动作均有其各异的性质特点，根据阴阳理论的指导，可将其按相对动静的不同而区分其阴阳属性。按动疗法中，施用推、扳、摇、抖、揉、旋转、屈伸、牵拉等运动类手法相对为动而属阳；按、压、点等手法相对为静而属阴。根据手法的阴阳属性，通过中医辨证，辨别疾病过程中的阴阳失调，或泻其有余，或补其不足，施以针对性手法，从而纠正阴阳不平衡，重新恢复人体"阴平阳秘"的状态，进而重获健康。

（三）调和五行

五行学说是中国古代哲学的观点，中医学体系在朴素的唯物观支配下，用五行学说中的五性特征来分析研究人体组织器官间的关系，从而指导临床实践。

手法作为中医学的组成之一，也受五行学说的影响与指导。通过取象比类，可将手法按五行属性归类。如摩、擦等手法，作用于表皮为环行或轻微的作用力而属金；推、扳、抖、旋转、屈伸、牵拉等手法，作用于血脉为直行或散闪的作用力而属火；拿、捏等手法，作用肌肉为向上或相对的作用力而属土；拨、弹等手法，作用于筋腱为深透的作用力而属木；点、按、压等手法，作用于骨骼为强力直下的垂用力而属水。

通过五行归类后的按摩手法，本着生克制化的关系，针对疾病过程中的相乘或相侮，按"虚则补其母，实则泻其子"等治则，采用不同属性的手法进行施治，使人体各个生理功能处于正常的生克关系之中。所以，调和五行生克制化也是手法的作用原理之一。

（四）调整经络

经络运行全身气血，联络脏腑肢节，沟通上下内外，入里出表，通上达下，相互络属于脏腑；奇经八脉联系沟通十二正经；十二经筋、十二皮部联络筋脉皮肉，从而使人体的各个组织器官构成一个协调共济的统一整体。同时，经络的传注使气血通达全身、濡养组织器官。所以，中医学认为疾病的发生、发展及转归与经络系统密切相关。

按动疗法施治时多通过一系列特定的动作直接在体表经络循行部位进行刺激，或推或压或按或摩或旋转或屈伸或牵拉，在经络系统的调节下收到消除疾患的医疗效果。如《医宗金鉴》："按之经络以通郁闭之气，摩其壅聚，以散郁结之肿"。

（五）调和气血

中医学所谓的"气"是维持人体生命的最基础物质，具有对人体生命活动的推动和温煦等作用。中医学所谓的"血"，同样是构成人体和人体生命活动的基本物质之一，具有营养和滋润等作用。"血"在脉中循行，内至脏腑，外达皮肉筋骨。血的循行正常与否，直接关系到疾病的发生与否，同时，疾病的发生导致的人体生理功能变化会影响血的循行，导致瘀血等病理产物的产生。《吕氏春秋·尽数》曰："流水不腐户枢不蠹，动也，形气亦然。形不动则精不流，精不流则气郁……处足则为痿。"

按动疗法直接作用于机体腧穴、腠理与肌肉，可以起到促进血液运行的作用。针对不同的病机采用不同的治疗原则，如血瘀则推而活之、血溢则按而止之等，再施以不同的手法，进而达到治疗疾病的目的。《素问·举痛论》："按之则热气至，热气至则痛止矣"，"按之则血气散，故按之痛止"；《素问·调经论》："按之则气足以温之"。

（六）调筋整骨

跌仆损伤可致筋伤骨错，或为筋歪、筋斜，或为骨断、骨错缝。手法通过各种动作直接作用加以纠正，使筋正骨接，从而恢复筋肉骨骼的正常功能。筋络损伤后，肌肉附着点和筋膜、韧带、关节囊等受损害的软组织，可发出疼痛信号，通过神经反射，使相关组织处于"警觉"状态，引起肌肉收缩、紧张，甚至肌肉痉挛。局部疼痛、压痛和肌肉收缩紧张，继而又可在周围组织引起继发性疼痛病灶，进而形成恶性疼痛环。但无论是原发病灶还是继发病灶，均可刺激和压迫神经末梢及周围血管，造成新陈代谢及神经传导的障碍，进一步加重"不通则痛"的病理变化。

1. 调筋整骨，以疗疼痛

按动疗法认为，凡有疼痛则必有肌肉紧张；凡有肌紧张则必有疼痛。由于肌肉紧张及疼痛为互为因果的两个方面，是疼痛类疾病的主要症状与体征，则应针对疼痛和肌紧张这两个主要环节制订治疗目的，以利于组织的修复和恢复。在临床治疗中消除了疼痛病灶，肌紧张也就解除；如果使紧张的肌肉松弛，则疼痛和压迫也可以明显减轻或消失，同时有利于病灶修复。

按动疗法为主要手法作用于人体时，可以解除肌肉紧张、痉挛，缓解疼痛。按动疗法减轻疼痛的机制有三个方面：①加强局部循环，使局部组织温度升高；②在适当的刺激作用下，提高了局部组织的痛阈；③将紧张或痉挛的肌肉充分拉长，从而解除其紧张痉挛，以消除疼痛。充分拉长紧张肌肉的方法是强迫伸展有关的关节，牵拉紧张痉挛的肌束进而使之放松。

2. 调筋整骨，以轻痉挛

运用按动疗法可以消除导致肌紧张的病因，其机制有三个方面：①加强损伤组织的循环，促进损伤组织的修复；②在加强循环的基础上，促进由肌肉紧张引起的血肿、水肿的吸收；③对软组织有粘连者，按动结合可明显松解粘连。在临床治疗中抓住原发性压痛点是治疗疼痛性疾病的关键。《灵枢·经筋》中就有“以痛为输”的记载。一般损伤后的压痛部位可有肌纤维断裂、韧带剥离、软骨挫伤等病理变化，也可有因损伤而致的创伤性炎症所造成的软组织粘连、纤维化、瘢痕化等病理变化。而通过运用按动疗法，给予患者恰当的治疗，软组织病理变化大部分都可以被明显缓解，甚至消除。治疗过程中，大多数压痛点是损伤的部位，也是按摩治疗的关键部位。因此，务必认真仔细地寻找压痛点，力求定位准确，不要被大范围的扩散痛和传导痛所迷惑。

通过多年的临床经验总结发现，疾病最敏感的压痛点在筋膜和肌肉的起止点及两肌交界或相互交错的部位。这是因为筋膜处分布的神经末梢比较丰富，肌肉起止点和交界、交叉部分则因所受应力大，长期摩擦容易发生损伤。通过对压痛点的治疗，消除了肌紧张的病理基础，为恢复肢体的正常功能创造了良好的条件。舒筋通络可使紧张痉挛的肌肉放松，气血得以畅通，因此可以说是筋柔骨松则通，通则不痛。

必须注意的是：这里讲的“松”是建立在对损伤的病因病理及组织结构有充分认识基础上的，这与盲目地“松松筋骨”不可相提并论。对按摩医生来说，要行之有据，操之有理，一举一动恰到好处，方为上工。

（七）调理脏腑

脏腑是生化气血、通调经络、维持人体生命活动的主要器官。中医学认为脏腑阴阳失调是疾病的内在根本，贯穿于一切疾病发生、发展的始终。人体在疾病过程中,无论外感或内伤,其病理变化不外乎脏腑阴阳的偏盛偏衰。调理脏腑功能,使机体状态趋于“阴平阳秘”,进而恢复人体正常的生理功能。

按动疗法调理脏腑阴阳的功能,主要是通过经络、气血起作用的。按摩按动疗法调理脏腑主要体现在以下两点:①运用各种手法在人体体表“推穴道,走经络”;②对脏腑在体表的反射区施以手法,能起到对其“直接”按摩的作用。根据脏腑 - 体表相关学说,通过明确内科疾病的具体证型,再刺激相关脏腑体表反射区或相应俞募穴,通过经络信号的传导,条畅机体气血流通,以达到调节相应的脏腑功能的作用。按动疗法作用于患区局部,既在局部发挥通经络、行气血、濡筋骨等作用,又可通过人体的气血及经络系统影响到脏腑功能。

综上所述,按动疗法是诸多前辈们多年临床经验与传统中医学朴素唯物主义整体观结合的疗法,从平衡阴阳、调和五行、调整经络、调理气血、调筋整骨、调理脏腑等多个层次体现着按动疗法的作用原理。按动疗法在治疗筋伤类疾病、脏腑病以及儿科疾病方面均有良好疗效。

二、按动疗法的辨证理论体系

按动疗法临床辨证,应不离中医理论基础,从辨别病性、确定病位、探究病因等方面对疾病进行分析和归纳,进而得出可以用于指导治疗的结论。按动疗法作为中医外治法的组成部分,其辨证则更注重确定疾病所在形体部位及其与经络、脏腑间的关系与联络。我们称之为三辨结合,指辨经筋、辨经络和辨脏腑。古人有云:“有诸内,必行于外”,“病藏于内,证形于外”。薛己《正体类要·序》指出:“肢体损于外,则气血伤于内,营卫有所不贯,脏腑由之不和。”由此可知,经筋损伤,会影响和制约经脉中的气血,出现气血运行不畅,进而影响脏腑功能,脏腑病变也会通过经络反映到体表的一定部位。三者结合辨寻出机体敏感点,或筋结病灶部位,或穴位,这是精确按动施术的必要前提。

按动疗法临床除用于伤科外,还广泛用于内、外、妇、儿等多种疾病的治疗,其辨证也表现出方法多样、运用灵活的特点。

(一) 以经络辨证为基础

经络内属脏腑、外络肢节,具有运行气血、协调阴阳、抗御病邪、调整虚实、反映证候及传导感应等生理功能。经络辨证是按摩临床中以经络学说理论为指导的一种特有的辨证方法,是按摩临床辨证论治体系的核心和主体,按动疗法作为中医按摩的一个流派和分支,其辨证同样离不开经络。经络辨证主要是以《灵枢·经脉》中记载的十二经脉的病证，以及《难经·二十九难》中的奇经八脉的病证为依据，根据病变出现的部位，结合经脉循行及所属络的脏腑、官窍、形体进行，通过辨证分经、辨位行经、循经取穴相结合，达到通调诸脉、调和气血、平衡阴阳的目的。经络辨证的内容具体包括十二经脉辨证、奇经八脉辨证、经筋、皮部辨证等方面。

1. 十二经脉辨证

即根据十二经脉循行路线和病候为依据，根据患者的症状、体征，有针对性地对经脉循行部位和穴位进行诊查，以辨别疾病的原因、性质及其部位属于何经、何脏、何腑，从而依经选穴。

2. 奇经八脉辨证

主要根据奇经八脉的生理功能、循行路线和病候为依据进行，如奇经八脉中冲、任、督三脉均起于胞中，"一源三歧"，带脉横绕腰腹，均与胞宫关系密切，因此月经不调、痛经、崩漏、带下等妇科疾病的主要病理变化均与冲脉、任脉、督脉、带脉损伤相关，辨证施治宜从奇经立论。此外，奇经八脉中除任、督 2 条经脉外，其他 6 条经脉都没有特定的穴位，但可选取其与各条经脉的交会穴治疗，如阳维脉的病取外关穴、阴维脉的病取内关穴等。

3. 经别、经筋、皮部辨证

不仅弥补了十二经脉循行的不足，也扩大了十二经的主治范围，因此，经别、经筋、皮部辨证是经络辨证中对经脉辨证的补充，在按摩临床辨证中有着不可忽视的作用。尤其需要指出的是，经筋以其独特的出、入、结、聚形式循行于四肢，构成了经络系统中的经筋 - 形体体系，具有连缀百骸、维系周身的作用。局部筋肉松弛、拘挛疼痛以及全身性肌痉挛抽搐等都属于经筋病证的范畴，当以经筋病证而辨证施治。按动疗法对于临床常见的软组织损伤疾病如颈椎病、肩周炎、急性腰扭伤等多从经筋论治，疗效显著。

按摩治疗是以经络理论为基础的，无论是在内的脏腑病还是在外的筋肉疾病，均立足于经脉所属、所络及循行所过、所系的基础之上，以此为依据选穴、配穴。因此，经络辨证是指导按摩临床治疗的主体。

（二）以八纲辨证为指导

疾病的发生和发展，其症状表现是错综复杂的，作为一种治疗方法，按动疗法仅仅应用经络辨证和五体辨证指导临床是不够的。八纲辨证是分析疾病共性的辨证方法，它对四诊取得的信息进行综合分析，以探求疾病的性质、病变的部位、病势的轻重、机体反应的强弱、正邪双方力量的对比等情况，有执简驭繁、提纲挈领的作用。疾病的表现虽然错综复杂，但基本都可以归纳于八纲之中，因此八纲辨证是中医整个辨证方法的总纲，各种辨证方法都是在八纲辨证基础上的深化。按动疗法的临床辨证体系以八纲辨证为指导，可以确定证候的类型，判断其趋势，为治疗指明方向，避免"虚虚实实"之误。

（三）以脏腑辨证为补充

按摩虽然属于外治法，但是它对在内的脏腑以及全身功能的调节、治疗作用是有目共睹的，传统按摩在内妇儿科疾病上有着丰富的实践，而按动疗法同样也被广泛应用于胃肠功能紊乱、月经不调、内分泌紊乱等内科疾病，疗效满意。这固然离不开经络学说和五体理论，然而，准确的脏腑辨证也极为重要。脏腑辨证对按摩取穴、配穴、选位辨体具有重要的指导意义。由于脏腑 - 经络（腧穴）- 五体是一个相互联系的有机体，当某一脏腑发生病变时，可以选取与之联系的经脉腧穴治疗，也可根据辨证结果选用相关经络上的腧穴或特定穴。如急性胃痛取梁门、天枢，胸闷心痛取期门；取原穴治疗五脏病，取募穴和下合穴治疗六腑病等。另外，根据脏腑辨证，治疗辨证为肝肾阴虚、风阳上亢的眩晕，可在局部和远端循经取穴的基础上配伍太溪、太冲以滋水涵木，这类脏腑辨证与经络辨证相结合的案例不胜枚举。

历代医家对于五体与五脏相合的理论论述颇多，这也为脏腑辨证作为按动疗法主要辨证思路提供了指导。尤其《黄帝内经》中关于"五体痹""五刺法"的论述更是为按摩临床提供了更为丰富的思路。如马莳说："五痹之生，不外于风寒湿之气也……肾气衰则三气入骨，故名之曰骨痹……肝气衰则三气入筋，故名之曰筋痹……心气衰则三气入脉，故名之曰脉痹……脾气衰则三气入肌，故名之曰肌痹……肺气衰则三气入皮，故名之曰皮痹。然犹在皮脉肌筋骨也……"可见，按动疗法充分地利用了脏腑辨证作为中医学全部辨证体系的基础性作用，但其落脚点仍是按动疗法的外治特性，重点着眼于五体 - 五脏相合为用的关系上的。例如痛经辨为寒凝肝脉者，为典型的脏腑辨证，但按动治疗则将此类病证归于筋病证，重点从腹部筋膜肌肉、足厥阴所行经部、足厥阴经筋结聚之处，足厥阴经腧穴等入手治疗，从而很好地解决了脏腑辨证与手法相结合的难题。可以说，按动疗法的脏腑辨证更注重对疾病病理的分析并指导对治疗部位、经脉、穴位和手法的选择，是服务于经络辨证和五体辨证的。

（四）灵活运用病因辨证、气血津液辨证、筋骨辨证等多种辨证方法

在经络、五体、脏腑等病位辨证及八纲为主的病性辨证基础上，按动疗法的辨证体系同样重视对疾病的病因分析，可以说根据中医病因学说而确定的病因辨证同样是中医按摩不可缺少的组成部分。六淫、七情、外伤、疫疠等致病因素的辨析是按摩临床不可忽视的。在按摩疗法所擅长的软组织损伤类疾病中，从病因角度认知疾病、辨别证候是极为常见的，也一直沿用并指导着治疗实践，如将肩周炎部分证型辨为风寒湿型，将膝关节骨性关节病辨为湿热内蕴型等都是十分适应临床工作的。

另外，作为经络、脏腑和形体的物质基础，并依赖经络、脏腑而发挥功能的气、血、津液也同样从一个视角反映出证候的特点和性质，其辨证在按动疗法临床中的应用主要体现在：分析气血津液的化生、运行、循环的功能状态及其与经络、脏腑间的相互影响。如大部分的外伤所致疼痛肿胀被辨为气滞血瘀型，下肢水肿常认为是水液内停，而许多妇科疾病则与血瘀证密切相关等。

（五）筋骨辨证

临证时还配合筋骨辨证法。筋伤的辨证论治，主要体现在筋骨辨证上，临证时强调辨筋和辨骨，为手法治疗提供可靠依据。中医筋伤的诊治应遵循“筋骨并重”的原则，核心思想是筋骨辨证，即辨筋结和辨骨错。

阴阳平衡是中医辨证论治的重要指导思想，也是筋骨辨证的指导思想。阴阳是中医辨证的总纲，是防治疾病的根本法则。《素问·至真要大论》“谨察阴阳所在而调之，以平为期。”可见，调整阴阳是治疗一切疾病的总则。基于阴阳平衡理论，辨筋重在辨关节内外、前后、上下之软组织是否处于平衡状态，以筋结为具体辨证形式；辨骨重在辨骨关节错缝方向，即相对原平衡位置发生了位置的变动。

《灵枢·经筋》则明确提出了“以痛为输”“结者皆痛”，并以此为诊治原则。对筋伤而言，无论是阳性筋结，还是棘突病理性偏歪，均有阳性痛点，多位于肌腱、韧带与骨的连接处或椎后小关节囊处，压之疼痛明显，并且与疾病相关，结合局部解剖特点，可准确定位，为手法治疗打下基础。

在筋伤疾病的发生、发展过程中，筋结、骨错是筋伤某一阶段的具体表现形式，两者相互影响，相互制约，缺一不可。从某种意义上说，治病的关键就在于治疗疾病某个病理阶段的阳性筋结和骨错缝，所以，筋骨辨证是中医筋伤诊疗模式的核心，辨筋是辨别筋结形态，明确筋结部位；辨骨是确定骨错缝活动端的移动方向。“先受风寒，后被跌打损伤者，瘀聚凝结，若脊筋陇起，骨缝必错，则成伛偻之。当先揉筋，令其和软，再按其骨，徐徐合缝，背膂始直”，“若骨缝叠出，俯仰不能，疼痛难忍，腰筋僵硬”，“大抵脊筋离出位，至于骨缝裂开崩”，“背骨突出外，伛偻似虾弓，骨缝必开错，脊筋定起陇”均说明筋伤可导致骨错缝，骨错缝亦可引起筋伤，两者互为因果，相互影响。临证过程中，两者既可单独存在，又可同时发生。当两者同时发生时，应先治筋、再调骨或只治筋、不调骨。

三、按动疗法的现代医学理论基础

（一）按动疗法的起效原理

1. 促进肿胀消退

损伤之后，局部组织出血、体液渗出，同时，疼痛反射性引起肌肉痉挛，唧筒作用消失，静脉、淋巴回流障碍，几方面因素结合，导致局部肿胀。而通过主动按动法可以通过两方面发挥治疗作用，其中，通过指导患者的主动运动，能够改善局部血液循环，促进局部水肿及渗出液吸收，而运动的同时施以点、按、理筋等手法，激活中枢镇痛机制，抑制疼痛反射，缓解肌肉痉挛，恢复唧筒作用，最终，通过两种作用机制，使肿胀消退，疼痛减轻。

2. 防治肌肉萎缩及促进恢复

急性损伤、肢体制动、长期卧床等可造成肌肉失用性萎缩，此时，需指导患者进行主动运动及被动运动。其中，主动运动能明显地减慢肌容积和肌力的减少，有时则能提高患者的肌容积和肌力。部分慢性损伤或慢性退行性疾病者，如严重膝关节骨关节病，因行走困难，膝关节周围肌肉呈逐步下降的趋势，如果配合患者的主动运动，可以抑制肌肉萎缩，提高关节稳定性，促进恢复。而被动运动对减慢肌萎缩同样有效，当肌肉处于缩短状态时会增加肌肉的萎缩程度，通过被动牵伸肌肉，则有助于减少萎缩，为其功能恢复打下良好的基础。对于按动疗法而言，运动的同时结合了局部点按、弹拨、理筋等手法，对其肌肉形成良性刺激，进一步改善其肌萎缩状态。

3. 防止关节粘连与僵硬

长期固定或长期不活动可使肌肉、关节因缺少活动而致关节粘连甚至僵硬。当肌肉、关节活动减少或者不活动时，静脉、淋巴回流受限，组织逐渐水肿，局部纤维蛋白渗出，一段时间后关节皱襞、滑膜褶皱及肌肉之间形成粘连，导致关节活动受限。如果及时进行主动运动，可防止粘连及关节僵硬的出现，也能提高肌力，改善关节功能。而关节的被动运动同样有效，被动运动可牵拉关节囊、韧带及肌肉，促进肿胀消除、防止粘连。对于关节受限的患者，主动或被动运动关节时可造成剧烈的疼痛，此时，配合远端按动法或局部按动法，一方面发挥运动的作用，另一方面发挥“经络所过，主治所及”等经络作用，减轻其疼痛，提高患者的配合度，使患者在不痛或微痛的情况下取得功能修复。

4. 促进组织修复

按动疗法治疗患者时，可使患者的肢体得到充分运动，再加以局部的按、点、弹拨手法，两因素作用下发挥减少压疮、防止静脉血栓、促进局部组织修复的功能，加快疾病康复。

5. 改善机体功能，提高生活质量，预防疾病复发

通过主动按动疗法，可提高患者的肌力与耐力，增强机体代谢，改善平衡能力，维持、增大关节活动度，最终能够改善机体的功能，预防疾病的复发。例如，治疗腰椎间盘突出症时，急性期以被动按动法进行治疗，缓解患者的疼痛与活动受限，待疼痛明显缓解后，逐渐增加主动按动治疗，增强腰背肌的肌力及腰背部韧带的弹性，提升腰椎稳定性，增强机体功能，从而延长治疗效果，并从根本上预防疾病复发。

6. 缓解症状，改善肌肉功能

按动疗法中的部分手法与康复医学中的牵伸手法类似，而相关研究表明，牵伸疗法能够改善肌肉延展性，放松肌肉，提高肌肉耐力，并且，适当的牵伸治疗能够缓解颈、肩、膝关节疾病所导致的慢性疼痛。另外，牵伸手法又分为主动牵伸、被动牵伸、主动助力牵伸，这与按动疗法中的主动按动法、被动按动法有异曲同工之妙，因此，按动疗法是具有一定科学性和疗效的，具有直接缓解疼痛、改善肌肉功能等作用。

（二）按动疗法的生物力学原理

1. 动静结合，恢复平衡

现代生物力学研究表明，人体关节的稳定性对关节的生理功能至关重要，多种关节疾病的发病起源于稳定性的下降，例如，腰椎间盘突出的发病源于脊柱稳定性的下降，膝骨关节病的发病与膝关节稳定性下降相关。因此，人体关节要保持正常的生理运动及稳定必须通过动力平衡与静力平衡共同协调完成。关节的动力平衡因素有肌肉、筋膜，而影响静力平衡因素主要有骨骼、关节囊、韧带、附件等，一旦出现任何一方的力学失衡就可能引发脊柱内外或关节周围应力分布不均导致脊柱失稳、关节失稳。而按动疗法则兼顾了动力平衡、静力平衡两方面因素，“按”重在解除肌肉、筋膜的损伤、

炎症,使动力平衡因素得以恢复,“动”则强化了关节、韧带、附件等静力平衡因素,使静力平衡得以纠正。动静结合,双管齐下,恢复脊柱、关节的动力、静力因素平衡,达到标本兼治的目的,使脊柱、关节的内外平衡重归于正常。

2. 动静结合,提高稳定

有学者研究了不同类型手法对颈椎生物力学的影响,发现以“动”为主的手法与以“动”为主的手法所产生的生物力学效应有所不同,在手法治疗后,椎体、椎间盘、小关节及项韧带的刚度均呈现不同程度的上升,从而调整了颈椎的静力性平衡,增强颈椎的稳定性,其中,以屈伸、旋转手法最为明显。由此可知,“动”与“静”各有不同的效应,在手法治疗中应强调动静结合,而按动疗法则体现了这种理念,在动静之间使病变的机体重获应有的稳定性。

3. 运动对关节代谢的影响

正常关节的代谢依赖于活动时的加压和牵伸,例如,站立时体重对关节骨骼的压力、肌腱对骨骼的拉力直接影响着骨的代谢,影响其骨的形态和密度。而当关节损伤后,及时、正确地配合运动疗法,可以刺激胶原、氨基己糖的合成,防止滑膜粘连和血管翳的形成,改善关节活动度及关节功能。同时,运动所产生的应力可使胶原纤维根据功能需求规律排列,发挥促进关节修复的使用。当使用按动疗法时,主动、被动按动疗法均可以产生对关节、骨骼的压力和拉力,对关节代谢产生积极作用。

4. 运动对骨密度的影响

骨密度及骨的形态取决于骨骼所受到的压力,适当的运动能够增加骨骼受力,刺激骨生长,使骨量增加。体力劳动者的骨密度多高于脑力劳动者,而长期卧床者,骨密度的降低更为明显。因此,在治疗过程中配合按动疗法,并指导患者进行适当的运动或训练,可改善骨代谢、提高骨密度,对骨质疏松有一定的作用。

5. 运动对肌腱的影响

运动对肌腱的结构及力学特性有积极作用,有研究表明,经过长期的训练可提高肌腱的弹性、极限载荷,增强肌腱的功能。另外,运动时产生的张力可使肌腱中的蛋白多糖有序排列,增强其强度,防止其撕裂。在运动按动疗法时,会进行关节的牵拉、拔伸、旋转等操作,或者指导患者进行主动运动,两者均能对肌腱产生张力刺激,发挥增强肌腱功能的作用。

6. 运动对中枢神经系统的影响

中枢神经系统对全身器官的功能起重要的调控作用,但它也需要外周器官不断传信息以保持其紧张度和兴奋性。而运动是最有效的刺激中枢神经系统的方法,对中枢神经系统提供感觉、运动和反射性刺激。多次的重复训练将产生条件反射,可使神经活动的兴奋性、灵活性和反应性都得到提高,最终可调节人的精神和情绪、锻炼意志、增强自信心。因此,运用按动疗法,在推拿治疗过程中配合适当的运动,可对中枢神经系统产生正面效应,对患者的康复具有积极意义。

四、按动疗法的分类

按动疗法操作灵活,形式多变。根据运动形式可分为肢体运动按动法、呼吸运动按动法;根据手法的特点可分为按为主的手法、动为主的手法、按动结

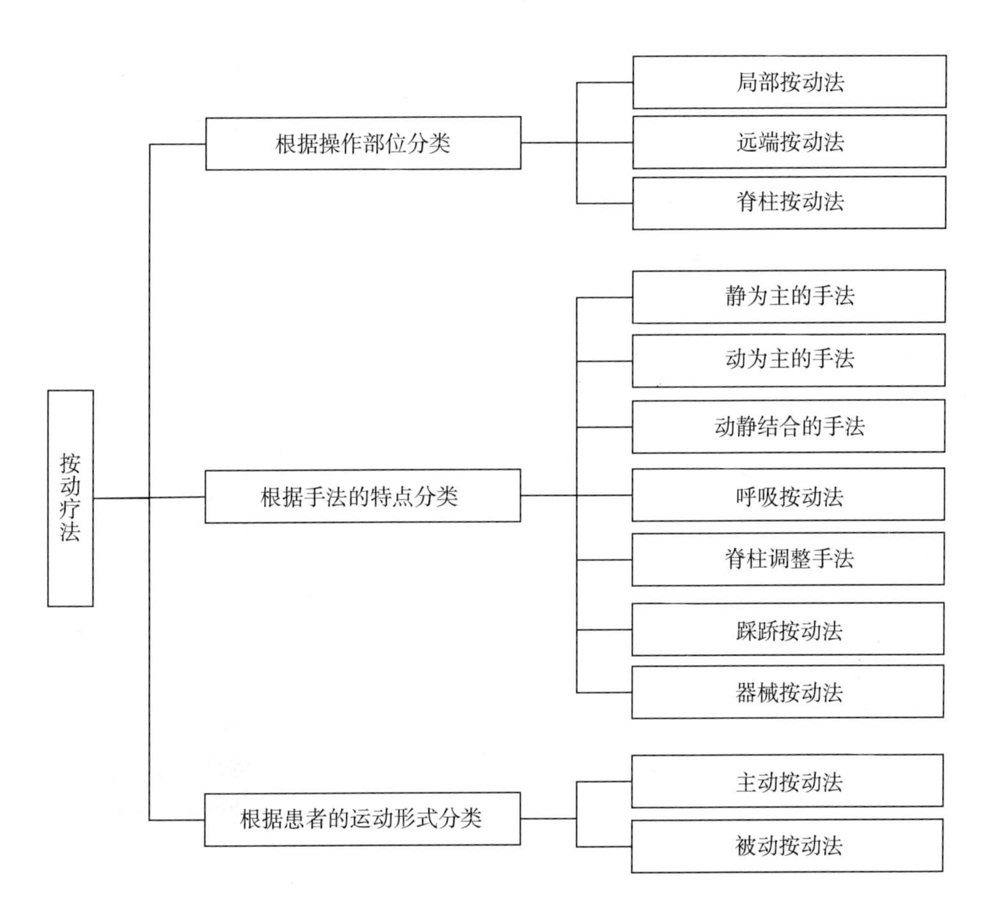

合手法；根据治疗中按揉部位与病灶关系可分为局部按动法、远端按动法。根据运动主体可分为主动按动法、被动按动法等。而在肢体运动按动法中又可以按关节运动方式分为单向运动按动法、复合运动按动法；在呼吸运动按动法中按呼吸方式可分为自然呼吸迎随按动法、顿咳按动法、呼吸引导按动法等。但无论如何归类，按动疗法作为一个临床治疗手段，总是以病灶为中心的。

（一）根据应用方式分类

1. 局部按动法

是指医者围绕患病部位局部进行手法操作，同时令其作相应的主动或被动的各种活动，从而达到通经活络、镇静止痛、拨离粘连、解除痉挛、调理脏腑等功效。本法应用广泛，对几乎所有的按摩临床常见病均适用。

针对患病部位进行局部手法施术是按摩治疗的主要形式之一。在此基础上，按动疗法配合以相应的肢体运动和呼吸运动，使治疗力与运动力在相互叠加中互为支撑、互为引导、相辅相成，充分体现了按摩“离而复合”，“合中喻开”的妙用。在局部关节病变中，当人体某关节发生急慢性损伤时，一方面由于毛细血管破裂，组织水肿，局部韧带剥离损伤，肌纤维排列紊乱；另一方面当软组织损伤后会刺激神经感受器引起损伤性疼痛，疼痛刺激反射性引起肌肉紧张挛缩进而产生保护性制动，出现功能障碍。同时损伤后的软组织会有炎症反应，充血、水肿、渗出，继而逐渐粘连，关节由自身保护性制动转变为粘连性制动。此时，采用局部按动法即给损伤部位以一定的牵引力，一手按住损伤部位（痛点），主动或被动作关节屈伸旋转运动，使受伤的软组织因关节的充分展开而得以舒展，之后在压力作用下，靠关节闭合使局部软组织“顺筋归位”，纠正了软组织解剖结构的异常，有益于缓解疼痛，解除功能障碍。就机体而言，感受器对恒定刺激所感受之强度，常在初期时最强，之后逐渐减弱并适应。肌肉肌腱中的感受器对肌肉张力变化最为敏感。按动疗法施术过程中，一边按压痛点，一边施术相应关节。使肌肉处于收缩、松弛的动态变化中，使牵张感受器感受轻重不同的刺激，避免感受器对手法操作的适应性，增强手法作用的传入冲动，在神经中枢对痛觉的传入产生抑制，因此，局部按动法在修复损伤，解除疼痛方面特色突出。同样，在以腹部按摩为主的内妇科疾病治疗中，迎随患者的自然呼吸或有意识的导引患者呼吸可以在一张一弛间增强手法的深透内达，并提高手法的指向。腹肌的运动与适当的手法可以很好的促进腹内血液循环，增强代谢与功能发挥，从而调理脏腑功能。另外，腹腔内分布有极为丰富的交感和副交感神经，它们对于呼吸运动和有节律的肢体运动的敏感性要远高于单纯的按压推揉。因此，局部按动治疗中，对于自主神经的平衡调节作用也是十分显著的。

局部按动治疗中，点按揉推的手法要平稳准确，并随关节活动或呼吸运动时表现出的肌肉张弛、肌筋位移、组织相互摩擦等现象灵活调整按压的力度、角度；同时，关节活动须以局部按摩为指向，宜慢不宜快，其活动幅度需在关节可能活动或患者可以耐受的范围内进行。避免强压硬搬或按、动分离。呼吸运动时同样应在感知患者呼吸节律的基础上迎随配合或适当引导，除短暂的顿咳屏气外，应避免使患者憋气或急促呼吸。

2. 远端按动法

是在远离病变部位，依经络循行规律和形体对应关系，选择相应的、具有治疗作用的穴位、痛点和部位，以手或器械按压捏拿之并配合病变局部或其他部位的活动。

远端按动法所取部位大多是与患病部位存在着经脉络属关系的腧穴或区域，也有一部分是依据形体上下、左右、前后、交叉等对应关系而选取的反应点和对应区。由于需要与患部达成呼应和应和，因而手法刺激量稍大。而与之相应的运动以患部为主，因局部没有手法操作，运动大多为主动运动或在医者的引导辅助下的半主动运动。此类运动仍须避免过力和屏气，但由于是主动运动，又有远端手法配合，应要求运动达到足够的角度和运动量。远端按动法操作难点在于手法刺激与肢体运动的配合。一般而言，手法操作应较为舒缓、持续，手法刺激应随运动渐加增大并在达到峰值时稍持续，如捏拿腓肠肌腰部后伸法。若为短促的牵引或顿咳，手法发力则须与患者的运动同时发出，这样才能形成合力，如牵踝拔髋法。

在软组织损伤的各类疾病中，远端按动法一方面针对病变局部，在理筋正骨手法治疗后残留部分症状时施用，以增强疗效。另一方面也广泛用于缓解因急性伤而致局部无法操作的病症。例如，对于慢性膝骨性关节炎患者，使用局部按动等手法治疗之后，局部仍有一定症状。此时若在局部继续治疗意义不明显。可点按腹部肓俞穴并配合膝关节屈伸运动，使膝关节活动更为灵便。又如，对于急性腰扭伤患者，局部肌肉僵硬肿胀，无法施用手法，更不可施用关节整复法，此时医者可用力拿捏患侧腓肠肌下端，使患者有明显的酸痛感，同时嘱其双手撑床做腰部后伸活动，反复几次并渐加刺激量。如此患者可很快感觉局部疼痛减轻，腰部活动度加大。此时再施以关节整复手法或局部按动法可大大提高治疗效率。在内妇科治疗中,肢体远端的一些特定穴对于调理脏腑功能有着极佳的效果。为进一步提高这些穴位的功效,按动疗法运用远端按动,以点按提拿等手法进行穴位刺激,同时嘱患者运动肢体或有意识呼吸,从而大大提高了穴位手法的经络感传并集中治疗的指向。如点按太冲平肝潜阳时,可在点穴的同时患者作屈髋外展内收运动,激发下肢内侧足厥阴经的感传。再如拨揉胫前足阳明经区以和胃止痛时,可嘱患者将腹式呼吸集中于上腹部,可提高治疗的准确性。

关于经络感传和对应止痛,中西医都进行了大量的实验研究。其中著名的"闸门学说"为取穴止痛提供了现代研究依据。也是远端按动在止痛方面的印证。现代医学认为,软组织损伤的症状是疼痛,疼痛刺激感觉神经传入脊髓后角,继而上传脑部,在大脑中形成兴奋灶,产生痛觉,并引起运动交感神经兴奋。使肌纤维和血管处于收缩状态,局部血流减少,局部缺血缺氧又可加速致痛物质的释放而加重疼痛。而分布在远端的一些触压感受器在被按压后发出信号,原有病处传入相同神经通路的疼痛信号被这一信号"占领",从而解除局部疼痛并打破病变部位的恶性循环,达到有效镇痛作用。远端按动法是按动疗法对于祖国医学循经取穴理论的提高和发挥,如何与现代神经学、解剖学形成交集和吻合是一个长期的课题,也是按摩现代化的方向。

(二)根据手法操作的特点分类

1. 按为主的手法

此类手法在操作时,医生发力时大小、方向、频率等参数的变化相对较小,其发力时常有短暂的固定,同时操作过程中患者也保持相对的安静状态。例如,压放气冲穴时,医生发力按压30秒,此时发力的大小、方向等参数均固定,与此同时,患者亦保持固定状态,没有肢体的主动或被动运动。

因此,这类手法归为按为主的手法。包括提捏颈筋法、提捏背筋法、压放气冲穴、点按颈根穴、点按两俞穴、点按冈下点等。

2. 动为主的手法

此类手法在操作时,患者存在明显的肢体运动,包括主动运动或被动运动。例如,行耸动双肩法时,医者双手握拿患者双侧上臂三角肌膨隆处,相对用力加压,同时,医者以手带动患者双肩做环转动作,医者发力的同时,患者也在进行主动的肩部环转运动,存在明显的关节运动。

因此,这类手法归为动为主的手法。包括:耸动双肩法、肩部助动法、圆掌抖擦法、双手交错挤揉法、横擦枕后边缘叶法、牵臂扩胸法、呼吸顶扳法、髋关节牵拔法、踝趾关节牵拔法、旋转牵耳法、鼓气聪耳法等。

3. 按动结合的手法

此类手法是按动推拿流派的核心手法，最具按动特色，其核心特点是在手法操作过程中有机地结合了“按”和“动”，其形式多种多样，可以在点按穴位、病灶点的同时嘱患者主动运动肢体，也可以在点按穴位、病灶点的同时医者使患者肢体产生被动运动，达到提高手法针对性、改善肢体功能的目的。例如，做颈椎远端按动法时，医者弹拨背部疼痛或压痛的肌筋，同时嘱患者主动屈伸颈部，本法的特点即为弹拨配合患者颈部的主动屈伸，体现了按动疗法的动静结合。

因此，这类手法归为按动结合的手法。这类手法在按动疗法体系中占比最大，种类最多，主要包括：颞下颌关节局部按动法、颈部五条线按动法、颈椎微调法、颈椎远端按动法、摇臂按胸法、腰椎定位推挤法、腰椎俯卧按压法、腰部旋转按动法、腰部屈伸按动法、点委中腰部后伸旋转法等 20 余种手法。

4. 呼吸按动法

操作过程中配合呼吸以完成治疗的手法称为呼吸按动法。此类手法可作用于胸部或腹部，多用于调理脏腑功能、治疗胸椎小关节紊乱、胸锁关节错位等。

操作过程中，医者的手法和患者的呼吸是相互配合的，医者指导患者进行深呼吸，然后在呼吸过程的特定时期进行手法操作，因此，手法操作与呼吸是有机结合、相辅相成的，这是此类手法的关键所在。这类手法包括：胸肋呼吸按压法、牵臂顿咳法、牵臂压锁法、点阑门呼吸按动法、提拿腹肌呼吸按动法、呼吸连续点按肋弓法、弹拨腹筋法、呼吸托颤法、屈腰卷腹法等。

5. 脊柱调整手法

脊柱调整手法主要用于调整脊柱关节紊乱，起源于传统中医推拿中的正骨手法，在数十年的发展中，吸收了现代中外手法治疗的技术经验，逐渐形成以引导患者主动运动、注重呼吸配合为特点，扳、牵、旋、顶多法并用的脊柱小关节整复技术。这类手法包括颈椎、胸椎、腰椎、骶髂关节整复法，其中又细分为数十种手法，临床上多根据病情灵活选用，以能够有效、省力地完成治疗为基本原则。

按动疗法的脊柱调整手法具有按动的特点，包括两方面：①注重医患配合：在手法操作中，指导患者适当运动，在运动中消除紧张和拮抗，并寻找最佳的治疗时机。在调整的瞬间，患者的主动运动与医者的力量形成同向合力，使医者的发力随势而行，节省了用于对抗患者紧张痉挛的力量，使手法更易成功。②重视呼吸：进行脊柱调整时，由于疼痛、紧张、恐惧，患者有时难以充分放松，甚至无法运动。此时，引导患者有节律地呼吸是有效的辅助措施。在医者引导下的深呼吸可以使患者精神放松，进而肌肉关节也随之有所松动，为整复发力提供了时机。这样既提高了手法成功率，又避免了对抗整复中可能出现的伤害。

6. 踩跻按动法

踩跻按动法起源于传统的踩跻法，北京按摩医院在经过数十年临床应用之后，逐步将“按”与“动”的踩法相结合，寓按于动，动静结合，最终形成了独具特色的踩跻按动法。以膝关节踩跻法为例，医者一足置于大腿后侧固定，足跟位于腘窝上部，并适当下压，发挥“按”的作用，另一足勾住患足足背，并带动膝关节屈伸活动，发挥“动”的作用，按动结合，起到解痉止痛、滑利关节的作用。

踩跻按动法主要运用于背部、腰部、臀部、下肢部，经过数十年的发展完善，其适应证在不断扩展，可用于治疗内科、妇科、骨伤科等数十种疾病。

7. 器械按动法

在 20 世纪 60 年代初，我院医生借鉴其他医院老前辈的经验，如北京宣武医院按摩科曹锡珍老先生的手枪式点穴器，曹老先生双手持抢按压患者双侧的昆仑、承山、承筋、委中以治疗患者腰腿痛，收到良好治疗效果。此后，我院又借鉴北京中医医院按摩科的疗法，利用双脚的各种动作进行按摩，并为此研制了踩跻床。我们又与首钢工人配合研究了钢管制作的杠杆点穴器等。通过以上的反复研究、积累经验，我院按摩医生研制了踩跻床、杠杆点穴器、手枪式、丁字式按摩点穴器以及拐式点穴器等 10 余种器械。目前已被按摩医生广泛运用于临床，并受到广大患者的肯定。在此基础上，结合我院特色的按动疗法，最终形成了器械按动法，其特点是在运用器械的同时配合肢体的运动，增大刺激量及刺激深度，改善肢体活动功能，最终提高疗效。具体器械及操作方法在本书辅助器械部分有详细介绍。

（三）根据应力属性分类

从生物力学的角度，应力属性是手法作用的核心，在压应力和拉应力作用下机体发生的不同变化是手法分类的实质。在中国骨伤科的奠基石、我国现存最早的骨伤科专著《仙授理伤续断秘方》中，也只叙述了两种手法，即“凡捺正，要时时转动使活”，“凡拔伸，或用一人，或用二人三人，看难易如何”。捺，即用手按，为压应力型手法；拔伸，“即牵拉”，为拉应力型手法。而推拿发展至今，手法种类日渐丰富，从应力角度进行分类，有助于医者掌握手法的应力特点。

1. 根据应力属性分类

(1) 压应力型手法：运用按压应力，产生压反射原理的手法，简称按压法。

(2) 拉应力型手法：运用牵拉应力，产生拉反射原理的手法，简称牵拉法。

2. 不同应力属性手法的作用对象与应用

(1) 肌肉

1) 应力集中点按压：在肌肉附着点、腱腹结合部等应力集中点按压。

2) 肌纤维轴向持续牵拉：与肌纤维走行一致方向的持续牵拉，可使肌纤维产生与其纵轴平行的形变，即肌纤维的延展。

3) 肌肉瞬间牵拉：在与肌纤维走行方向一致的持续牵拉状态下，做瞬间牵拉，使肌纤维在应力作用下产生瞬间延展。

(2) 肌筋膜

1) 附着点按压：在项筋膜、胸腰筋膜和臀筋膜的起、止点按压。

2) 肌筋膜垂直持续牵拉：使应力与肌筋膜表面垂直，并持续牵拉。

3) 肌筋膜瞬间牵拉：使应力与肌筋膜表面垂直，并在持续牵拉状态下瞬间牵拉。

(3) 神经

1) 神经径路按压：在神经径路旁压迫神经的病变软组织上按压，此时应力发挥解除神经卡压的作用；或在神经干上按压，发挥刺激神经、调节神经功能作用。

2) 神经轴向持续牵拉：使应力与神经走行方向平行，并进行持续牵拉，使神经出现延展和移动。

3) 神经轴向瞬间牵拉：使应力与神经走行一致并持续牵拉，并在持续牵拉状态瞬间加力牵拉，可加强神经的延展和移动。

(4) 血管

1) 血管特定部位按压：对动脉血管的特定部位进行按压，暂时阻断血液流动，使近端血液聚集、压力增高，而远端血液减少、压力减低。当应力撤除时，近端高压力瞬间冲向远端，发挥增加血液流动、改善血液循环的作用。

2）血管径路连续按压：沿静脉回流方向保持按压力并进行推动，多从远端推向近端。

⑸ 淋巴

1）淋巴径路连续按压：使应力与淋巴回流方向一致，并进行连续按压，促进淋巴回流。

2）淋巴径路连续牵拉：使应力与淋巴回流方向一致，并进行连续牵拉，促进淋巴回流。

⑹ 关节囊

1）牵拉关节囊：运用拉应力，牵拉关节，使其间隙加大，改善关节功能。

2）连续牵拉关节囊：运用拉应力，多方向连续活动关节，牵拉关节囊，从而改善关节功能。

⑺ 经络系统

1）穴位按压：根据经络治疗学原理，在特定穴位上按压。

2）循经按压：根据经络治疗学原理，在经络循行线上根据一定顺序进行按压。

3）循经牵拉：根据经络治疗学原理，使应力与经络循行线一致，产生经络牵拉作用。

⑻ 信息传递系统

1）循径路按压：对隐性循经传感线径路上病变的软组织按压，起解除压迫作用；或在隐性循经传感线径路上按压，起良性刺激作用。

2）循径路牵拉：在隐性循经传感线径路上牵拉，起良性刺激作用。

五、按动疗法的适应证

（一）骨伤科疾病

包括落枕、项痹病（颈椎病）、岔气、胸椎小关节错缝、急性腰扭伤、慢性腰肌劳损、第三腰椎横突综合征、腰痛病（腰椎间盘突出症）、骶髂关节损伤、臀上皮神经炎、肩凝症（肩关节周围炎）、肱骨外上髁炎、桡骨茎突狭窄性腱鞘炎、梨状肌综合征、髋部软组织损伤、膝痹病（膝关节骨性关节炎）、踝关节扭伤、跟痛症等。

（二）内科疾病

包括头痛、头晕、血压异常、胃脘痛、泄泻、便秘、胁痛、周围性面瘫、中风后遗症、心律失常、胃下垂等。

（三）妇科疾病

包括月经不调、痛经、绝经前后诸证、带下病、乳癖（乳腺增生症）等。

（四）儿科疾病

包括桡骨小头半脱位、弛缓性瘫痪、斜颈、脑瘫等。

六、按动疗法的注意事项

（一）医者的注意事项

1. 体位的选择

操作前选择好恰当的体位。医者应嘱患者选择舒适放松的体位，以既能维持较长时间、又利于医者操作为原则。对医者而言，宜选择手法操作方便，并有利于手法运用、力量发挥的操作体位。同时，在操作过程中要做到意到、身到、手到，步法随手法相应变化，身体各部动作协调一致。

2. 手法刺激强度的把握

手法刺激强度主要与手法的压力、作用部位、着力面积、受力方式及操作时间有关。刺激强度与手法压力成正比关系，即压力越大刺激越强。手法刺激量的选择与作用部位的敏感性和治疗部位的肌层厚度有关。在临床应用时，青壮年肌肉发达，手法的力量可适当地加重，以增强刺激；老年人或儿童肌肉松软者，或身体瘦弱者，手法力量应减轻，以免造成不必要的损伤。软组织损伤的初期，局部肿胀、疼痛剧烈，手法的压力宜轻；宿痛、劳损，或感觉迟钝、麻木者，手法刺激宜强。久病体弱，用力以轻为宜；初病体实，用力应适当加重。手法的刺激强度一般与着力面积成反比。相同的压力，着力面积大，则刺激强度小；反之，着力面积小，则刺激强度大。如双掌按压，压力较大，但刺激并不强，而掐法和点法的压力并不大，而刺激非常强。一般冲击力量的施力形式要比缓慢形式的施力刺激强烈得多。如叩击类手法的拳背击法、点穴法，以冲击力方式作用于人体，此类手法刚劲有力，操作时特别要注意动作的技巧性和选择适当的力度。一般而言，操作时间短，手法刺激强度小；操作时间长，手法刺激量大。故操作时间太短则达不到治疗效果，但操作时间过长也可对局部组织产生医源性损伤。所以操作时间要根据手法和疾病的性质以及操作范围大小而定。

3. 手法操作过程中的施力原则

就一个完整的手法操作过程而言，一般应遵循“轻—重—轻”的原则，即前、后 1/4 的时间手法刺激量轻一些，中间一段时间手法刺激量相对重一些，体现出一定的轻重节奏变化。而具体在某一部位操作时，又需注意手法操作的轻重交替，以及点、线、面的结合运用。不可在某一点上持续性运用重手法刺激。

4. 手法的变换与衔接

一个完整的手法操作过程往往由数种手法组合而成，操作时需要经常变换手法的种类，它要求医者的步法要根据手法的需要而变化，使手法变换自然、连续，而不间断，如同行云流水，一气呵成。要做到这一点，一方面要求医者对手法的掌握和运用十分熟练；另一方面，要充分集中注意力，做到意到手到，意先于手。

5. 其他

尊重患者的知情权，告知患者治疗相关情况；详细诊察病情，排除按摩禁忌证；随时询问和观察患者的反应，以保持适宜的按摩强度；按摩过程中出现异常情况时，应立即停止按摩治疗；月经期、妊娠期按摩，应掌握适宜的部位与刺激量；按摩时要保持手的温暖和清洁，经常修剪指甲，勿戴戒指，以免损伤患者皮肤。

（二）患者的注意事项

1. 过饥、过饱、过劳或精神紧张、情绪不稳定时不宜立即接受按摩。

2. 按摩时要呼吸自然，肌肉放松。

3. 按摩过程中如有不适，如头晕、头痛、心慌、胸闷、过度汗出等，应立即告知医生。

4. 功能锻炼的强度、幅度均应量力而行，切忌过量。

第四章 按动疗法代表人物及特色

一、第一代代表人物

张震，辽宁岫岩县人，自幼聪敏好学，是按动推拿流派的第一代代表人物。

1955年，由中央政府举办，邀请北京地方推拿界名医先后开办了五期按摩培训班，其中第一期培训班中的张震，成绩优异、表现突出，是其中的佼佼者，毕业后留下任教，成为第二至第五期按摩培训班的带教老师。

张震虚心好学，善于钻研，曾求教于卢英华、胡伟斌、曹锡珍、庞承泽等多位名家，并在临床实践中，不断形成自己的技术特色，于筋伤、内科、妇科、儿科疾病的推拿治疗均有较深造诣，屡见奇效。他善于辨证精于触诊和点穴，首创“按推动”推拿手法，讲求“动静结合，按中有动，动中有按”。曾受邀为徐向前、李天佑、杨成武等国家领导人诊治疾病。

1958年北京按摩医院正式成立，张震成为我院推拿学科带头人。之后，陆续有优秀学员（第二至五期培训班）来我院工作，如丛林盛、洪学滨、王友仁、赵润琛、杨金斗、师瑞华等，张老通过认真的带教、悉心的指导，在培养按动疗法第二代传承人的工作中起到了举足轻重的作用，为按动疗法体系的形成奠定了重要基础。

二、第二代代表人物

(一) 王友仁

王友仁,男,主任医师,1944 年生于辽宁省锦州市,曾任北京按摩医院业务副院长,为北京中医药学会终身荣誉理事、北京中医药学会按摩专业委员会主任委员、第六批全国老中医药专家学术经验继承工作指导老师、第四批北京市级老中医药专家学术经验继承工作指导老师、北京中医药传承"双百工程"指导老师、北京联合大学硕士研究生导师,获北京中医药"薪火传承 3+3 工程""王友仁基层老中医传承工作室"建设项目。

王友仁主任医师于 1962 年参加工作至今,曾先后师从于曹锡珍、卢英华等推拿界前辈,从医 56 年,以精湛的医术救治 30 余万患者,受到广大患者的赞誉。他根据经络辨证、对症取穴,结合脊柱矫正、骨盆矫正,形成了一套完整的"按与动"相结合的推拿手法,在治疗骨伤科、内科、妇科、儿科疾病方面取得了显著的临床疗效。

王老主编或副主编《家庭按摩治病与健康》《老年医疗保健按摩》《按摩治疗学》《中国按摩全书》等专著 12 部,公开发表论文 20 余篇。

王老注重传承带教,自 2006 年开始正式开展继承带教工作,截至目前,已经培养了 20 余名继承人,他根据每位学生的具体情况,因材施教,传承中医按摩技术,春播桃李三千圃,秋来硕果满神州,他的弟子中很多人已经成为了推拿专家,并作为医院的中流砥柱,在科研学术、论文发表、专著编写上取得一定成果。

(二) 师瑞华

师瑞华,男,主任医师,1941 年生于河北容城县。北京按摩医院知名老专家、第四批北京市级老中医药专家学术经验继承工作指导老师、北京中医药传承"双百工程"指导老师、北京联合大学硕士研究生导师。获北京中医药"薪火传承 3+3 工程""师瑞华基层老中医传承工作室"建设项目。

师瑞华主任医师在 50 余年的按摩临床诊疗工作中,以传统中医理论为基础,以中医筋骨辨证、经筋辨证、经穴按摩理论为指导思想,结合按摩临床实践,逐渐形成了在治疗各科常见疾病中行之有效并独具特色的按摩手法,其"师氏理筋法、师氏内科手法、师氏定位扳法"等已构成了北京按摩医院自身的特色诊疗体系之一,对指导临床疾病的诊断和治疗具有重要意义。尤其在治疗各种筋伤病及常见内、妇科疾病方面都有很深的造诣。

师老参与编写《按摩治疗学》《中国按摩全书》《按摩手册》等专著，并发表论文20余篇。

师老尤其注重言传身教，自开展继承带教工作后，已培养出20余名继承人。师老渊博的知识、宽广的胸怀、严谨务实的治学态度、创新的学术思想、独特的诊疗体系与特色手法，激励着传承人们在中医按摩这条路上去攀登一个又一个新的高峰。

（三）洪学滨

洪学滨，男，主任医师，1936年生于天津市，享受国务院政府特殊津贴待遇。

洪学滨主任医师1958年参加工作至今，是北京按摩医院知名老专家，60年来，洪老一直从事儿童疾病的临床、科研和教学工作，在中医手法治疗儿童的神经类疾病，尤其是小儿脑性瘫痪方面积累了丰富的临床经验，创造了一套行之有效的中医手法。

洪老1990年于《中国医药学报》第一期发表的论文《推拿治疗100例小儿脑性瘫痪的临床研究》获国际论文证书；著述出版了《婴童按摩要术》《婴童按摩图谱》，参与编写了《中国按摩全书》《按摩驻颜全书》《按摩治疗学》；曾在各报纸杂志发表过30多篇学术论文。

洪老多次受邀到波兰、挪威等国家讲学，深受广大学员及国际友人的好评。并在医院的知名专家经验继承工作中带教出一批优秀继承人，为中医儿童手法的推广做出贡献。其中其继承人张鸿雁已经开始“一代带二代”继承工作，使洪老的经验及手法在传承工作中得以代代相传。

（四）杨金斗

杨金斗，男，主任医师，1944年生于河北省徐水县。

杨金斗主任医师于1966年就职于北京按摩医院。工作期间，他精研中医推拿，系统学习了经络、腧穴、针灸、解剖等基础理论，并深得张震、曹锡珍、温益华三位老师的指导，技术精湛，风格成熟，相继总结出“提拿腹肌旋转屈伸术”“和肠通便法”“松筋扳按法”等特色治疗手法，大大丰富了按动疗法的内涵。

杨老参与编写《按摩治疗学》等专著，并先后发表论文20余篇。

杨老在北京按摩医院老中医药专家继承工作中，带教10余名继承人，为中医按摩优秀人才的培养贡献了自己的力量。

（五）赵润琛

赵润琛，男，主任医师，1940年生于北京市。

赵润琛主任医师1962年就职于北京按摩医院。先后师从于胡伟滨、郭勤清老师，以及太极按摩专家安康林先生，他博采诸长、精益求精，确立了以“意气力稳准透松顺正”九字为手法基础和“三点两俞一扳”治疗颈椎病为核心的学术思想。

赵老自开展继承带教工作后，已培养出李健等7位继承人，在临床工作中发挥骨干和带头作用。

赵老善于总结，将数十年临床心得总结并主编《按摩心悟》一书，参与编写《按摩治疗学》《中国按摩全书》《按摩手册》等专著，先后发表论文数十篇。

第一部分 按动疗法学术思想

按动疗法的学术思想中，以第二代代表人物的学术经验、学术思想最为丰富、系统，因此，我们选取第二代代表人物的代表性思想进行介绍，主要介绍王友仁、师瑞华、洪学滨、杨金斗、赵润琛的学术思想。

第一章 按动疗法学术思想

一、审因论治，对症治疗

审因论治与对症治疗并行，是按动疗法治疗疾病的核心思想，即治疗过程中同时针对疾病的病因和疾病发展过程中的病理环节进行诊治，以达到快速解除症状和根治疾病的目的。

审因论治，是诸多医家共同秉持的治疗思路，寻找到疾病的根本病因，并予以解除，以达到治病求本的目的。但很多情况下，尤其是慢性疾患，疾病的病因与最终的症状之间存在复杂的病理环节，仅针对病因的治疗，并不能完全解除病因与症状之间的病理机制，导致最终的症状未能缓解或者只有部分缓解，这时就需要对症治疗。

审因论治和对症治疗是既有区别，又相互统一的两种针对疾病的治疗思路，两者之间可以互相补充，互相配合。只有两者同施，才能全面地为患者解除病痛。

二、同病异治，一症多法

“思路宽，方法多，对症准，疗效好”是按动疗法长期以来奉行的指导思想。同病异治，即在治疗时强调从多角度、多方面考虑疾病，针对同一疾病的不同具体病症，运用不同的治疗方法，给予对症治疗，做到有症必有其法，症状和操作方法紧密结合。面对某一疾病的同一病症，可综合分析患者的病情病程、体型体态等因素采用不同的治疗方法,避免治疗的千篇一律,以取得满意疗效,即一症多法。

三、骨正筋舒,筋骨并重

骨正筋舒,筋骨并重是按动疗法的重要学术思想。中医骨伤科有“肌筋不正,骨缝必错”的论述,按动疗法根据“脊柱内外平衡理论”提出“矫正畸形,纠正紊乱”是治疗脊柱关节疾病的关键,如将紊乱的关节矫正,则受累的软组织也就回到了正常的解剖位置,使“筋归其槽,骨入其位”,体现了“正筋先正骨,骨正筋自舒”的理念。在筋伤疾病的发生、发展过程中,骨错、筋结是疾病某一阶段的具体表现形式,两者相互影响,相互制约,按动疗法对筋伤疾病的治疗原则可以概括为:调骨先治筋,治筋重理筋。

四、脏腑辨证与经络辨证结合

按动疗法注重整体观念、辨证论治,结合气血、筋骨、经络、脏腑之间的生理、病理关系加以综合分析,以认识疾病的本质和病理变化的因果关系。它以脏腑经络学说为理论指导,根据脏腑、经络和腧穴的相互关系确定诊疗思路和方法。脏腑与经络同为一体,一标一本。经络和脏腑相连,经络为脏腑之间、脏腑与外界之间联络的通路,脏腑的异常可在相应经络、穴位上形成结节、条索等阳性反应点。这些阳性反应点是诊断经络、脏腑功能异常的要点,也是治疗的重点。

五、手法结合取穴,重在特定穴

按摩手法运用得当和穴位选择对症的有机结合,是按动疗法在多年临床实践中不断总结和推广的学术理念。它以经络辨证为指导,遵循“宁失其穴,勿失其经”的原则,抓住经络的分布、循行和主病的规律,采取局部选穴法、邻近选穴法、远端选穴法等,在穴位及其附近寻找痛点、筋结、疾患的反应点,进行手法的重点治疗。同时注重特定穴的配合使用,尤其是多年临床总结的经验穴,如颈根穴、抬肩穴、解剪穴等,常可立竿见影。

第二章 儿科手法学术思想

小儿具有脏腑娇嫩、形气未充的生理特点，其肌肉、骨骼、脏腑成而未全，全而未壮，与成人有很大不同，在病理方面有发病容易、传变迅速的特点。根据小儿的生理、病理特点及不同体质情况，在临床治疗过程中，小儿推拿的手法亦有自己的特色。

一、注重手法功力

儿科手法以用力适度、着力沉潜、稳中求准、柔和舒适为原则，患儿易于接受。一个按摩医生手上有无功夫是决定治疗效果的重要条件之一，为了能准确、有效地使用各种手法，就必须练习指功，强调手法是功力的累积，而不是耗散。这样才能做到“一旦临症，机触于外，巧生于内，手随心转，法从手出”。

二、补泻迥异，综合作用

小儿病证，有虚有实。按摩手法，有补有泻。关于手法的补泻，传统多有“旋推为补”“直推为泻”；或“顺推为补”“逆推为泻”之说等。我们认为，按摩中补泻原则的施用是多方面综合作用的结果。

泻法：一般是指运用具有清解、温通作用的手法，并施以短时、快速、较强的刺激，或辅以性质偏凉或偏热的介质综合作用的结果。

补法：一般是指运用具有较温和、性平作用的手法，并以连续的、较长时间的、较缓和的弱刺激，或辅以性质偏温性平的介质综合作用的结果。

再加之许多穴位本身有温或凉的性质，配合手法，有较好的补泻功用。

三、整体取穴，重在督俞

督脉为人体“诸阳之会”，是人体气血聚集的必经之地，阴阳升降的必由之路。在此经上取穴治疗，可更确切地起到疏通气血、调和阴阳的作用。

督脉两侧是脏腑精气运行的诸俞穴。俞穴与督脉有络脉相通，故刺激督脉可直接影响诸俞穴精气的盛衰，而调整相应脏腑的气血。

临床治疗时，我们在刺激督脉的同时，亦重视对诸俞穴的直接刺激，这样不仅可使作用直达病变脏腑，还可对脾俞、肾俞进行刺激，调补先天后天之本而起到强壮机体、扶正祛邪的作用。

四、辨别病证，分步施则

“以整体观念为指导，以辨证论治为依据”，一直是我们诊治小儿病证的关键。小儿病证有发病急、传变快的特点，我们诊治小儿病证时，坚持辨证论治，依就诊时的主症、证候选择治法，并随病证的向愈、变化而适时变换治则，以适应儿科病证瞬息万变的特征。

五、因体而异，治法详分

对小儿进行按摩治疗，不仅要对其年龄、体质、性格等因素作充分的考虑，对其环境、饮食、情绪等因素亦应有所了解，如患儿哭闹常致肌肉僵直、气血充郁；患儿恐惧、紧张亦不能配合，都会影响按摩疗效。而患儿的居住环境、饮食状况等又是与其体质、情绪关系尤为密切的，都应引起重视。因而，作为儿科按摩医生，不可仅仅就病治病，更要注重在家长的配合下，给患儿造成一个温馨、舒适的环境，保持愉快、稳定的情绪，这对取得良好疗效也是非常重要的。

按动疗法有的需要患儿配合，但年幼患儿并不能很好地听从指令，就需按摩医生使用一些方法诱导出想要的动作，也需审时度势，抓住可进行操作的有利时机，以使治疗得以顺利进行。

第三章 按动疗法治疗原则

治疗原则是在整体观念和辨证论治基本精神指导下，对临床病证制订的具有普遍指导意义的治疗规律。由于疾病的症候表现多种多样，病理变化极为复杂，且病情又有轻重缓急的差别，不同的时间、地点，不同的个体，其病理变化和病情转化不尽相同。因此，只有善于从复杂多变的疾病现象中，抓住病变本质，治病求本；采取相应的措施扶正祛邪，调整阴阳；并针对病变轻重缓急以及病变个体和时间、地点的不同，治有先后，因人、因时、因地制宜，才能获得满意的治疗效果。同样按动疗法的治疗原则也是基于上述中医学思想，并因于其行外达内、由表及里的外治法特点而更突显出平衡、协调、调整、和解的理念。

一、治病求本，标本并重

“治病必求其本”是中医按摩辨证施治的基本原则之一。求本，是指治病要了解疾病的本质，了解疾病的主要矛盾，针对其最根本的病因病理进行治疗。“本”是相对“标”而言的。标本是一个相对的概念，有多种含义，用以说明病变过程中各种矛盾的主次关系。如从正邪双方而言，正气是本，邪气是标；从病因与症状而言，病因是本，症状是标；从病变部位而言，内脏是本，体表是标；从疾病先后来说，旧病是本，新病是标，原发病是本，继发病是标等。

任何疾病的发生、发展，总是通过若干症状显示出来的，但这些症状只是疾病的现象，并不都反映疾病的本质，有的甚至是假象，只有在充分地了解疾病的各个方面，包括症状表现在内的全部情况的前提下，通过综合分析，才能透过现象看到本质，找出病之所在，确定相应的治疗方法。比如按摩临床常见的腰腿痛，可由椎骨错位、腰肌劳损等多种原因引起，治疗时就不能简单地采取对症止痛的方法，而应通过全面地综合分析，找出最基本的病理变化，分别用纠正椎骨错位、舒筋通络等方法进行治疗，才能取得满意的疗效。这就是"治病必求于本"的意义所在。

但是，在临床治疗过程中，治标与治本有着同等重要的作用。这在按动疗法中表现得更为突出。因为，按动疗法不同于内治法，不是通过药物内服直接作用于脏腑，而是依据形体、经络、脏腑间复杂的关联而发挥疗效的。"治病求本"对于临床认知疾病本质，确定病性、病位、病因和病理过程并指导定法选穴是至关重要的，但作为外治方法，按动治疗的着手点和路径主要是外在的形体和疾病表现出的症状、体征，而对症治疗，迅速消除外在症状和患者最直接的痛苦所在是对改变和消除疾病根本的有效方式。因此按动疗法将"标"与"本"置于同等地位，并将辨证施治与对症治疗贯穿于始终。按动疗法具有很多诸如止痛、降压、通便、利节、解痉的独特手法，虽是针对外在的症状，却能很好的进行内在调理，为"治本"打下基础，创造条件。比如腰椎间盘突出症，其病根本在于"骨错缝，筋出槽"，属筋骨失和，但病发时患者多疼痛拒按，难以行正骨理筋手法，此时以远端按动，捏筋取穴短暂止痛，使患者腰脊松弛，再行正骨顺筋，成功率高，患者痛苦小。再如便秘多为燥热内结或阴虚内热所致，若单纯以清热降气，滋阴生津的手法治疗，因内有燥结而常使患者不适，效果不佳，按动疗法则先以推挤、振动等促进肠道蠕动的排便手法为主进行对症治疗，待燥屎得出，再行清热诸法进行内在调理就事半功倍了。

按动疗法十分重视治标与治本间的辨证关系，充分利用标本间的相互作用与相互影响，其治疗中的局部与远端相结合、软组织手法与循经取穴相结合等治疗技术都是这一原则的体现。

二、扶正祛邪，平补平泻

疾病的过程，在一定意义上可以说是正气与邪气矛盾双方互相斗争的过程，邪胜于正则病进，正胜于邪则病退。因而治疗疾病，就是要扶助正气，祛除邪气，改变邪正双方的力量对比，使之向有利于健康的方向转化，所以扶正祛邪也是指导临床治疗的一条基本原则。"邪气盛则实，精气夺则虚"，邪正盛衰决定病变虚实。“虚则补之，实则泻之”，补虚泻实是扶正祛邪的延伸。

按动疗法是传统按摩的发展，其理论基础、操作方法、技术特点决定了它是一种以谐调、和解为主的治疗方法。按动疗法的整体观主要体现在形体与脏腑、形体与经络、形体与形体、脏腑与经络间的相互为用相互影响上，在这一错综复杂的关系下去认知和治疗疾病也必然是平和的，注重谐调而轻于攻补的。可以说，按动疗法先天就是平补平泻的疗法，无论实证、虚证，无论邪盛还是正衰，按动疗法都是“以平为期”的，是以攻邪而不伤正，扶正而不恋邪为根本目的的。例如风寒感冒，邪在肺卫治疗首当祛邪，运用搓擦、提捏项背部足太阳经部位，并点按肺俞、风门、中府，既可宣开皮部，发汗解表，又可振奋肺卫，扶助正气，使患者微微汗出，表邪可解。再如单纯性肥胖，针对痰湿流注于皮下这一现象，按动治疗在运用大面积拿捏、推、揉脂肪层以化痰祛湿外，更辅以腹部、四肢按摩以健运脾胃，从而正邪兼顾，内外并治，是针对此病较为稳妥的一种方法，被广为接受。

按动疗法在手法刺激量、手法性质和治疗部位和穴位选择上尽管有着攻、补的侧重，但治疗中没有纯粹的补虚与泻实，而总是以扶正祛邪并用，平补平泻为原则，或先攻后补，或先补后攻，或攻补并用，根据病情、病势，利用正邪、虚实间的辨证关系和相互转化灵活施术，这是中医整体观和按摩疗法“和解”性质的充分体现，也从而大大提升了疗法的舒适性和安全性。

三、调整阴阳，开合有度

阴阳是辨证的总纲，疾病的各种病机变化也均可用阴阳失调加以概括。表里出入、上下升降，寒热进退，邪正虚实以及营卫不和，气血不和等，无不属于阴阳失调的具体表现。所以《素问·阴阳应象大论》说：“审其阴阳，以别柔刚，阳病治阴，阴病治阳。定其血气，各守其乡”。指出了调整阴阳是重要的治则之一。

疾病的发生，从根本上来说，是机体阴阳之间失于相对的协调平衡，故有“一阴一阳谓之道，偏盛偏衰谓之疾”的说法。调整阴阳，即是根据机体阴阳失调的具体状况，损其偏盛，补其偏衰，促使其恢复相对的协调平衡。

阴阳偏盛，即阴或阳的过盛有余。《素问·阴阳应象大论》说：“阴胜则阳病，阳胜则阴病”。阴寒盛则易损伤阳气，阳热盛易耗伤阴液，故在协调阴阳的偏盛时，应注意有没有相应的阴或阳偏衰的情况。若阴或阳偏盛时而其相应的一方并没有造成虚损，那么，就可以采用“损其有余”的方法，即清泻阳热或温散阴寒；若其相应的一方有所损伤，则当兼顾其不足，适当配合以扶阳或益阴之法。

阴阳偏衰，即阴或阳的虚损不足。阳虚则寒，阴虚则热。阳不足以制阴，多为阳虚阴盛的虚寒证；阴不足以制阳，多为阴虚阳亢的虚热证。阳病治阴，阴病治阳，即在协调阴阳的偏衰时，应采用“补其不足”的方法。若阳虚而致阴寒偏盛者，宜补阳以制阴，所谓“益火之源，以消阴翳”；若阴虚致阳热亢盛者，则当滋阴以制阳，所谓“壮水之主，以制阳光”；若出现阴阳俱虚者，则可阴阳双补，使之达到生理上的相对平衡。由于阴阳是相互依存的，在治疗阴阳偏衰病证时，还应注意“阴中求阳”“阳中求阴”，亦即在补阴时，适当佐以补阳之法，补阳时，适当配伍滋阴之法。从而使“阳得阴助而生化无穷，阴得阳升而泉源不竭”。因此，中医的诸多治法，如解表攻里，越上引下，升清降浊，寒热温清，虚实补泻，以及调和营卫，调理气血等，皆属于调整阴阳的范围。

按动疗法从其特有的“形体 - 经络 - 脏腑”的整体观出发，结合自身治疗技术的特殊性对中医阴阳学说有了新的发挥，将手法开合作为调节阴阳失衡的主要手段，形成“调整阴阳，开合有度”的基本治疗原则，并广泛用于指导临床实践。开与合是一个广义的概念，包括手法上的屈伸、旋转；治法上的通经、温里；患者主动或被动下的肢体配合性运动等。一般来说，开为阳，表现为肢体关节的外展、外旋、伸展，筋膜肌肉的拉长、舒展，皮肤腠理的开宣，血脉的疏通与运行以及呼吸运动中的呼气等。合为阴，表现为肢体关节的内收、屈曲、内旋，筋膜肌肉的收缩，皮肤腠理的闭敛，血脉运行的缓和，呼吸运动的吸气等。按动疗法是由表及里的外治法，注重的是形体与医患配合，其本质特性也是平和中正的，因此，治疗上开与合总是相辅相成，相互为用的，按动治疗，没有单纯的开或单纯的合，而总是相应相和，把调整和平衡作为根本的。因此，开合有度成为了本法和解阴阳，调整一切失衡的基本原则。例如临床常见的急性腰扭伤有滑膜嵌顿者，运用腰部屈伸按动法，嘱患者主动屈伸活动腰椎，同时点按、拨理患处肌筋，里开外合，外开里合，形成针对病点的合力，可迅速解除症状。再如阴寒内盛之痛经，治疗中先行腹部按摩，温振关元、命门，疏通足三阴经等法，然后行腰骶、胁肋的搓擦法，开宣皮部腠理，使得内以温里助阳，外则透寒外出，一开一合，阴阳平复，疼痛也自然消解了。

四、三因制宜，同病异治

因时、因地、因人制宜，是指治疗疾病要根据季节、地区以及人体的体质、年龄等不同而制订相应的治疗方法。这是由于疾病的发生、发展是受多方面因素影响的，如时令气候、地理环境等，尤其是患者个人的体质因素，对疾病的影响更大。因此，在治疗中，即使是同一种疾病，也必须把各个方面的因素考虑进去，具体情况具体分析，区别对待，酌情施治。

在按动治疗中，一则须注意因人制宜。根据患者年龄、性别、体质、生活习惯等不同特点，选择不同的治疗方法。一般情况下，如患者体质强，操作部位在腰臀四肢，病变部位在深层等，手法刺激量可较大，按动的角度与幅度也可较大；体质弱患者、小儿患者，操作部位在头面胸腹，病变部位在浅层等，手法刺激量则须小。如同样是落枕，年轻体壮者可选用理筋、正骨、摇动等强刺激手法，而面对年老体弱者，此类手法则易引起患者头晕、汗出、心悸等不适，故手法宜轻，临床多选用更为平和的颈部自动旋转按压法等。二则注意时令气候，不同疾病有其好发季节和时间，同一疾病在不同的气候条件下的治疗也会有所不同。例如风寒感冒，在晴朗天气下可选用发汗解表的方法，而在阴雨、风雪天气则应固护肌表，不可过分开通腠理，以免外邪再次乘虚而入。再如近年来运用点穴、温振手法进行哮喘、胃痛、膝关节骨关节病的“冬病夏治”也是因时治宜、同病异治的原则体现。另外，同一疾病在不同地域也会表现出不同的特点，这也须引起重视。如膝关节骨性关节病，在北方，多因寒邪内凝所致，“骨”伤较重，关节变形明显，而在南方，湿邪为甚，病理变化以筋肉滑膜为主，治疗上自然针对性和方法也会有所区别。其他如患者的职业、工作条件等亦与某些疾病的发生有关，在诊治时也应注意。

第四章
按动疗法操作要素

一、手法操作的用力原则

（一）以近带远

指用力的基本原则是以近端带动远端。如掌揉法是以上肢带动手掌进行按揉；拇指拨法是以上肢带动拇指进行操作，而拇指的掌指关节及指间关节不动；抹法是以拇指的近端带动远端着力。

（二）刚柔相济

手法要刚柔相济，即刚中有柔，柔中有刚。有些手法以刚为主，而有些手法以柔为主。在施用以刚为主的手法时，患者应感受到较大的力量同时能够忍受；而在施用以柔为主的手法时，患者应感觉舒适而手法又有一定的力度。

（三）整体用力

在施用手法时，应使身体各部协同运动、协同发力。使力量“起于根，顺于中，发于梢”。其中，根是指足、丹田或肢体的近端；中是指下肢、腰、上肢；梢是指掌、指或着力部位。例如，操作颈椎拔伸法时，应下肢（根）发力，使力量沿腰、背（中）向上传导，通过肘部或手部（梢）传导至患者的颈部，最终达到拔伸效果。切忌以掌着力时力发于掌、以指着力时力出于指。

二、手法操作要素

（一）体位

体位的选择是手法操作的重要环节。患者与医生合理的体位是充分发挥按动特色的基本保证。体位包括患者的体位与医生的体位。对于患者的体位，在治疗前，医生应指导患者选择感觉舒适的体位，保证患者肌肉放松，这既可延长体位维持的时间，又有利于保证医生手法的实施。对于医生的体位，宜选择一个手法操作方便，并有利于手法运用、力量发挥的操作体位。同时要做到意到、身到、手到，步法随手法相应变化。在整个操作过程中，医生身体各部动作要协调一致。

由于按动疗法强调的是医患之间的配合与协作，因而两者保持一个稳定、平衡、舒适、放松的相对位置十分重要。一般而言，按动手法操作中，医者要面对患者而立，保持身体重心稳定，并根据治疗的需要预留出足够的活动空间，使得手法与步伐都能做到灵活平稳。尤其某些肢体按动手法，动作复杂，力向多变，运动角度大，医者若不事先保持一个相对合适的站位和姿态，就会影响手法的到位，降低对手法效应的感知，甚至束手束脚、动作变形，造成损伤。如旋髋按动髂前法，下肢要做出大幅度的屈膝屈髋外展外旋，此时医者就应面对患髋而立，双脚取一前一后的半丁字步，身体与床沿保持约15~20cm 的距离。这样医者可灵活前后左右地移动重心，随患者肢体运动而迎随，保证了手法在运动与稳定间的动态平衡。按动疗法中医者的体位灵活多变，有侧立、背立、坐位、半蹲位等，总体上是为了保证手法力的发出和足够的按动空间。

按动治疗中，患者不是单纯地被动地接受治疗，而是作为治疗主体的一部分参与到全过程中。因此，配合手法施术，患者维持一个相对稳定、松弛，利于手法按、动配合的体位同样十分重要。以肩关节为例，肩周炎治疗中的诸方向上的按动治疗，坐位比卧位更为灵活方便。菱形肌损伤时，肩关节内收位可外展肩胛骨，有利于手法发挥。而提捻背筋时，上肢内旋摸脊位更利于定位。由于患者缺乏相应的医疗知识，其体位的选择大多在医者根据病情和手法设计指导确定。

（二）手形

在手法操作过程中，医生的手形也影响着手法疗效，只有采取恰当的手形才能保证手法力与运动力的协调配合，实现医患、动静间的有效结合。手形正确、协调，才能在整复脊柱关节中达到发力“轻巧、稳准、高效、安全”的目的；手形正确、协调，在治疗软组织损伤时，才能达到“均匀、持久、柔和、深透、渗透”之功。

为适应不同手法操作，按动疗法形成了丰富的手法形态，不同的手形各有其适用的部位和操作方式。如颈胸段扳动法中的小鱼际切按、腰骶部的拳拨、膝关节的抱持、髌骨缘的抓提、踝关节的腋下挟持、豆骨定位时的腕伸、仰卧牵颈时的食指掌指关节卡顶、双手拇掌叠压助力、双臂交叉“八”字分推等。不同手形对于劲力的深透、配合力的集中、定位的准确、发力的稳定都起到了重要的作用，是按动手法必不可少的要领。

（三）角度

手法操作讲究角度问题，按动疗法亦强调角度的掌握。

临床中常用手法如按法、揉法、点按法等应重视施力角度，不同施力角度对于疾病的治疗作用、治疗效果亦不相同。按动疗法治疗角度的问题则特别体现在肢体运动和脊柱整复方面。以脊柱关节整复为例，正确的施力角度，方能使手法力量顺利传导至病变椎体以发挥调整关节的作用。

（四）力量

手法操作用力讲究因人而异，因病而异，因证而异，应辨证施力，恰到好处。

临床治疗疾病过程中，力量的强弱和大小应根据患者年龄、体质、病情及具体施术部位而定，特别是在使用脊柱关节整复法时更应当重视力量问题，若力量不足，不能扳动偏歪棘突，关节无法复位，若力量过大可能损伤周围组织，甚至肋骨损伤。因此，在运用脊柱关节整复法时应特别注重使用巧力配合爆发力，使力量充分达到患椎，切勿使用蛮力、暴力，避免造成不必要的损伤。

按动疗法是医患配合的疗法，讲求和缓深透、舒适自然，以患者耐受为度，尽量避免过强的刺激。尤其很多手法是医患协同、形成合力的，这时医者的手法强度就应考虑按动配合下的叠加效应，避免损伤和不必要的痛苦。从总体性质上而言，按动疗法是以“和”为主的，因而在手法强度上也要求平和中正，中病即止。

（五）方向与角度

按动疗法动静结合，因而特别强调手法运用中的方向与角度。临床中所用手法，无论按法、揉法、点法，还是关节摇动、关节整复，均与方向角度相关。

按动手法的方向与角度主要包括两个层面的含义，一是医者手法施力的方向和入角，二是患者配合下的运动方向角度。此两者的契合是按动疗法发挥效能的关键之一。按动疗法中的“按”与“动”在不同情况下会产生叠加、分离、理顺、弹拨、拮抗等多种效应，这些效应大多是以方向角度变化完成的。如腰椎屈伸按动法，下腰段需要屈曲角度大，而上腰段则屈曲角度较小；患者先屈后伸，医者于痛点垂直对抗按压，可产生合力；患者先伸后屈，医者施力方向改为按压并上下推理，则产生理顺效应。再如颈椎坐势扳动复位法，对颈椎上中下各段都应采取不同的颈椎前屈角度，如上段稍后仰约5°，中段采取中立位，下段取前屈10°~20°，使作用力点能达到所需要调整的颈椎，避免伤及其他。同时，根据病情，医者扳动方向也有着左右旋转、上下牵提、先旋后提等多种变化。

总之，按动手法的方向与角度是为医患间内外力的整合协同服务的，需要根据病情、施术部位生理特点、手法目的等因素综合分析确定，并需要在治疗中灵活调整。这同样也是对开合有度、劲力集中要求的保证。

（六）作用点

作用点是指在使用按动时手法之力所应达到的部位。该位置既包括体表的某一特定位置，也包括体内的某一特定位置。医者若准确施术于作用点，可大大提高疗效。按动疗法在作用点的选取上同样要求精确到位。

按动疗法作用点的选择是以形体结构、经络循行为基础，结合病情而定。其方法主要有以痛为腧、循经取穴、肌筋行止、脉络分布、特穴特用等。体现了中医学辨证论治、整体观念的特色。其具体方法在后文详述。这里要指出几点，一是作用点不仅限于“点”，而包括了经络的线、面，形体的肌肉、关节、脉管、皮肤等。二是作用点是立体的、多层次的。同样一个痛点或穴点，在不同刺激方式、不同刺激层面、不同施术方向上都会产生不同的治疗效应，需要灵活掌握。如足三里穴，较浅层次的、处于肌肉层的点按有局部止痛解痉作用，而深层次的、透达经脉层的指针法，则产生和胃行气的作用。三是作用点不同效应的发挥和选择是通过手法方向角度变化和不同配合运动方式实现的。如血海穴，在揉腹手法后深层点按，可以调经和血；而屈膝按动和在肌层点按，则起到松筋止痛、通利关节的作用。

综上所述，按动疗法内容广泛，手法多样，针对性强。其手法具有良好的技巧性和可操作性。正如《医宗金鉴·正骨心法要旨》所说：“一旦临证，机触于外，巧生于内，手随心转，法从手出。”一个完整的手法操作过程往往由数种手法组合而成,操作时需要经常变换手法的种类,它要求医者的姿势根据手法的需要而变化,使手法变换自然流畅、连续而不间断,如同行云流水,一气呵成。要做到这一点,一方面要求医者对手法的掌握和运用十分熟练;另一方面,要充分集中注意力,做到意随心到,手随意发。上述基本要领虽是分述,但在操作过程中是相辅相成、互为依托的。其中的机转变化、衔接调动须在临床中不断习练与积累,也只有在不断地总结、练习下才能达到流畅灵动、舒展圆活的境界。

第二部分
按动疗法代表手法

本部分将我院具有典型按动特色的手法进行了归类总结。根据手法的动作特点进行分类，包括以按为主的手法（相对静的手法）、以动为主的手法（相对动的手法）、按动结合的手法（动静结合的手法）、呼吸按动法、脊椎调整手法及踩跻按动法。实际上，呼吸按动法、脊柱调整手法、踩跻按动法也可细分为按为主、动为主、按动结合的手法。为了更好地体现这些手法的特色，特将这些独具特色的手法分章详解。

按动疗法还可根据手法操作的部位、患者的运动方式进行分类。比如根据手法操作的部位分类时，可分为局部按动法、远端按动法、脊柱按动法等。而根据患者的运动方式，可分为主动按动法、被动按动法等。以耸动双肩法为例，它既能被归为“以动为主的手法”，也能被归为“局部按动法”或“被动按动法”。因此，手法的分类是相对的，其宗旨是为了体现手法的特点，便于读者了解按动疗法体系。

第一章
按为主的手法

一、提捏颈筋法

【操作方法】

患者坐位。以右侧为例，医者站于右后方，左手扶按患者头部左侧，令患者颈部略向右侧屈曲，医者右手拇指与屈曲食指的中间指节桡侧缘，捏拿颈部隆起肌肉并提之(图 2-1-1)。

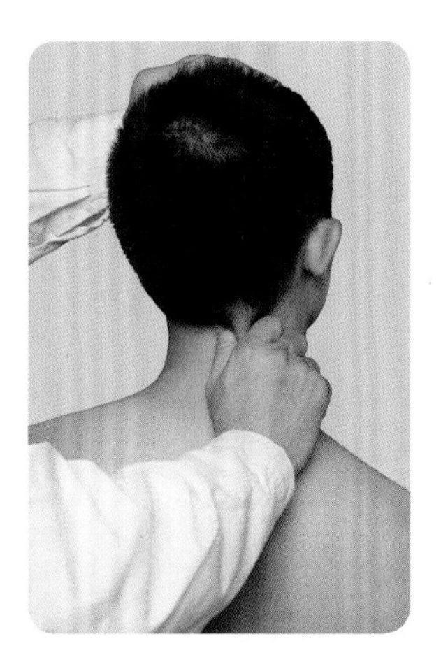

图 2-1-1　提捏颈筋法

【操作要领】

1. 操作时医者以拇指指间关节腹侧与食指中间指节桡侧缘为着力点，捏住部位为颈部隆起肌肉，而非颈部皮肤部。

2. 操作手法为捏法和拿法的复合手法，刺激量大，力度应适中，以患者能耐受为度，持续数秒即可。

【作用及应用】

本法临床上可有效缓解颈部肌肉紧张、僵硬、颈椎活动受限，以及偏头痛、头晕、恶心的症状。本手法动作简单，操作便捷，却有极佳的松肌展筋、解痉止痛的作用。临床应用本法时，患者可有向同侧颈部肌肉和颅脑的传导感，如传感不显，可在提捏的基础上轻轻捻揉，以加强得气感，也可配合患者自主运动以增强效果，如提捏颈筋的同时患者进行左右旋转运动。颈筋从西医角度来说主要是斜方肌及附着筋膜，通过提捏斜方肌一方面可直接松解肌肉痉挛，缓解疼痛。另一方面能够间接减轻颈部张力，促进血液循环，加速炎症吸收。

二、提捏背筋法

【操作方法】

患者坐位，上肢自然下垂。以右侧为例，医者站于患者右后方，用右手虎口从患者腋下向后上方托起，同时用左手拇指和食指桡侧缘抵于肩胛内侧缘肌肉隆起处，捏拿并提之（图 2-1-2）。

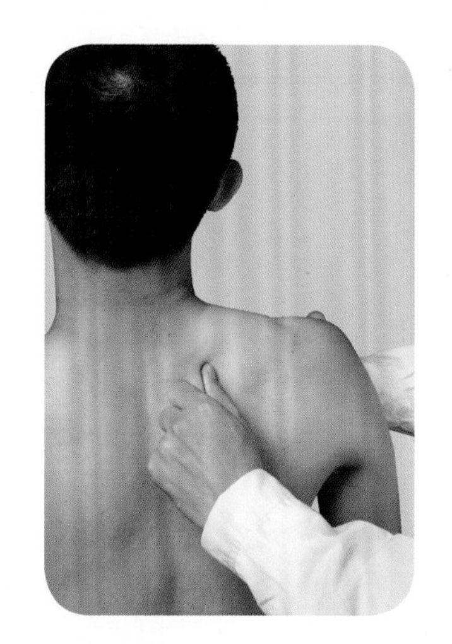

图 2-1-2 提捏背筋法

【操作要领】

1. 操作手法前，医者先向后上方托起上臂，以缓解肩胛内缘肌肉紧张度，以便医者进行捏拿。能否完成本法的前提是能否先让患者背肌放松。

2. 操作手法为捏法和拿法的复合手法，刺激量大，力度应适中，以患者能耐受为度，持续数秒即可。

3. 捏拿的部位为肩胛内侧缘肌肉，而非背部皮肤。

【作用及应用】

提捏背筋法操作简单，临床上可有效松解肩胛内侧肌肉，缓解颈肩疾病引起的肩背肌肉紧张及肩背痛、颈部屈伸不利等症状。本手法操作简单，避免了常规手法常出现的滑动和脱力情况，且对背肌解痉止痛、松解粘连效果较佳。临床应用本法时，患者可有向同侧颈部肌肉及同侧后头部的传导感，也可配合患者自主运动以增强对肌肉的牵拉力度，如提捏背筋的同时患者进行头部屈伸左旋右旋运动。提捏背筋实则为提捏背部肌肉，一方面提捏肌肉刺激肩胛背神经可改善肩背麻木，提高痛阈。另一方面可松解背部肌肉，减轻背部张力，促进血液循环，缓解疼痛。

三、压放气冲穴

【操作方法】

根据不同体位，有两种操作方法，以右侧为例：

1. 患者仰卧位，双下肢自然伸直。医者站其右侧，以右手小鱼际或右肘尖前部置于患者气冲穴，加压 30 秒后放松，此时患者可感到患肢有热流感（图 2-1-3A、图 2-1-3B）。

2. 患者仰卧位，患肢屈膝屈髋并稍外展。医者站其左侧，用左手扶住膝部，右手拇指按压气冲穴，加压 30 秒后放开（图 2-1-3C）。

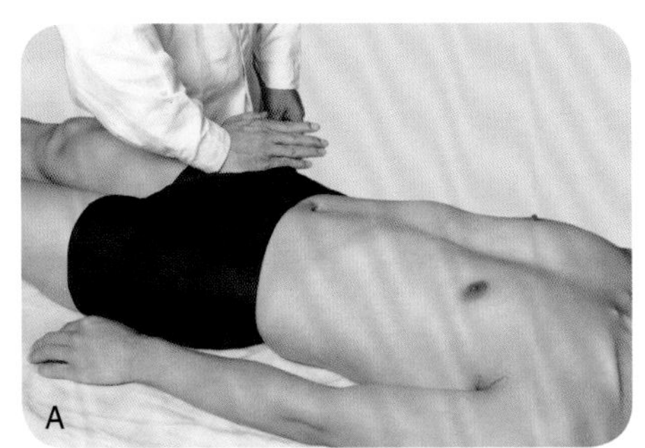

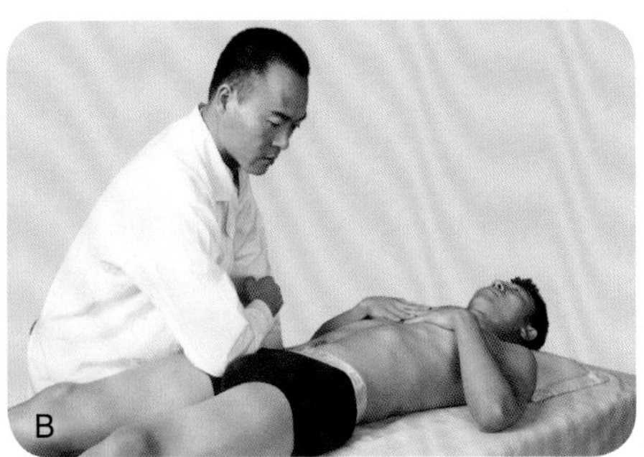

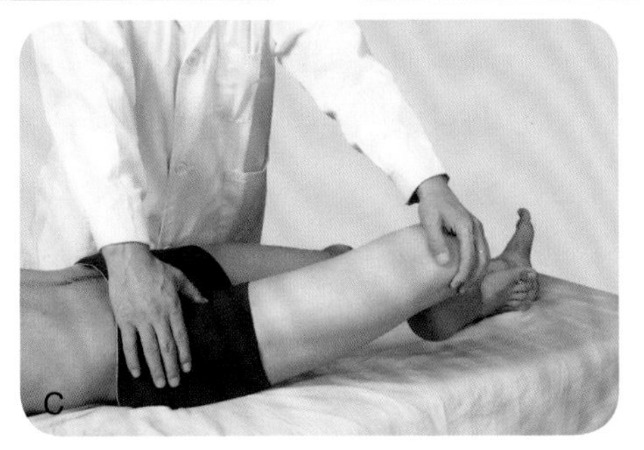

图 2-1-3 压放气冲穴

【操作要领】

1. 操作部位为气冲穴，在医者感受到股动脉搏动后选用合适的体位进行缓慢下压，速度宜慢，不可过快过猛，按压持续 30 秒后放开，以患者下肢发热为度。

2. 由于腹股沟处皮肤较薄弱，应根据患者的体质及耐受力选用适当的操作方法。如患者身胖，耐受力强，若使用小鱼际压法刺激强度较弱，故可选用肘尖前部斜按于气冲穴，以求更显著的得气效果。操作手法宜缓慢轻巧，力度应适中，避免造成局部软组织损伤。

【作用及应用】

临床应用本法可以治疗下肢发凉、肠鸣腹痛、月经不调、带下、遗精、阳痿、难产、睾丸肿痛、疝气等病症。压放气冲穴可以将冲脉之气渗灌至胃经,具有调节气血、促进气血流动、改善肢端温度的作用。气冲穴,位于脐中下5寸,距前正中线2寸,即腹股沟动脉搏动处。气冲穴为足阳明胃经与冲脉的交会穴,同时《素问·骨空论》中指出“冲脉者,起于气街,并少阴之经,挟脐上行,至胸中而散”,因此对于消化、生殖、泌尿等系统疾病,气冲穴当为首选之要穴。临床操作本法时应注意压到股动脉并保持一段时间再放开,一松一按,交替进行,此法可很好地促进下肢血液循环。

四、点按颈根穴

【操作方法】

根据操作体位的不同,可将本法概括为三种方法:

1. 患者俯卧位,胸下垫枕,双手上合,前额抵于两手背。以右侧为例,医者位于患者头侧,右手扶于患者右肩部,拇指微屈曲,以指端按于第7颈椎旁开一寸斜方肌前下缘肌肉缝隙中,当触及筋结后,再向斜下方加压用力(图2-1-4A)。

2. 患者坐位。以右侧为例,医者站位于患者后侧,左手扶于患者左肩,右手掌置于颈部,掌根在上,虎口朝下,余四指自然并拢扶住患者颈部,拇指指端按于第7颈椎旁开一寸斜方肌前下缘肌肉缝隙中,当触及筋结后,再向斜下方加压用力(图2-1-4B)。

3. 患者坐位。以右侧为例,医者位于患者右侧,以右手扶住患者头部左侧并向右稍侧屈,左手拇指指端按于第7颈椎旁开一寸斜方肌前下缘肌肉缝隙中,当触及筋结后,再向斜下方加压用力(图2-1-4C)。

【操作要领】

1. 根据患者的体质及耐受力选用适当的体位,如患者坐位时由于体态原因导致斜方肌紧张僵硬,常规手法无法触及颈根穴,故可俯卧位双手上合于前额下,待斜方肌放松后再进行点按,更易触及颈根处筋结。

2. 医者操作时以拇指指端为着力点,本法刺激量大,且颈根穴处肌肉薄弱,内有丰富的交感神经和血管,故在操作时应按而不动,逐渐用力,使之深透。切忌用迅猛的暴力,也不可持续时间过长,以免造成患者不适。即使有明显的痉挛条索或痛点,也须轻灵和缓,随时体会和询问患者感觉。本法结束时,应当缓慢地减轻按压的力量。

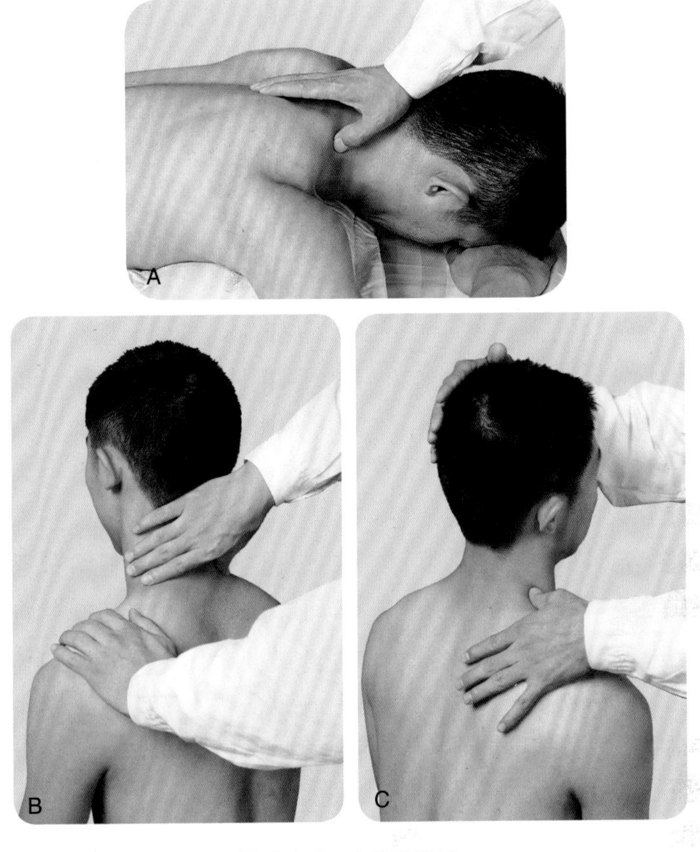

图 2-1-4　点按颈根穴

【作用及应用】

本手法临床上应用非常广泛,可治疗局部病如椎动脉型、交感神经型、神经根型颈椎病,落枕及肩背痛。又可以治疗三阳经所过的疾病,如头痛、头晕、耳鸣、耳聋、心悸、恶心、上肢窜痛、手麻,以及胸背痛等。颈根穴位于手太阳小肠经旁,是手三阳经脉经气所会之处,同时也是交会于大椎穴之前的必经之路。因此,在此取穴得气感最强,影响面最广;颈根穴适对颈中、下交感神经节,而颈中、下交感神经节借交通支与颈部的脊神经和椎动脉密切相连,在颈椎病的发病过程中有着重要影响。按压颈根穴时应根据患者的体态及病变的具体情况,施以适当的力度和按压方向,使患者有麻、串、热的感觉,其治疗效果明显,但应注意治疗时间不宜过长。

五、点按两俞穴

【操作方法】

根据施术部位的不同,可将本法分为三种:

1. 肘压法

患者俯卧位,胸下垫枕,双臂自然放于身侧。以右侧为例,医者位于患者右侧,以右肘肘尖垂直点按受术部位(图 2-1-5A)。

2. 拇指压法

患者俯卧位,胸下垫枕,双臂自然放于身侧。以右侧为例,医者位于患者左侧,以双拇指叠指按压受术部位(图 2-1-5B)。

3. 多指拨法

患者俯卧位,胸下垫枕,两臂自然放于身侧。以右侧为例,医者位于患者右侧,双手食、中、无名指及小指并拢微屈曲,以指端左右横拨受术部位(图 2-1-5C)。

【操作要领】

1. 操作部位为两俞穴,位于肩胛内缘上部,此处背肌丰厚,在进行手法操

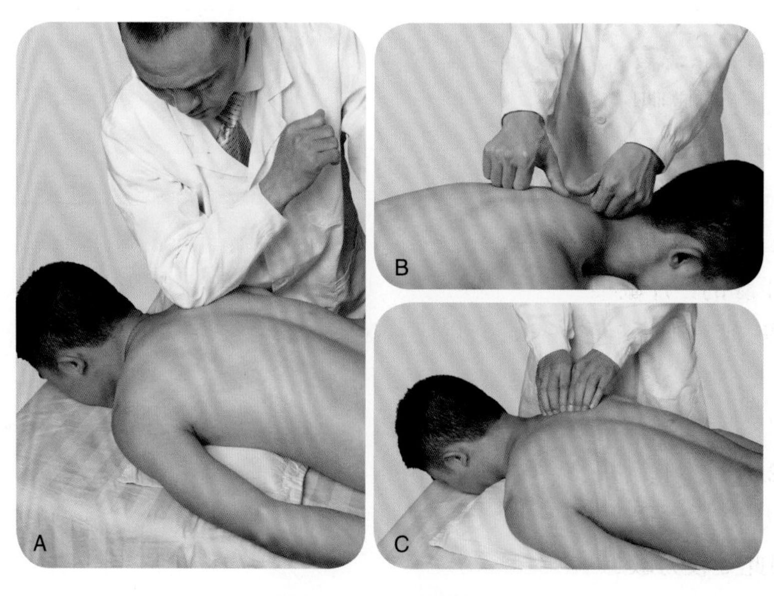

图 2-1-5 点按两俞穴

作时应注意避开棘突、肩胛骨等骨突部位，以免造成挫伤。

2. 操作时，手法应由轻到重逐渐用力，使之深透。切忌用迅猛的暴力，防止出现按压力滑脱而致泄力甚至挫伤。按法结束时，应当缓慢地减轻按压的力量。

【作用及应用】

本手法临床上应用可有效缓解颈肩背痛等症状，还可对心慌、胸闷气短有治疗作用。具有松筋展肌、宽胸理气之功效。“俞”者输也，有疏通经络，运行气血及承上启下的作用。大部分情况下两俞指的是肩中俞、肩外俞周围的一个区域，而不只是局限于这两个穴位。在具体运用时，根据病情的不同，两俞穴会有相应的变化。治疗椎动脉型颈椎病时，两俞采用心俞和肝俞效果为好，因肝藏血，心主血脉，可使气血运行充盈。交感神经型颈椎病，两俞则采用心俞和膈俞，因心主神志，膈俞为血之会穴，故可达到养血安神之功效，对心悸、胸闷气短有抑制作用。另外，临床实践中还发现点按三焦俞针对患者出现的气短、胸闷、心悸等症具有显著的作用和疗效。因此在点按两俞穴时可将三焦俞作为补充配穴，点按可加强宽胸理气、养血安神、通调三焦之功。

六、点按冈下点

【操作方法】

操作时，患者俯卧位。以右侧为例，医者位于患者右侧，以拇指指端自肩胛骨上角至肩胛冈下缘依次由内向外点按（图 2-1-6）。

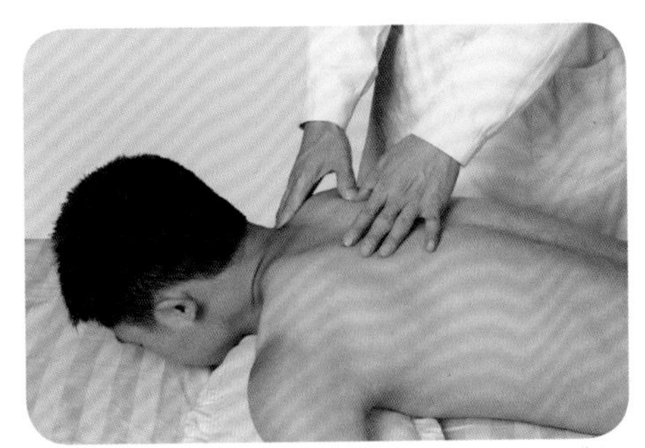

图 2-1-6　点按冈下点

【操作要领】

1. 操作点为冈下点，此点为肩胛冈下缘的一片敏感点，这片区域肌肉丰厚，容易产生较强的刺激量。操作时注意避开肩胛冈等骨突，避免造成挫伤。

2. 操作时，手法应由轻到重逐渐用力，使之深透。切忌用迅猛的暴力，因此处较为敏感，故按压时应时刻询问患者状态，避免因刺激量过大导致患者肌肉紧张，产生反作用。

【作用及应用】

本手法临床上应用可治疗神经根型颈椎病、肩背痛，还可治疗肩周炎、冈下肌损伤等。具有通经活络、松筋展肌的功效。经观察，颈椎病患者往往在肩胛冈下缘凹陷处出现酸痛敏感点，尤以神经根型颈椎病明显。因此冈下点可以治疗上肢窜痛、手麻等，同时还能治疗肩周炎、冈下肌损伤等，还可以治疗拇指点按冈下酸痛点，根据点按部位的转换，患者可有向上肢相应部位的传导感。拇指施力处稍偏内侧，酸麻感可放射至上肢前外侧；施力处偏外侧缘，酸麻感可放射至上肢后外侧、尺侧缘。本法临床应用时对神经根型颈椎病具有良好疗效。

第二章
动为主的手法

一、耸动双肩法

【操作方法】

患者取坐位，双上肢自然下垂于身体两侧。医者位于患者后侧，双手握拿两侧上臂三角肌膨隆处，同时相对用力加压，同时，医者以手带动患者双肩做环转动作（图 2-2-1）。

【操作要领】

1. 操作时，医者双手挤压两侧三角肌时应持续有力，要求协调、稳定，以患者能接受为宜。

2. 后续的环转手法速度宜慢，不可突然快速或大幅度摇转，患者可根据医者的手法幅度主动运动，环转同时医者应持续施挤压力，其他部位不应随之晃动。

【作用及应用】

本法在临床应用时可治疗肩关节活动不利、肩部肌肉僵硬等症状，具有放松三角肌、增加活动度的功效。同时医者双手用力加压还可刺激到三角肌部位的臂臑、臑会穴。臂臑穴下为皮肤、皮下组织、三角肌，臂外侧有皮神经分布，臑会下有肱深动脉、肱深静脉分布，有臂后皮神经和桡神经肌支经过，按压这两穴可有效缓解上肢酸痛麻木。医者带动患者双肩做环转运动还可帮助患者肩关节的功能恢复，带动背部肌肉的运动，改善肩部活动受限的问题，对肩关节周围炎患者及颈椎病引起的肩背痛患者有良好疗效。

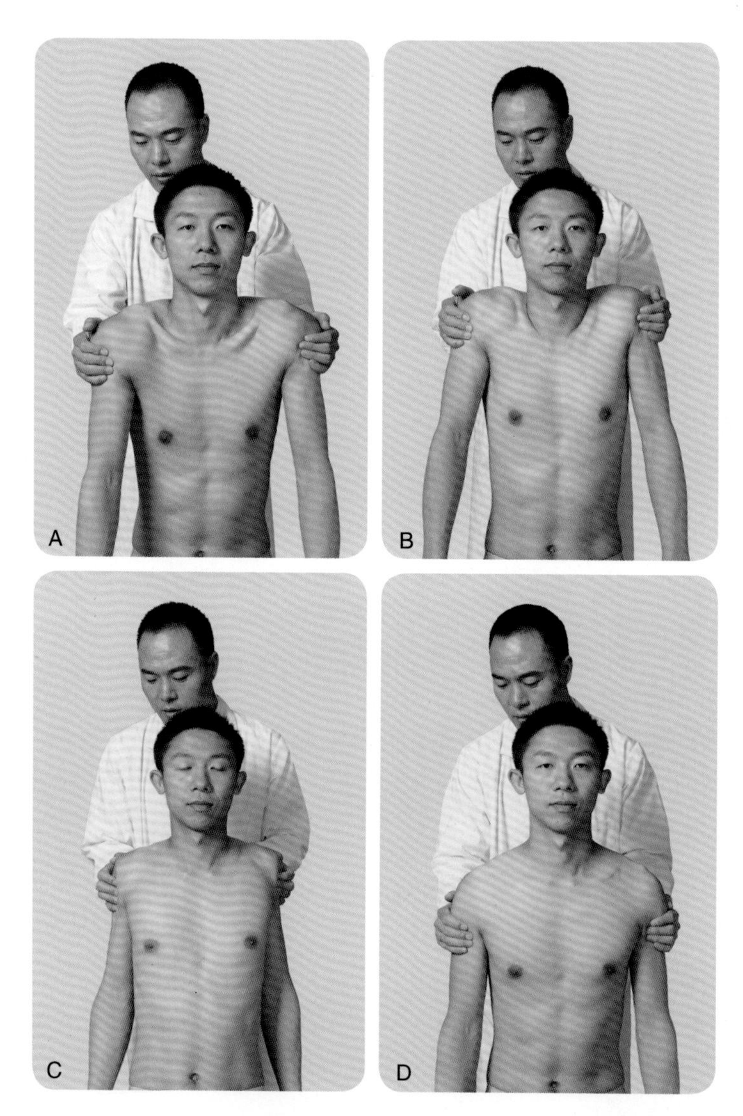

图 2-2-1 耸动双肩法

二、肩部助动法

【操作方法】

(一) 屈肘牵肩法

以左侧为例。患者取坐位,左上肢上举伸直,掌心向内。医者位于患者左后方,右手虎口顶住患者肘部,以固定上臂,左手握住患者左腕。医者左手回收，使患者肘关节、腕关节屈曲，同时下肢膝部发力，牵拔患者肩关节，待患者放松时，顿提 1~2 遍（图 2-2-2）。

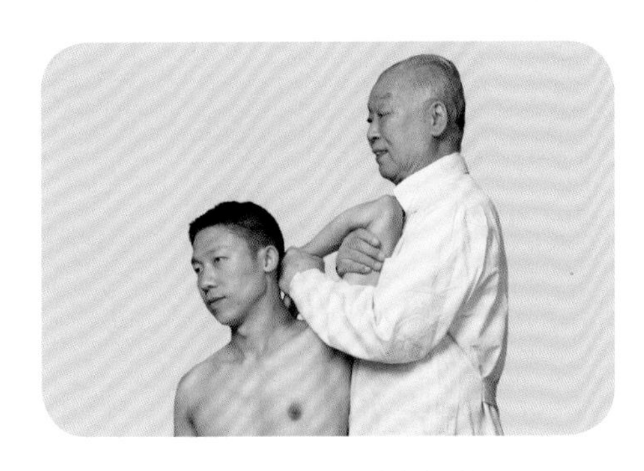

图 2-2-2　屈肘牵肩法

（二）屈肘摇肩法

1. 上举、外展功能受限，予屈肘摇肩法 1。

以左侧为例。患者取坐位。医者左手托住患者左肘，右手握住患者左手食指中指置于左肩，使患者左肘屈曲，然后使患者左侧肩关节做被动环转运动（图 2-2-3）。

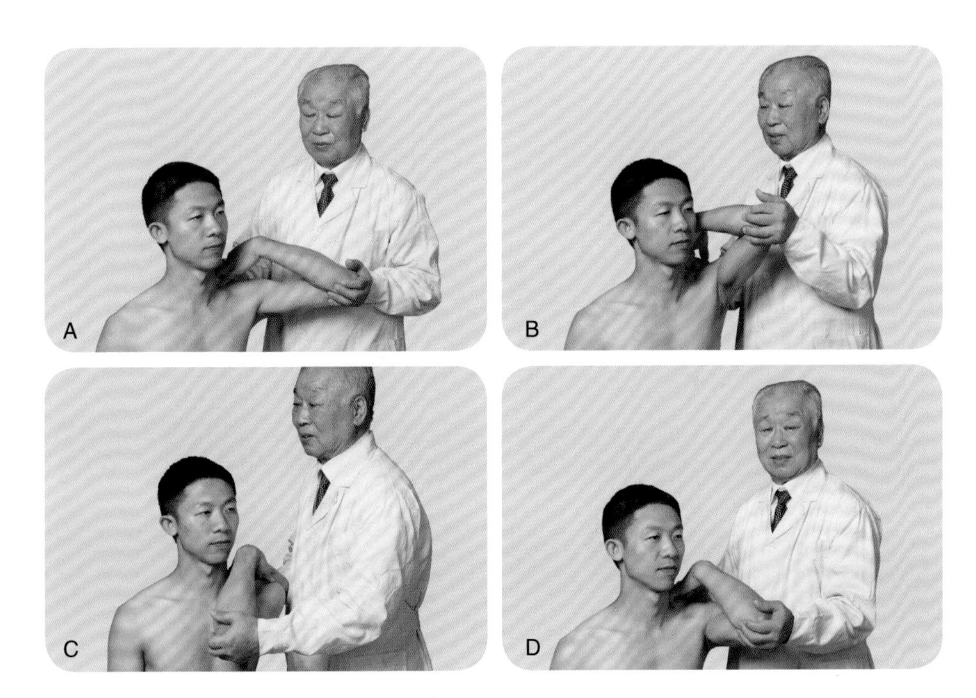

图 2-2-3　屈肘摇肩法 1

2. 背伸功能受限者，予屈肘摇肩法 2。

以左侧为例。患者取坐位。医者环抱患者上肢，双手相互交叉扣于患者肩后，使患者肘关节屈曲，医者用一侧肘部托住患者手肘部。然后使患者肩关节做被动环转运动，此法主要改善肩关节后伸功能（图 2-2-4）。

3. 对年老体弱者或肩关节功能明显受限者，予屈肘摇肩法 3。

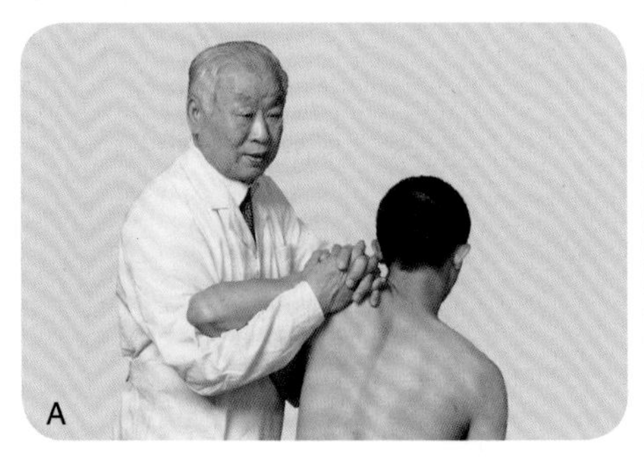

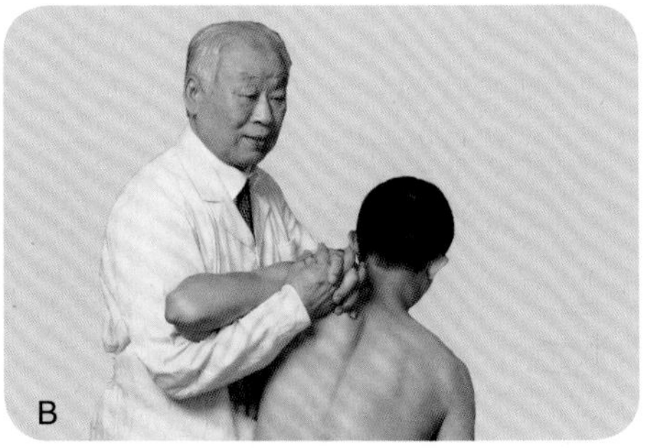

图 2-2-4 屈肘摇肩法 2

以左侧为例。患者取坐位。医者一手托住患者肘部，另一手握住患者手部，使肘关节屈曲。然后使患者肩关节做被动环转运动（图 2-2-5）。

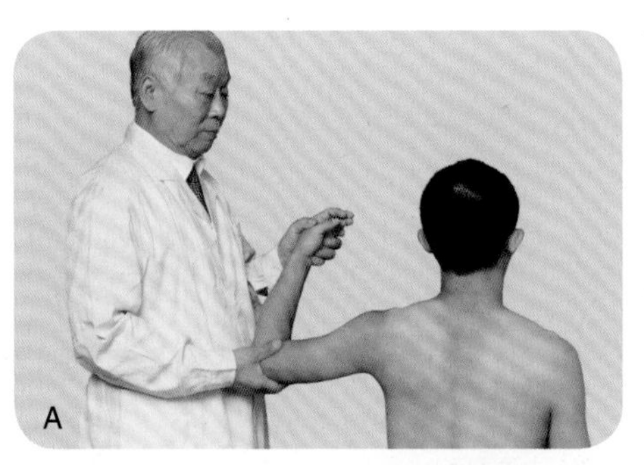

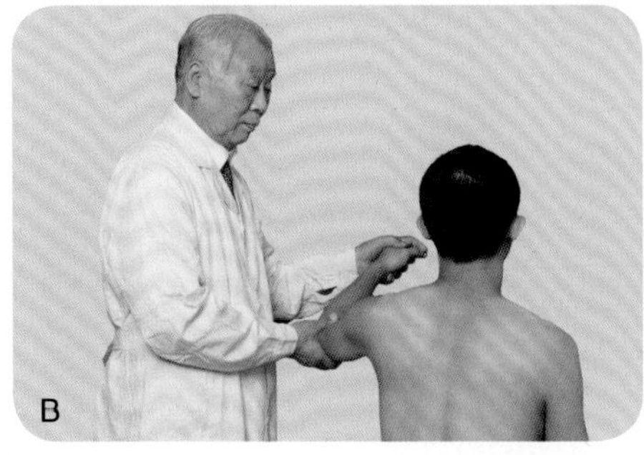

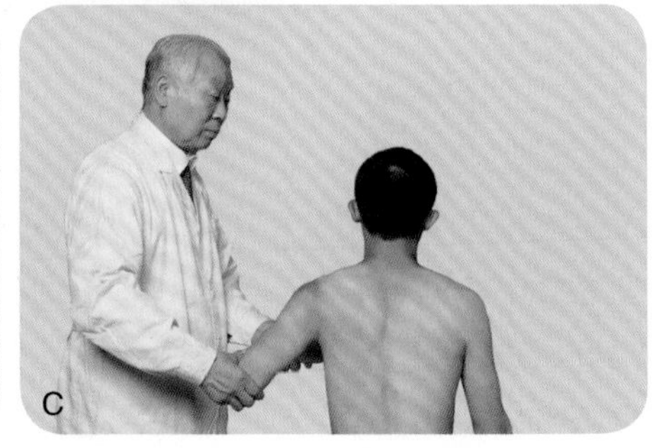

图 2-2-5 屈肘摇肩法 3

（三）纺车法

以左侧为例。患者取坐位。医者位于患者左前方，左手扶于患者肩部，右手由下向上握住患者左手食指至小指，外展患者上肢，遵从由外向内再由内向外的顺序，以肘关节为圆心环转运动一周，然后拉直患者上肢，轻抖数次，放松肌肉。反复施术 3~5 遍（图 2-2-6）。

（四）肩部抖法

患者取坐位。医者位于患者患侧，双手握住患者手指并使肩关节外展，在牵引状态下，做连续、小幅度、均匀的上下抖动，并逐渐加大幅度（图 2-2-7）。

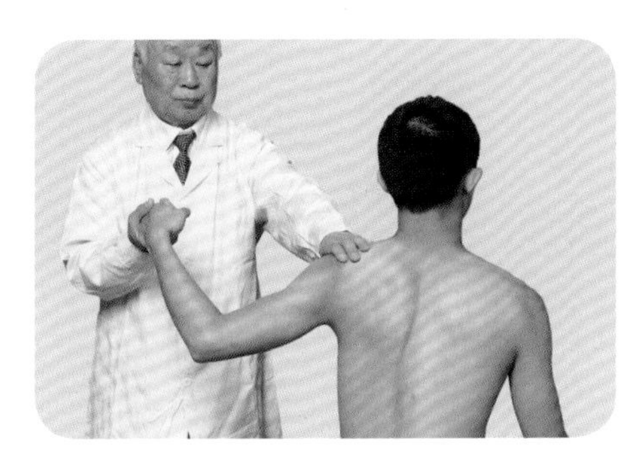

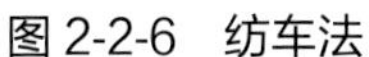

图 2-2-6　纺车法

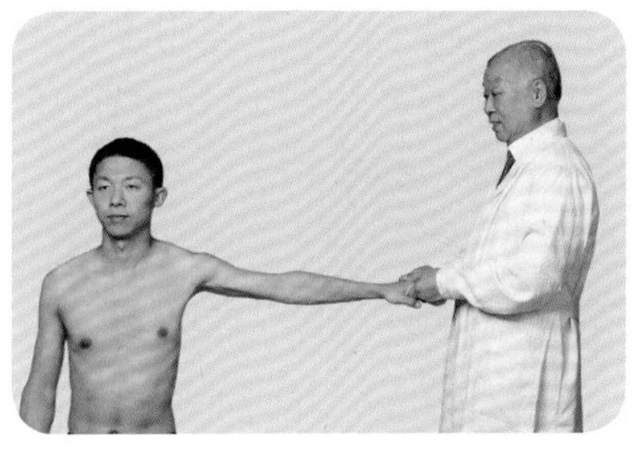

图 2-2-7　肩部抖法

【操作要领】

1. 屈肘牵肩法中，操作时握腕之手作为引导和适当助力，并帮助保持屈伸运动的中立位。

2. 屈肘摇肩法中，医者右手握住患者左手食指中指置于左肩，需要保持肩部稳定，不随摇动而晃动，被动环转运动时环转幅度应从小开始逐渐加大。

3. 体质虚弱、肌筋痿软、有习惯性肩关节脱位者慎用。本法刺激量大，施用时须逐渐用力，上提幅度应适可而止，不可勉强。

【作用及应用】

上述手法均是肩关节的被动按动法，适用于肩关节炎、肩部软组织扭挫伤及肩关节周围各类肌腱韧带损伤。具有通络止痛、松解粘连、滑利关节的功效。由于肩关节活动范围大，肌腱韧带丰富，因而在不同损伤部位、不同运动方向上都可以运用按动结合的手法。上述四种只是典型手法，其变化和扩展是极丰富的。在保证医疗安全、遵循按动原理的情况下，医者可灵活运用，不必拘泥。通过肩部的被动按动，改善周围组织循环，促进炎性物质吸收，松解粘连，增强周围组织的韧性和延展性，进而改善关节活动度；增加本体反馈，刺激机体平衡反应，减轻疼痛。需注意的是，在进行肩关节大幅度活动时患者会有疼痛产生，故在操作之前，应对局部软组织进行按揉，消除患者紧张情绪，使软组织得到放松，从而有利于手法的实施。

三、圆掌抖擦法

【操作方法】

单手或双手屈曲成圆形在人体一定部位，依次以多指→掌心→大鱼际着力的反复抖动和擦摩的手法，称为圆掌抖擦法（图 2-2-8）。

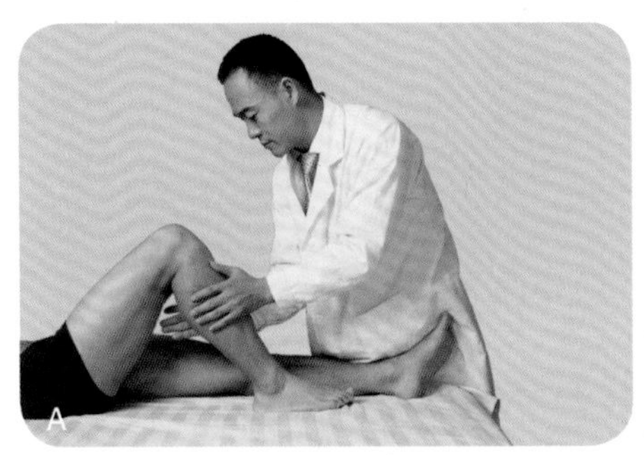

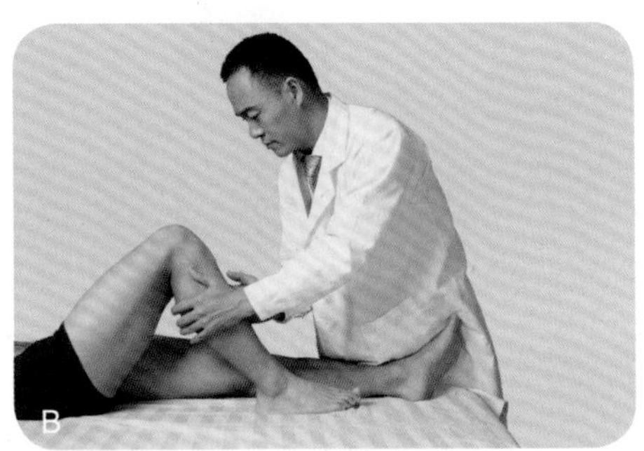

图 2-2-8 圆掌抖擦法

【操作要领】

1. 操作时，指、掌、腕部自然放松，着力面与受术面接触不宜过紧，力度适中，节律均匀。

2. 本法要将抖法和擦法结合在一起，通过手腕反复的抖动完成擦法，使之操作面积更大。

【作用及应用】

此法适用于四肢肌肉丰满部位。常用于治疗手法之后的放松和保健之用，具有促进血液循环、提高代谢能力、放松肌肉、解除疲劳等作用。因操作部位较为表浅，能够缓解肌肉筋膜紧张，同时抖擦法通过反复的摩擦产生热量，使患者操作部位发热，可使患者局部血液循环加快，皮温升高，促进炎症代谢，可用于治疗肢体或小腹发凉等症状。

四、双手交错挤揉法

【操作方法】

医者双手紧握患者肢体内、外侧面，以大鱼际和多指为主要着力面，进行

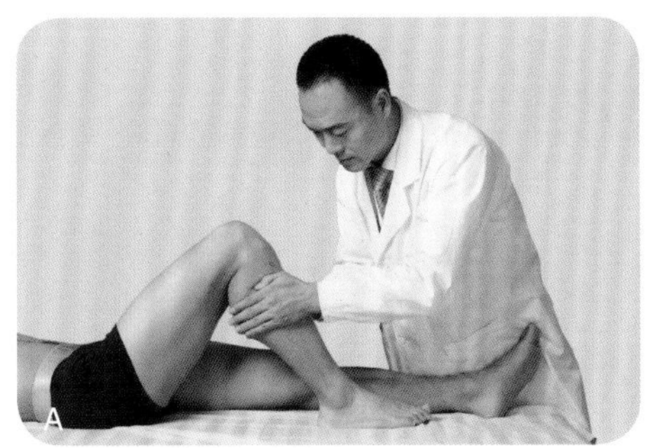

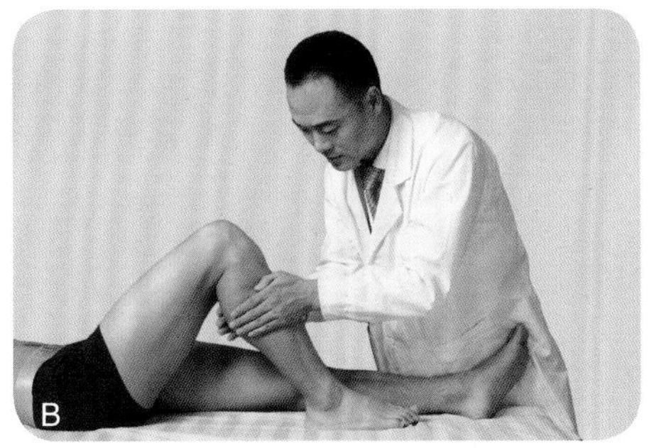

图 2-2-9　双手交错挤揉法

前后交替的环旋挤揉动作的手法，称为双手交错挤揉法（图 2-2-9）。

【操作要领】

1. 操作时，着力面与受术面紧紧接触，其位置相对固定，双手运行轨迹为圆形，同时相对挤压，用力要适中，保证力的渗透。

2. 环转时，双手呈前后交错姿态，揉法节律均匀，动作应灵巧协调。

【作用及应用】

此法常用于手足不温、软组织损伤及保健之用，具有促进末梢循环、改善肢端营养供应等作用。此法在双手相对挤揉的过程中，可有效缓解四肢肌肉僵硬痉挛，恢复肌肉组织弹性，同时在双手挤压时可造成肌肉组织一过性缺血，待放开后，血液循环得到促进，筋膜得到松解。

五、横擦枕后边缘叶法

【操作方法】

患者坐位。以右侧为例，医者位于患者左后方，以左手扶按患者前额，右手掌根横擦患者右侧枕后部，以透热为度（图 2-2-10）。

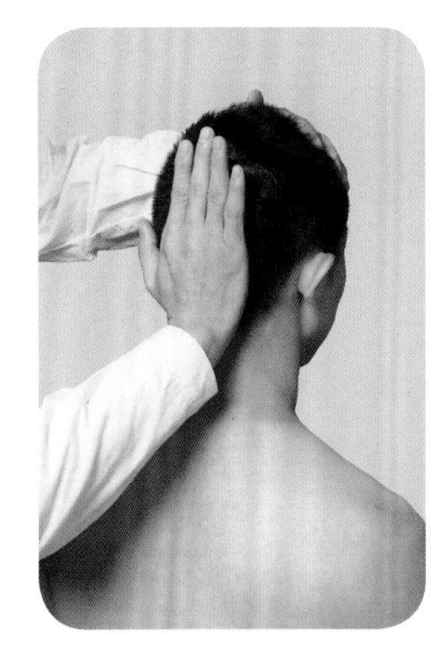

图 2-2-10　横擦枕后边缘叶法

【操作要领】

1. 操作时，医者掌根部应紧贴枕后部皮肤，因枕后部为后发际线位置，故手法不能重压，用力宜轻、稳实、均匀、连续，以免牵拉患者头发引起疼痛。另一手固定其前额以固定，防止患者头部跟随医者手法晃动而晃动，避免造成患者头晕等情况。

2. 手法频率由慢至快，以局部深层透热为度。

【作用及应用】

临床应用本法可以活络气血、温通经络、缓解肌肉紧张，改善因颈椎病导致的脑部供血不足。操作完本法可使患者感觉视线更为清亮。枕后区位于颈部与头部连接部，斜方肌、颈夹肌等颈部肌肉附着于此，深层还有重要的枕下肌群，枕下肌群在维持颈椎稳定方面起重要作用，因此横擦枕后区可有助于缓解颈后肌肉僵硬，缓解头晕头痛等头部症状。此外，枕后区在经络学中属于项下线，诸如风池、风府、完骨等穴位于此，刺激以上穴位还可疏风散寒、清脑明目。

六、牵臂扩胸法

【操作方法】

患者坐位，挺胸抬头，医者位于患者患侧，一手握住患者患侧肘部，另一手握住其手背，屈肘后双手同时用力向上方牵拉，反复施术 3~5 遍（图 2-2-11）。

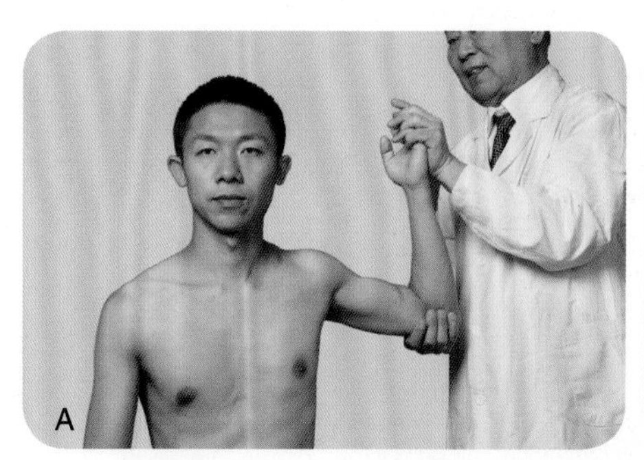

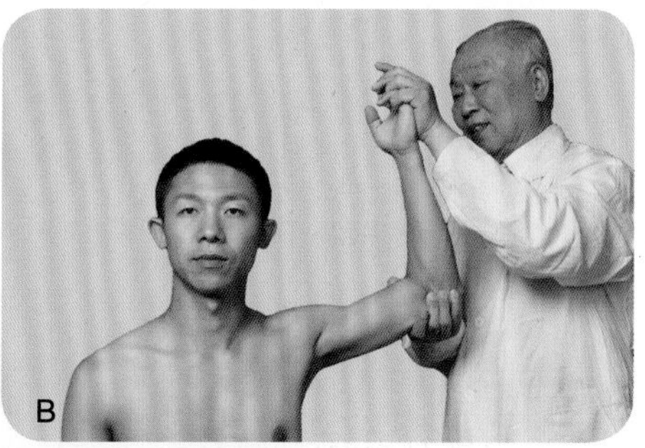

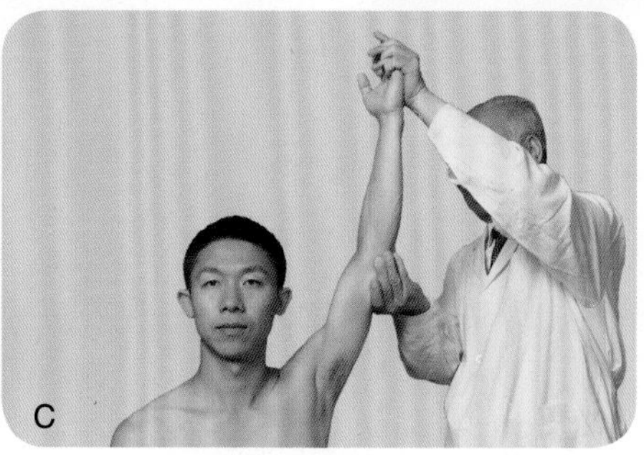

图 2-2-11 牵臂扩胸法

【操作要领】

1. 操作时，医者双手向上牵拉患者手臂时，一手握肘部主要施加牵拉力，另一手握其手背起固定作用，并施加少量牵拉力，双手配合紧密协调，应柔和、有节律，以带动患者患侧胸肋部为度。

2. 用力不宜过猛，幅度不宜过大，以免损伤肩肘腕关节。

【作用及应用】

本法临床上适用于胸肋部疼痛，具有通络止痛，滑利关节的功效。通过牵拉上臂将牵拉力通过肩关节传至胸肋部，使胸肋部扩张，进而对胸肋关节、胸肋筋膜、肋间肌肉、肋间神经等组织起到牵拉松动的作用，以达到调整关节错位，改善平衡的功效。

七、呼吸顶扳法

【操作方法】

患者坐位，医者位于其后，单足蹬稳方凳，屈曲膝关节，顶住患者后背痛点处，两手扳肩，令患者深吸气，当呼气的同时，膝部用柔和均匀、有节律地向前顶推，并用力向后扳肩。反复施术 3~5 遍(图 2-2-12)。

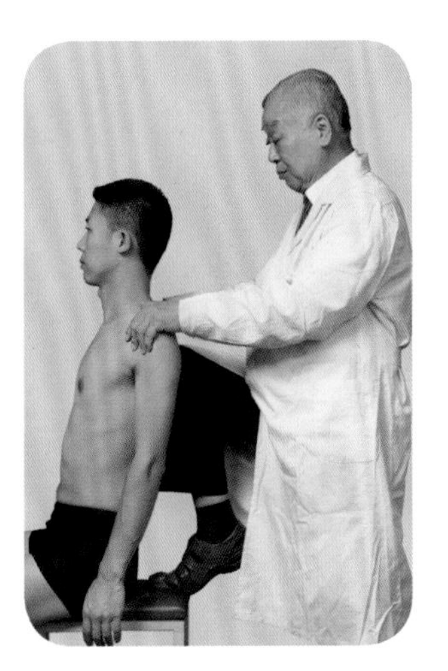

图 2-2-12　呼吸顶扳法

【操作要领】

1. 操作时，患者坐位保持放松，医者膝关节应吸定于患者背部痛点处，不可随意晃动，以免造成背部肌肉挫伤。

2. 双手扳肩时双手用力应柔和有节律，发力与放松应配合患者呼吸完成，不宜过快过猛，动作幅度根据受术者肌肉及关节的僵硬情况而定。

【作用及应用】

本法临床上适用于前胸及后背疼痛。具有通络解痉，松动关节，纠正错缝的功效。本法通过顶按胸背部的痛点来固定胸椎，同时双手向后扳肩关节，使其带动胸肋关节和肋椎关节，并牵拉肋间神经以及肋间肌肉。同时利用呼吸过程中整个胸廓的协同运动，施以外力，有很好的协调胸肋、整合多肌群运动、舒筋解痉、通畅呼吸的作用。对于胸闷不适、肋间疼痛、呼吸不畅、胸背疼痛等症状均有很好的效果。

八、髋关节牵拔法

【操作方法】

(一)仰卧牵髋法

患者仰卧位,患侧髋膝关节屈曲。医者位于患侧,大腿外侧固定患者足部,双手位于患者患膝上方,十指交叉,向后用力并维持一定牵引力,牵拉髋部,待患者放松时,瞬间用力牵拉,反复施术1~2遍(图2-2-13)。

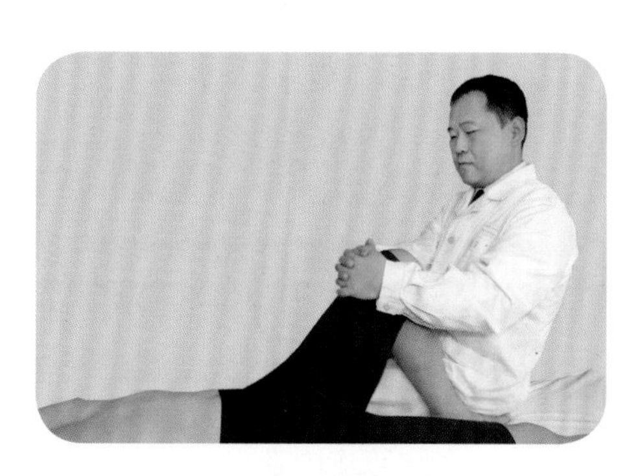

图2-2-13 仰卧牵髋法

(二)仰卧握踝牵髋法

患者仰卧位。医者位于患者足侧,一手住患者足踝,另一手扶于患者足背,向后用力并维持一定牵引力,牵拉髋部,待患者放松时,瞬间用力牵拉,反复施术1~2遍(图2-2-14)。

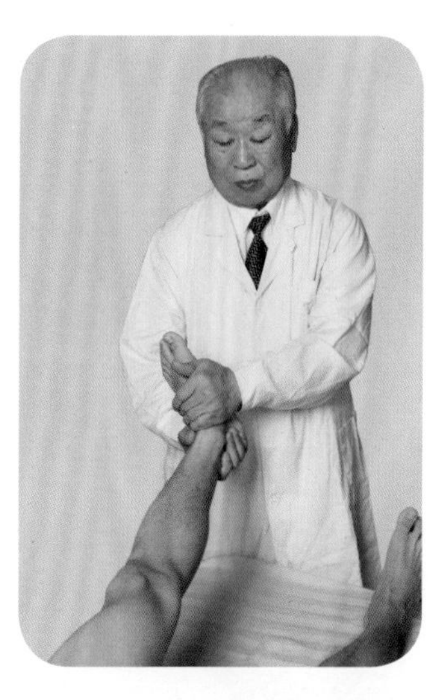

图2-2-14 仰卧握踝牵髋法

(三)侧卧握踝牵髋法

患者健侧卧位。医者位于患者足侧,双手握住患者足踝,先使患肢被动屈膝屈髋,待患者放松时,瞬间牵拉患肢1~2遍(图2-2-15)。

【操作要领】

1. 操作前应根据不同的病情采用不同姿势进行牵拔法,牵引动作应平稳和缓,用力由小到大逐渐增加。待牵引达到一定程度后,需保持稳定的持续牵引力,并维持足够的时间。

2. 拔伸时要顺其自然,因势利导,两手配合默契,其用力大小与拔伸强度要恰如其分,适可而止,切忌粗暴。

【作用及应用】

本法临床上适用于髋关节疼痛、关节僵硬及坐骨神经痛。具有舒筋活血、整复错位、松解粘连、滑利关节的功效。牵拔法以其牵引拔伸之力,使患者髋关节周围肌肉拉伸,可松解髋关节周围肌肉痉挛以及粘连。此外还能松动髋

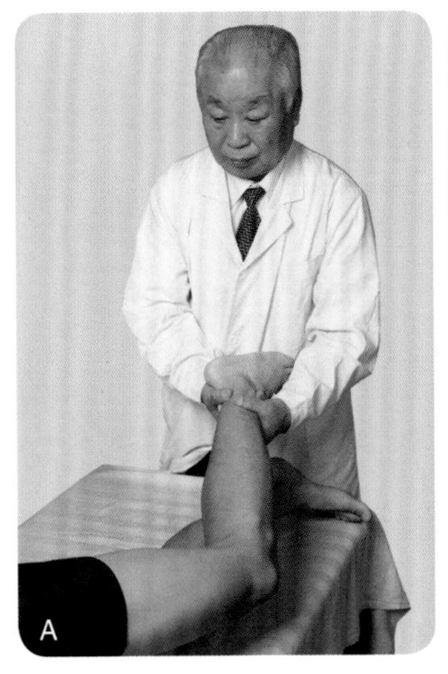

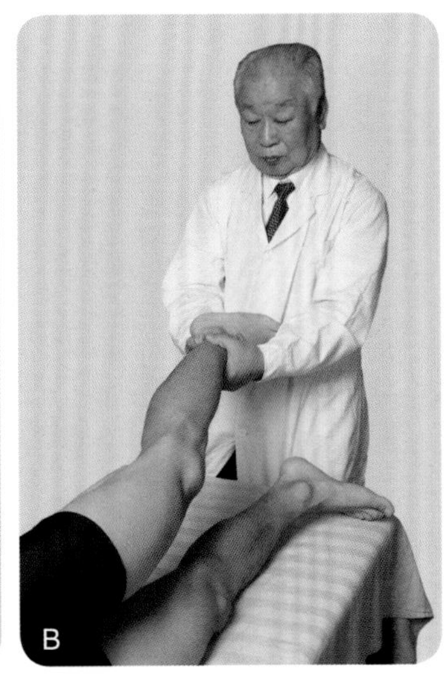

图 2-2-15　侧卧握踝牵髋法

关节，使髋关节间隙增加，减轻关节内压力进而改善疼痛。此外本法还能牵拉坐骨神经，一张一弛，松解坐骨神经与周围软组织的粘连，增加局部血运，消除坐骨神经水肿，使受压的坐骨神经得到松解而缓解坐骨神经痛。

九、髋关节摇法

【操作方法】

（一）单侧摇髋法

患者仰卧位，医者位于患者患侧，一手扶于患者膝关节，另一手握住足踝部，使患者患肢屈膝屈髋，并使髋关节做被动环转运动，反复施术 3~5 遍（图 2-2-16）。

（二）双侧摇髋法

患者仰卧位，屈膝屈髋，双足悬起，离开床面。医者双侧前臂置于患者小腿，双手扣住小腿外侧，然后使患者髋部做被动侧屈旋转运动，反复旋转挤压 3~5 遍（图 2-2-17）。

【操作要领】

摇动时，医者应逐渐增加力量、幅度，以改善其活动功能，避免蛮力、暴力。

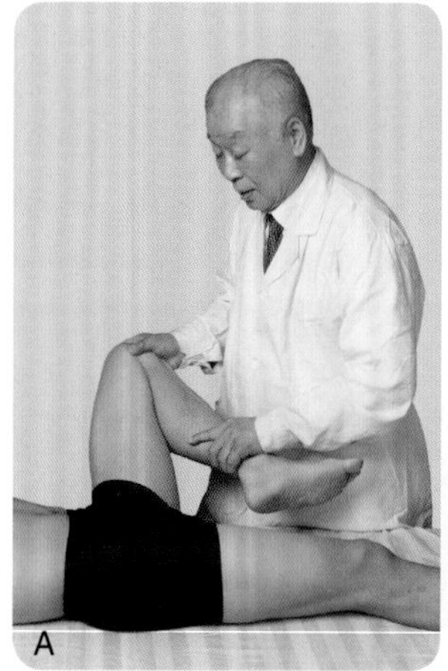

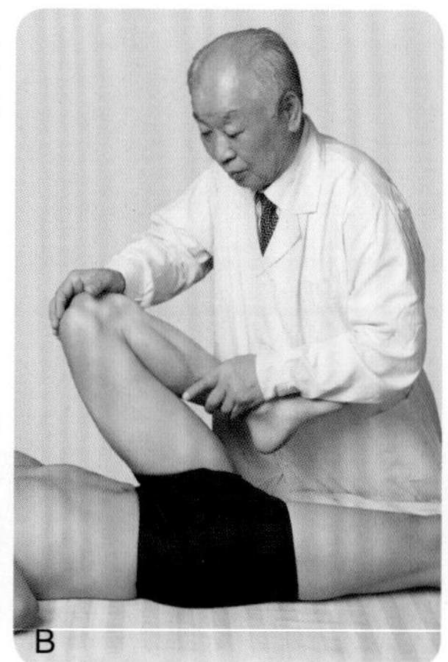

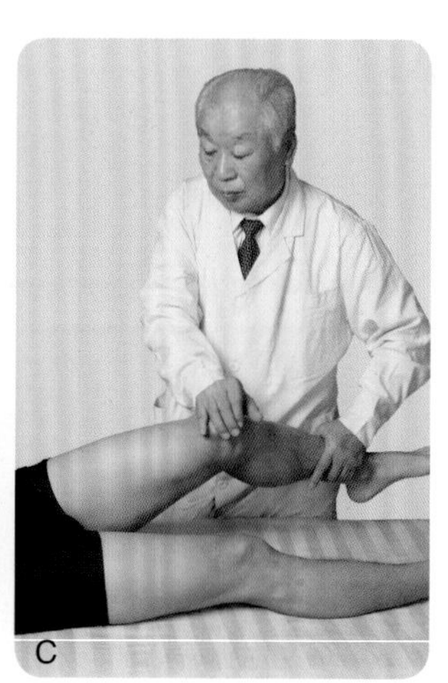

图 2-2-16 单侧摇髋法

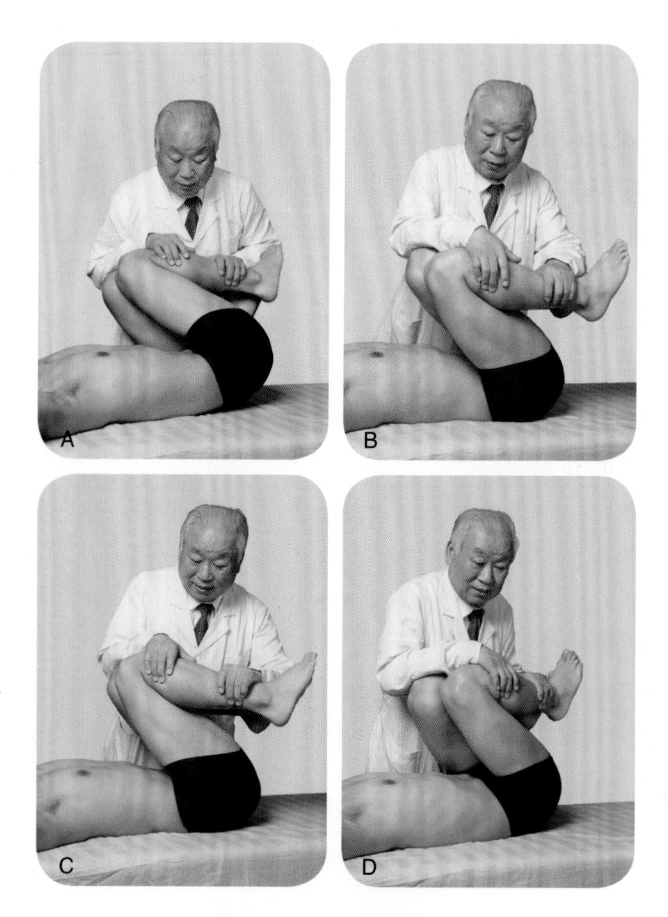

图 2-2-17 双侧摇髋法

【作用及应用】

本法属被动按动法，具有滑利关节的作用，适用于髋关节活动受限者，如髋关节骨性关节炎。

十、踝趾关节牵拔法

【操作方法】

患者仰卧位，医者一手托住患侧足跟部，另一手握住足背部，将患侧下肢抬高约 30°，先缓慢牵拉，持续数秒，稍加活动后，快速地向远端牵拔，有时可闻及弹响声(图 2-2-18)。

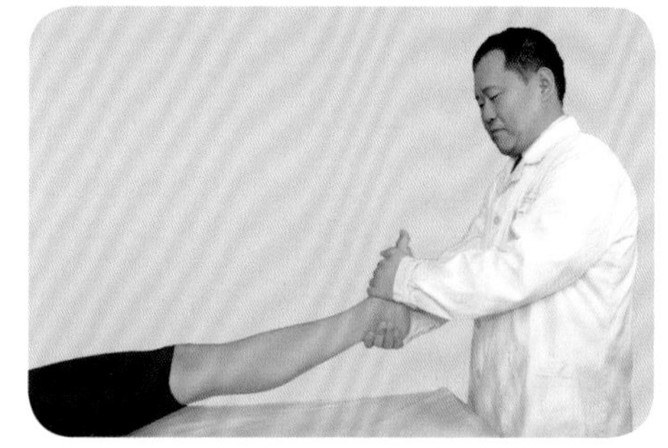

图 2-2-18　踝趾关节牵拔法

【操作要领】

1. 牵引时动作要平稳和缓，用力由小到大逐渐增加。待牵引达到一定程度后，则需保持稳定的持续牵引力，并维持足够的时间。

2. 拔伸时要顺其自然，因势利导，两手配合默契，其用力大小与拔伸强度要恰如其分，适可而止，切忌粗暴。

3. 本法在牵拉的过程中可根据病情配合摇法、点法、理法等手法提高疗效。

【作用及应用】

本法临床上适用于陈旧性踝关节扭伤、踝关节僵硬、屈伸不利等症状。具有通络解痉，松解粘连，滑利关节，纠正错缝的功效。踝关节损伤或炎症后，常出现关节间隙狭窄，关节囊及附近软组织增生粘连，骨关节位置紊乱。牵拔法通过其牵引拔伸之力，使患者踝关节周围肌肉肌腱等软组织得到拉伸，松解粘连，同时拉开踝关节间隙，使踝关节松动，纠正骨缝紊乱。本法在牵拉的过程中通过摇动踝关节能够增加关节活动度，通过点按痛点、捋顺伤筋的方法能够活血化瘀，通络止痛，使伤筋复位。

十一、旋转牵耳法

【操作方法】

患者取坐位，医者位于患者身后，以拇、食、中指捏住患者耳廓做旋转、牵抖法数次（图 2-2-19）。

【操作要领】

1. 操作时，医者捏住患者耳廓的力量应由轻到重，以不引起患者疼痛为度，若过大可能会引起患者疼痛，若过小则无法完成旋转牵抖的动作。本法可配合点按耳周穴位来增强疗效。

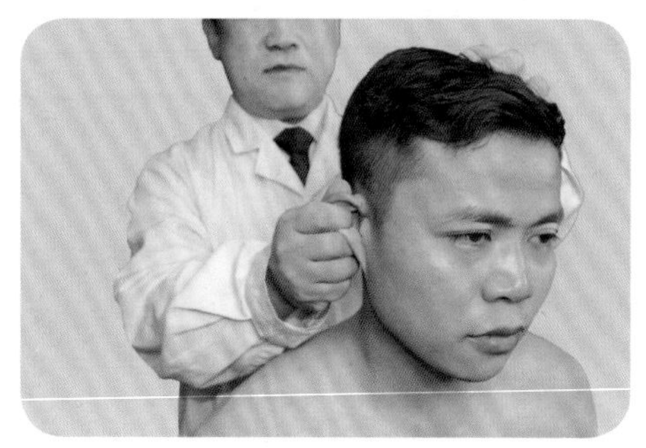

图 2-2-19　旋转牵耳法

2. 如耳廓上有湿疹、溃疡、冻疮破溃等，不宜用本法治疗。

【作用及应用】

本法具有逐瘀、通窍、聪耳、安神定志的功效，临床上适用于头痛、耳鸣耳聋、耳堵闷感等症状。本法以中医经络气血理论为基础，通过旋转和牵抖耳廓，可有效刺激耳穴以及耳周诸穴（如耳门、耳和髎、翳风等穴），促进耳部及脑部经气运行，加快耳部的血液循环，以此促进耳神经快速康复，最终达到治疗头痛、耳鸣耳聋的目的。这与临床上应用改善微循环的药物治疗头痛、耳鸣耳聋的机制相符，故以本法治疗耳部疾病是切中其病因病机的。

十二、鼓气聪耳法

【操作方法】

嘱患者捏鼻用力鼓气，同时医者用中指插入患者耳内做快速的震颤，持续操作 10 秒后，医者与患者同时放开，反复施术 2~3 遍（图 2-2-20）。

【操作要领】

1. 操作前，医者应修剪中指指甲，在插入耳内震颤时应轻柔，不可过于暴力，以免损伤耳道。

2. 在手法操作过程中，持续时间不可过长，以免增加患者不适感。操作时应密切关注患者状态，如有不适则立即停止手法。

3. 耳内有湿疹、破溃、流脓等情况，不宜使用本法治疗。

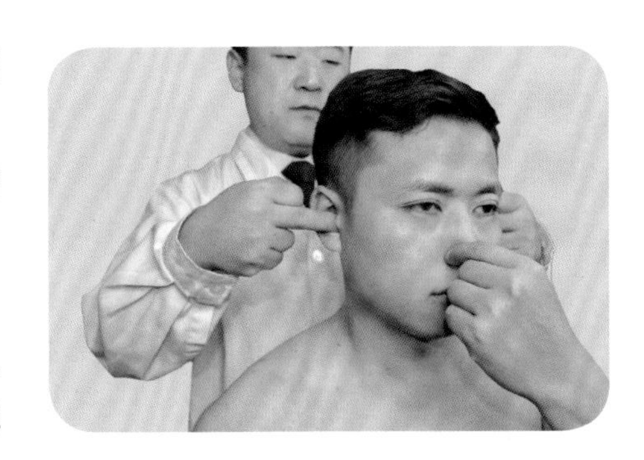

图 2-2-20　鼓气聪耳法

【作用及应用】

本法临床上适用于耳鸣、耳聋、耳堵闷感等症状，具有逐瘀、通窍、聪耳的功效，能疏通耳窍经络，使气血运行通畅，气血充和，耳窍得以濡养则聪耳通窍。本法有三个主要作用：第一，能够通过手法在耳内快速的震颤造成良性声音，从而掩盖耳鸣的症状，有类似掩蔽疗法的功效；第二，能刺激激活听觉神经系统，消除耳蜗或听神经病变部位的自发性异常兴奋活动，从而减轻或抑制耳鸣；第三，患者捏鼻鼓气的同时，咽鼓管打开并疏通，促使耳内外压力平衡，可减轻耳部堵闷感等症状。

第三章
按动结合的手法

一、颞下颌关节局部按动法（点穴动颌法）

【操作方法】

患者仰卧位，医者位于患者头侧。医者分别点按双侧颊车、下关、听会、和髎、耳门、翳风，嘱患者反复做口部开合及张口位左右平移动作。操作时指下注意感受关节的运动及韧带、肌肉的滑动，反复施术 3~5 遍（图 2-3-1）。

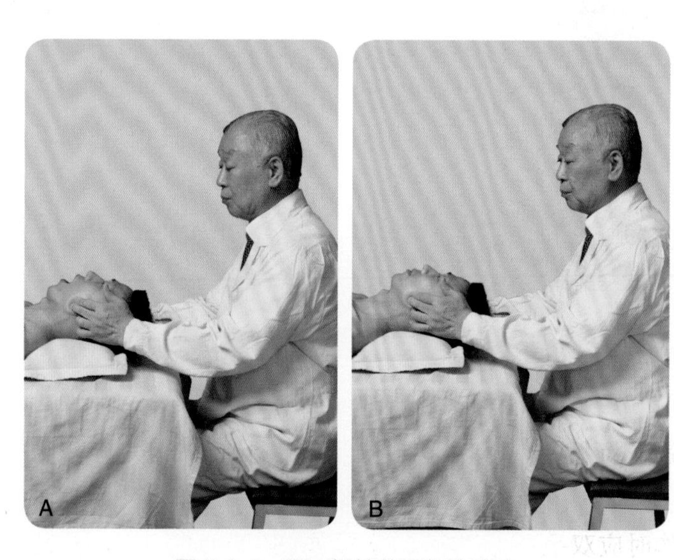

图 2-3-1 颞下颌关节局部按动法

【操作要领】

1. 下颌关节运动时，下颌骨髁状突会明显移动，医者食指、中指应随其移动并交替用力。

2. 嘱患者尽量运动至最大幅度。有习惯性脱位者慎用。

【作用及应用】

此法为下颌关节主动按动法，用于颞下颌关节紊乱，对下颌疼痛、咀嚼无力均可应用。

二、颈部五线按动法

【操作方法】

1. 患者坐位，医者位于患者侧后方。

2. 医者一手扶握患者头顶部，另一手拇指分别按于颈后正中线，沿风府至大椎穴一线，做屈伸被动按压 3~5 遍。

3. 沿颈部两侧天柱至大椎旁左右两条线，分别做屈伸被动按压 3~5 遍。

4. 沿风池至颈根穴左右两条线，分别做屈伸或侧屈被动按压 3~5 遍（图 2-3-2）。

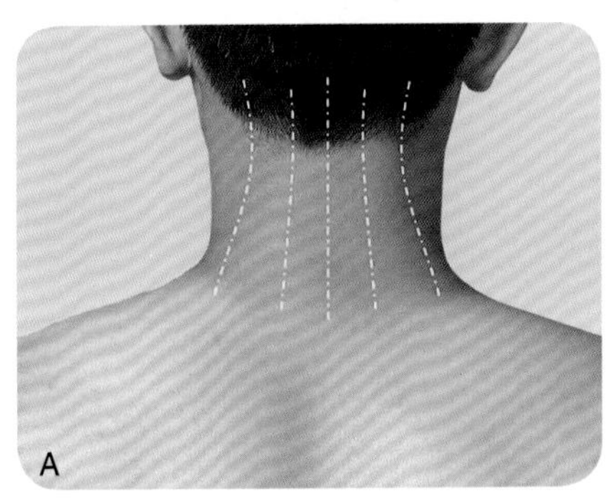

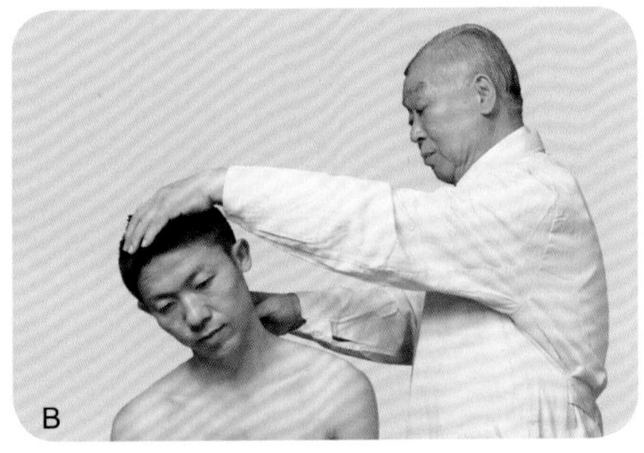

图 2-3-2 颈部五线按动法

【操作要领】

1. 手法应沉稳深透、紧推慢移，以达舒筋活络、放松肌肉、解痉止痛的目的。

2. 操作时应双手配合，颈部运动时应平缓均匀，按压力应稳定，使合力稳定而持续。

3. 操作以患侧为主,在痛点、结节、条索、痉挛区域重点施术。

【作用及应用】

本法常作为起始手法用于颈部多种疾病的治疗中,可解痉止痛,松解粘连,活血化瘀。在颈部肌肉、软组织一张一弛、一松一紧的节律运动过程中进行手法治疗,提高了刺激量,提升治疗效果。

三、颈椎微调法

【操作方法】

1. 若颈椎棘突偏歪伴压痛及结节条索物,予颈椎旋转推挤法、颈椎屈伸推挤法及仰卧位颈椎微调法。

(1) 颈椎旋转推挤法:以棘突向左侧偏歪为例。患者取坐位,医者位于其后方。令患者头部前屈,向左侧旋转至最大限度,医者用拇指顶住偏歪的棘突向右侧推挤,同时患者头部向右侧旋转至最大限度,再缓慢仰头,反复施术3~5遍,其目的是使偏歪的棘突处于相对静止状态,使其余各椎体产生向左侧旋转的作用力,从而使偏歪的棘突得到矫正(图 2-3-3)。

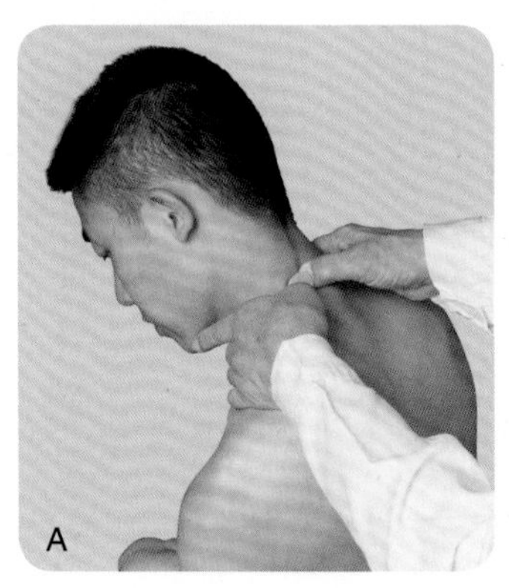

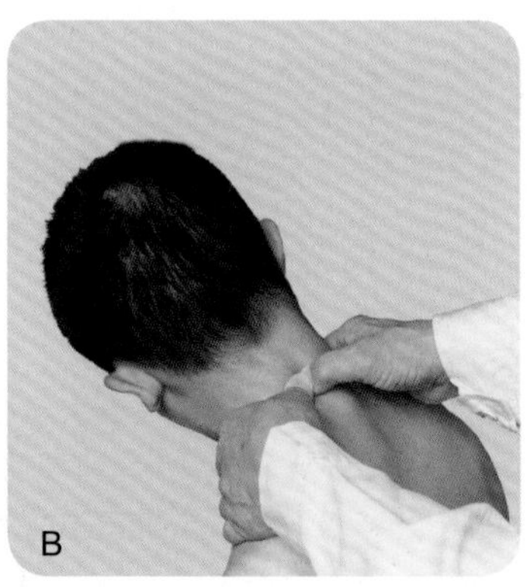

图 2-3-3 颈椎旋转推挤法

(2) 颈椎屈伸推挤法:患者取坐位,医者位于其后方。令患者头部前屈至最大限度,使颈椎后缘的间隙加大,颈椎后部的挤压力减小,此时医者用拇指顶住偏歪的棘突,向中线推挤,同时让患者主动后仰头部,反复施术 3~5 遍。此法适用于颈椎错位和棘突偏歪等(图 2-3-4)。

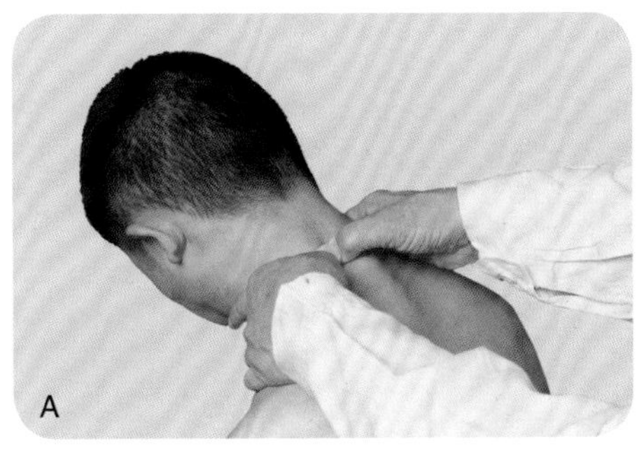

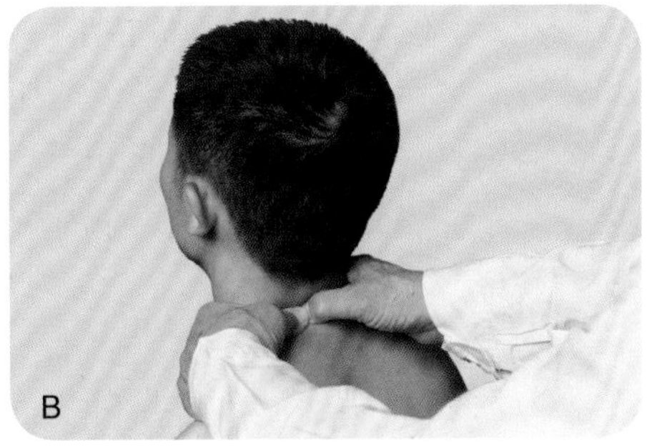

图 2-3-4　颈椎屈伸推挤法

(3) 仰卧位颈椎微调法：以棘突向左侧偏歪为例。患者仰卧位，医者坐于患者头侧，以左手中指按于患者颈部痛点或偏歪棘突，右手扶于患者额头偏右侧，并向右侧旋转至最大限度，双手相对用力，使患者颈部做被动左旋动作，反复施术 3~5 遍（图 2-3-5）。

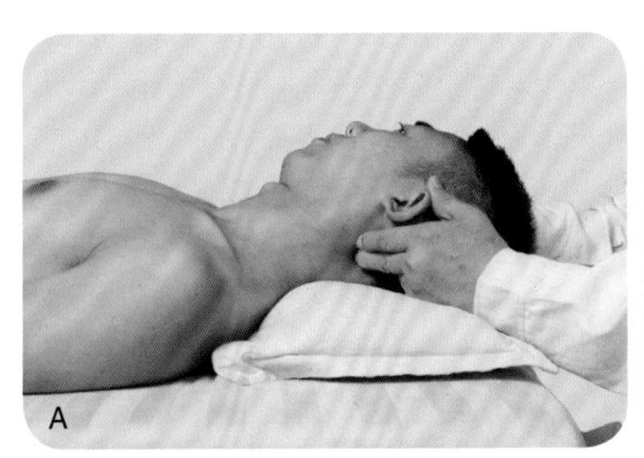

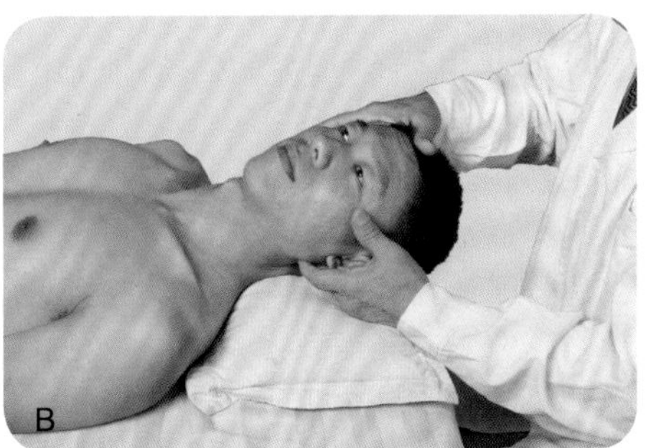

图 2-3-5　仰卧位颈椎微调法

2. 若颈椎横突偏歪伴压痛及结节条索物者，予颈椎横突微调法。以左侧横突向左前移位，棘突左偏为例。患者取坐位，医者位于患者右后方，医者右臂环抱于患者下颌上方，令患者头部前屈、稍向右旋，左手拇指固定于偏歪横突，然后使患者颈部向右侧旋转至最大限度，同时左手中指向反方向弹拨，并尽量确保痛点位于中指下方，反复 3~5 遍（图 2-3-6）。

【操作要领】

1. 操作时应注意手与颈部的运动相配合，使力量柔和地传导至病灶处。

2. 力量应柔和，避免蛮力、暴力。

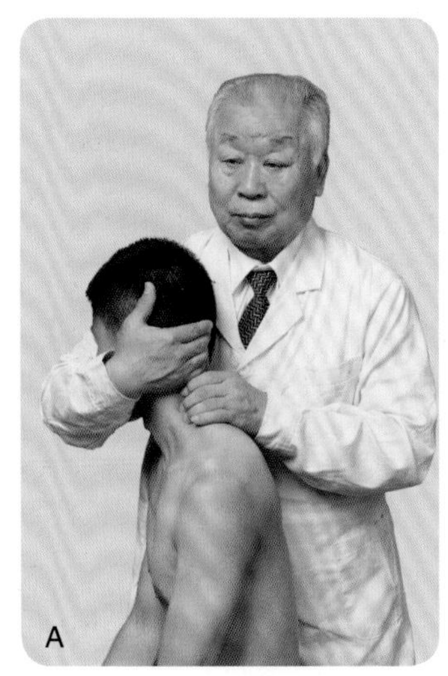

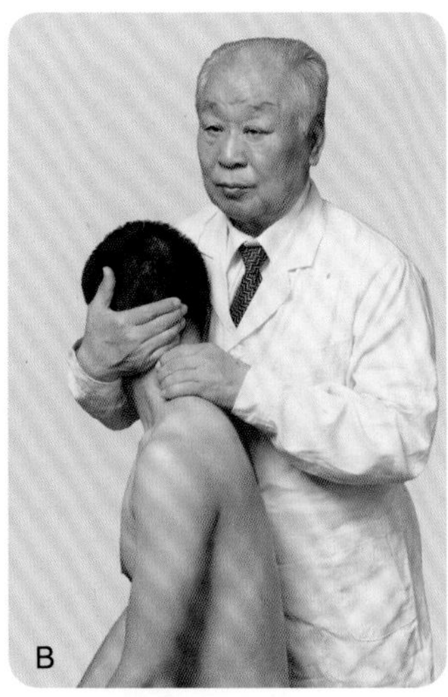

图 2-3-6　颈椎横突微调法

【作用及应用】

颈椎微调法目的是使偏歪的棘突处于相对静止状态，使其余各椎体产生旋转作用，从而使偏歪的棘突得到矫正，同时也使受损的软组织“顺筋归位”，纠正软组织解剖结构的异常，以达消除疼痛的目的。

四、颈椎远端按动法

【操作方法】

1. 颈部前屈受限者，患者坐位，医者点按双侧气户穴，同时嘱患者主动屈伸颈部，反复施术 3~5 遍。

2. 颈部后仰受限者，患者坐位，医者弹拨背部疼痛或压痛的肌筋，同时嘱患者主动屈伸颈部，反复施术 3~5 遍。

3. 颈部左右旋转受限者，患者坐位或仰卧位，医者点揉颈灵穴（经验穴，位于髌底中点上 8 寸）及点按极泉穴，使局部出现酸胀感，同时嘱患者主动左右旋转颈部，反复施术 3~5 遍。

4. 颈部侧屈受限者，患者坐位，医者同时点按同侧阳溪穴、曲池穴。随后将患侧手搭于对侧肩部，点按患侧肩贞穴附近痛点，使局部出现酸胀感，同时嘱患者主动向左、右侧屈颈部，反复施术 3~5 遍。

【操作要领】

点按背部时,应在运动过程中保持按压力的持续和稳定。

【作用及应用】

此法属主动按动法,具有滑利关节、舒筋止痛的作用,适用于落枕、颈椎病颈部活动受限或颈部疼痛剧烈局部拒按者。

五、摇臂按胸法

【操作方法】

患者仰卧,医者位于其患侧。医者食、中、无名三指按住患侧胸骨边缘或肋软骨高点或肋间隙处,另一手握住其患侧上肢的腕部,在维持点按力均匀平稳的状态下,使患肢做外展、上举、内收、旋转运动,反复施术 3~5 遍(图 2-3-7)。

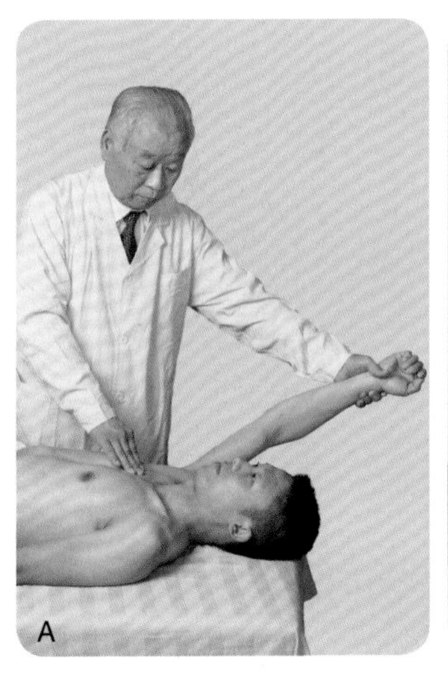

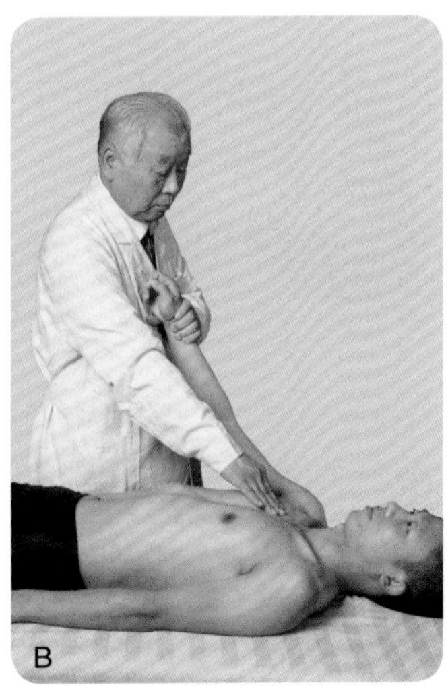

图 2-3-7　摇臂按胸法

【操作要领】

1. 医者按压的手可以随治疗部位的变化而改变手形,如面积较大,可用全掌按;如在肋间隙,可用小鱼际按。

2. 摇臂的过程中应保持牵引力。

3. 患者自然呼吸,不可屏气。

【作用及应用】

本法又称为旋臂按压法，主要用于胸部肌肉及胸廓中上部相关韧带、筋膜损伤的治疗，对肋软骨炎、肋间神经痛、胸廓软组织损伤后呼吸痛有一定的疗效。

六、腰椎定位推挤法

【操作方法】

1. 以棘突向左侧偏歪为例，患者正坐，医者坐其后方。

2. 令患者腰部向左侧自动旋转到最大限度，医者用双手拇指推揉腰肌两侧及痛点 3~5 遍，医者用拇指顶住向左侧偏歪的棘突，以减少患椎的旋转，同时令患者腰部缓缓地向右侧旋转到最大限度(图 2-3-8)。

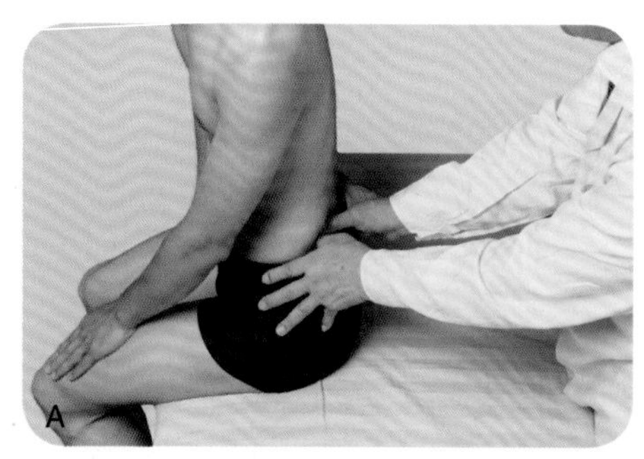

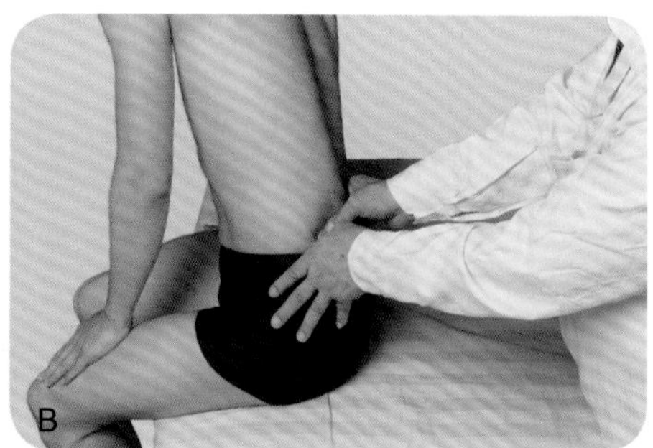

图 2-3-8 腰椎定位推挤法

【操作要领】

1. 按压力应由小到大，随患者旋转而增加按压力，从而形成动态合力。

2. 操作点如在髂棘处，因此处软组织较薄，应控制力量。

【作用及应用】

此法可使患椎产生向右侧的力，患椎处于相对静止状态，其他椎体处于运动状态，使错缝的小关节在运动过程中复位，可改善腰扭伤、腰椎间盘突出症导致的旋转受限。

七、腰椎俯卧按压法

【操作方法】

1. 患者俯卧位，医者立于其旁。

2. 用两手或肘尖或穴枪点按腰部压痛点、痉挛点或结节条索处。

3. 医者发力按压，同时嘱患者双手撑床做腰部主动后伸动作至最大限度，使下压力与后伸力形成合力。停顿数秒，后缓慢恢复至俯卧位(图 2-3-9)，反复施术 3~5 遍。适用于腰椎后突畸形者。

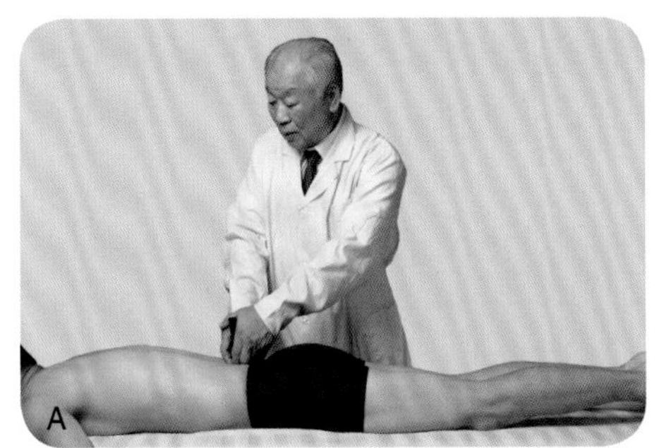

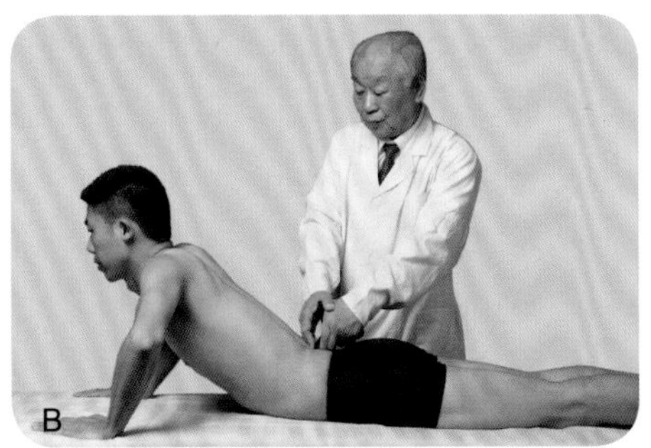

图 2-3-9 腰椎俯卧按压法

【操作要领】

1. 按压点多选在病灶区、损伤区的压痛点、肌肉起止点、韧带筋膜附着点等。应注意避开棘突、横突、游离肋等处。

2. 在操作过程中应保持按压点的稳定和按压力的持久均匀。

3. 患者后伸角度应根据病情确定，以患者耐受为度。

【作用及应用】

该法又称为俯卧后伸按压法，属主动按动法。可用于腰扭伤或腰椎间盘突出症后腰肌痉挛、疼痛剧烈、活动受限，也适用于腰椎曲度反弓。

八、腰部屈伸按动法

【操作方法】

1. 患者取坐位，医者坐其后方。在腰肌、韧带损伤处或肌肉筋膜附着区寻找 2~3 个痛点或压痛点作为操作点。

2. 医者拇指置于上述操作点处，嘱患者双手扶按自己双膝，主动前屈腰部，至医者感觉指下肌肉被拉开、韧带紧绷时，医者拇指着力按压，同时嘱患者逐渐后伸腰部至最大角度。

3. 医者按压力随后伸角度增加而渐增，以形成合力，反复施术 3~5 遍。

【操作要领】

1. 按压过程中应避免滑动、脱离等泄力现象。

2. 本法还可用于棘上、棘间韧带损伤或横突附着点损伤，但操作中应控制力量。

3. 由于患者取坐位，故更易因疼痛做出扭转、躲闪等动作。因此医者应集中注意力，保持手法的稳定和弹性。在操作中，反复体会和试探患者的运动能力和耐受力。

【作用及应用】

本法属于主动按动法。患者取坐位，操作灵活，可迅速改善患者活动受限。多用于腰部急性损伤后无法平卧者，也可用于治疗后期，可缓解残余的酸胀、无力、牵拉等症状。

本法操作灵活，按压点可以是点状，也可以是线状。

如棘上、棘间韧带损伤在腰 2~4 节段时，按压可自腰 2 棘突起，随患者后伸时力量下移而向下逐点交替按压至腰 4 棘突。在棘突上操作时应控制力度。

九、点委中腰部后伸旋转法

【操作方法】

1. 患者俯卧位，医者位于患者患侧。医者一手拇指或以穴枪点按患侧委中穴，另一手轻扶小腿，使膝部略屈，以便于点按。

2. 医者着力点按委中穴，使患者产生较强烈的酸痛感。保持点按的同时嘱患者双手撑床，腰部后伸至最大角度，然后再做左右旋转 2~3 遍。最后恢复俯卧放松位（图 2-3-10）。反复施术 3~5 遍。

【操作要领】

1. 点按委中时应使患者有明显的疼痛感。在患者自主运动过程中，点按力应持续，不可松懈。

2. 患者因疼痛难以完成动作时，医者应引导并鼓励患者克服困难完成动

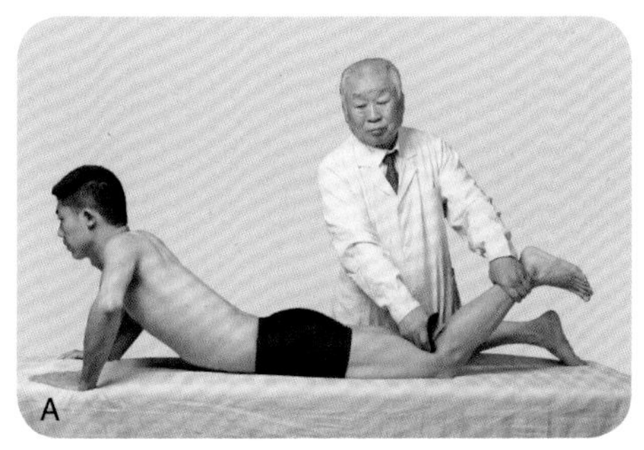

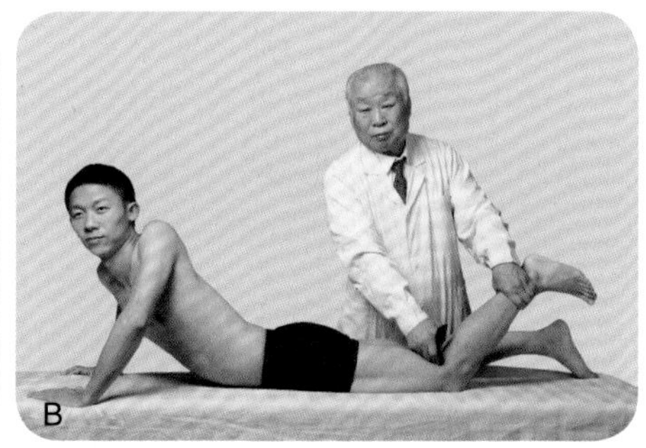

图 2-3-10　点委中腰部后伸旋转法

作。根据病情在反复操作中逐渐增大活动度和延长停留时间。

3. 患者腰部后伸及左右旋转动作主要依靠上肢撑床完成，操作前应向患者说明，并在反复操作中逐渐使患者熟练。

【作用及应用】

本法属主动按动法，适用于急性腰扭伤、腰椎间盘突出症急性发作等存在腰痛拒按者。在患者主动运动配合下，通过肌肉收缩、筋膜韧带牵拉、关节开合及诸结构的相对位移，产生解痉、舒筋、平复、归正、解脱嵌顿的作用。

本法中的点穴，可根据临床辨证和医者思路灵活运用。临床常有点按承山、捏拿腓肠肌、弹拨股二头肌肌腱等手法变化，基本操作方法和原理是一致的。

十、点曲池腰部运动法

【操作方法】

1. 患者取站立位，医者位于患者患侧。医者一手拇指点按患侧曲池穴，另一手托扶患者前臂，使肘部略屈，以便点穴。

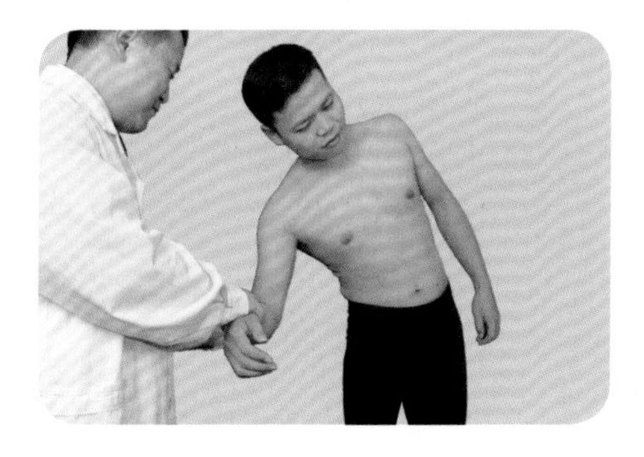

图 2-3-11　点曲池腰部运动法

2. 医者拇指着力点按曲池穴，使患者产生较强烈的疼痛感。保持此刺激量的同时，嘱患者主动屈伸、侧屈和旋转腰部，反复施术 3~5 遍（图 2-3-11）。嘱患者逐渐增大活动范围，但应注意量力而行。

【操作要领】

1. 本法要求刺激量大，使患者有较强烈的疼痛感。尤其在患者运动过程中，应保持较强的刺激量并随运动而有所增强。

2. 如果患者腰痛剧烈、运动困难，可嘱其用另一手扶按床面、桌椅等固定物，或在家人、助手辅助下完成动作，避免跌倒或再次损伤。

3. 对于腰痛剧烈、有明显下肢症状、无法直立和运动者，不适用本法。

【作用及应用】

本法属远端按动法，常用于急性腰扭伤活动受限的患者。其基本原理与上法类似，但更适用于临时治疗和缺少足够医疗条件下的止痛处理。

本法具有一定的理筋松肌、协调运动、通利关节的作用，配合蹲起、原地踏步等附加动作可用于各类腰病治疗后期，发挥解除残余症状、协调运动功能的作用，常作为按动疗法的结束手法。

十一、骶髂关节后伸按压法

【操作方法】

1. 患者俯卧位，医者位于其患侧。医者在患侧骶髂关节周围确定 1~2 个痛点或压痛点，以此为操作点。医者一手拇指置于上述操作点处，如感指力不足，可改用肘尖。另一手略屈曲肘关节，以前臂及肘窝托扶患侧下肢髌骨。

2. 医者一手逐渐将患肢抬起后伸，另一手着力下压，与后伸形成对抗合力（图 2-3-12）。可反复施术 3~5 遍，并酌情逐次增加后伸角度。

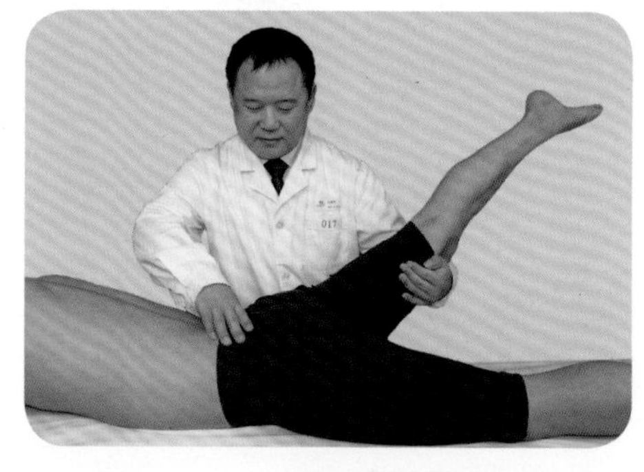

图 2-3-12　骶髂关节后伸按压法

【操作要领】

1. 骶髂关节为微动关节，运动幅度较小。因此，持久有力的按压和腰骶部水平位置的平稳是对抗合力能否形成及形成大小的关键。

2. 因下肢沉重、对抗阻力大，医者应在摆正手形姿势后以腰力带动抬托后伸与着力下压，从而保证按动的平稳、有力和弹性。

【作用及应用】

本法属于主动按动法。多用于骶髂关节周围的筋膜韧带损伤。如痛点位于骶髂内侧，可改操作体位为医者站于健侧，从对侧扳拉患肢，效果相同。

十二、骶髂关节局部按动法

【操作方法】

(一) 骶髂关节旋转按动法

以左侧为例。患者取坐位，腰部左旋，躯干前倾。医者位于患者后侧，双手拇指抵住患者骶髂关节的阳性反应点，嘱患者主动右旋腰部至最大限度，再背伸至最大限度，反复施术 3~5 遍(图 2-3-13)。

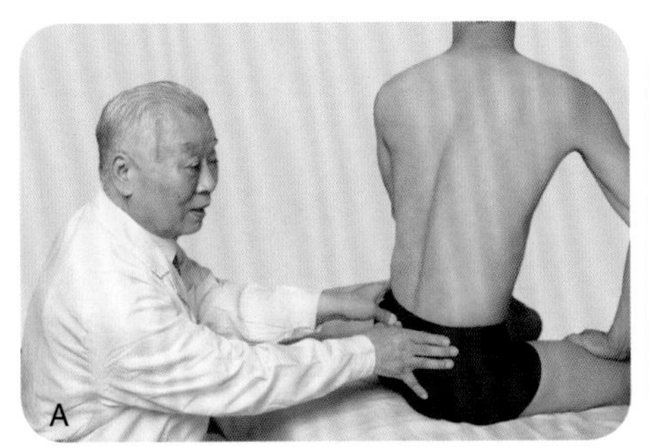

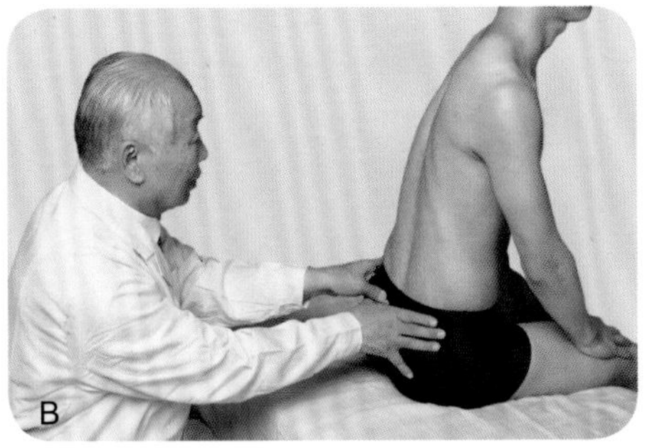

图 2-3-13 骶髂关节旋转按动法

(二) 骶髂关节屈伸按动法

患者取坐位，躯干前倾。医者位于患者后侧，双手拇指抵住患者骶髂关节阳性反应点，嘱患者主动背伸腰部至最大限度，反复施术 3~5 遍(图 2-3-14)。

【操作要领】

1. 操作时，应嘱患者腰部主动旋转或背伸至最大限度。
2. 患者旋转时，医者应始终发力抵住阳性反应点。

【作用及应用】

本法属主动按动法，多用于骶髂关节周围的筋膜韧带损伤。

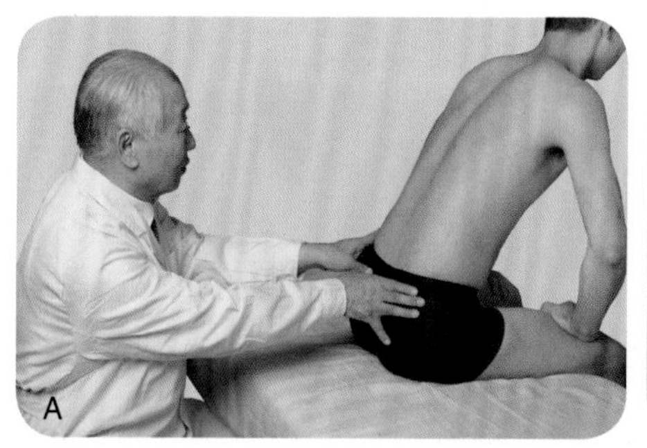

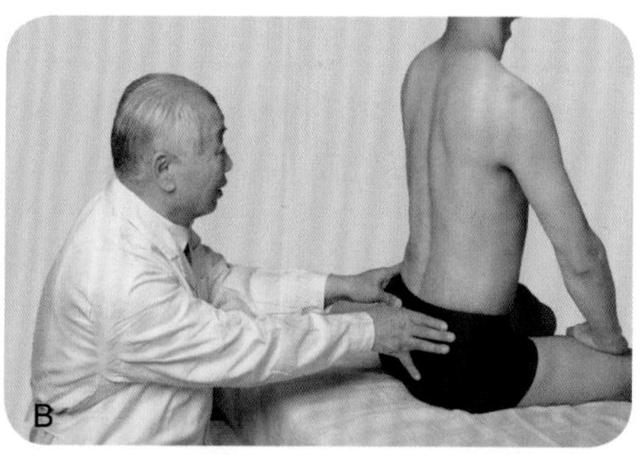

图 2-3-14 骶髂关节屈伸按动法

十三、髋关节屈伸按动法

【操作方法】

1. 患者仰卧位，医者位于其健侧。医者一手扶按患者健侧髂前上棘，另一手扶按健侧大腿下段以固定骨盆及下肢。

2. 患者患肢主动屈膝屈髋，并以双手环抱小腿以助力。

3. 嘱患者患侧有节律地主动屈膝屈髋，逐次增加角度，使每一动作都尽量将下肢贴近腹部。同时，在患者每次屈曲按压时，医者发力按压健侧骨盆及下肢，与之形成合力（图 2-3-15）。反复施术 5~10 遍。

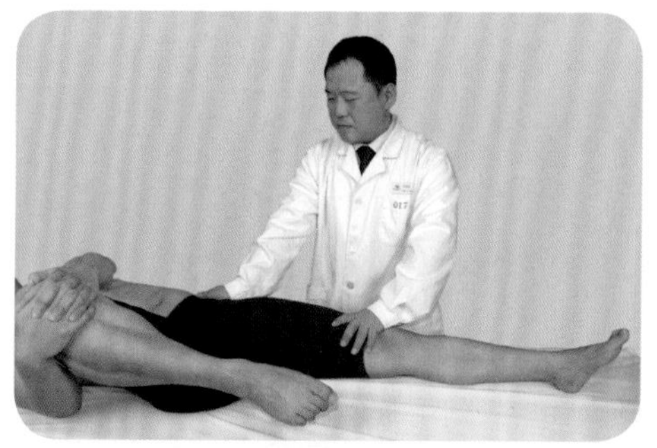

图 2-3-15 髋关节屈伸按动法

【操作要领】

1. 操作时医者应固定健侧骨盆，从而增加对患侧骶髂关节的牵拉力。按压力不必过大，避免产生疼痛而使患者紧张。同时，医者下按动作应与患者主动屈曲的节律一致。

2. 患者主动屈曲患侧下肢时，应保持患肢的中立位（注：本手法照片为了充分暴露操作部位，患肢取外展位，实际操作时应保持中立位），不可偏向左右两边，以免因髋关节的转动而泄力。故在正式操作前，可指导患者练习数次。

【作用及应用】

本法属主动按动与被动按动结合的手法，具有理筋平复的作用，适用于骶髂关节及周围软组织损伤，尤其适用于骶髂关节前脱位矫正后。

十四、髋关节内收按压法

【操作方法】

患者仰卧位，医者位于其患侧。医者一手按住髂前上棘内侧缘痛点（五枢穴区域）、结节条索状物，使患肢屈曲，另一手扶其膝部做髋关节内收外展屈曲运动（图 2-3-16）。

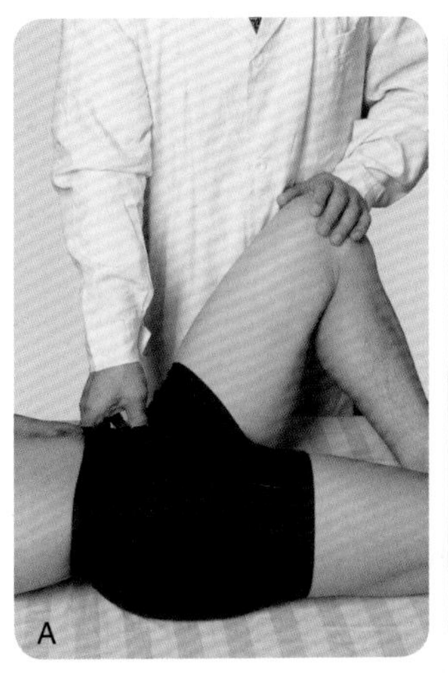

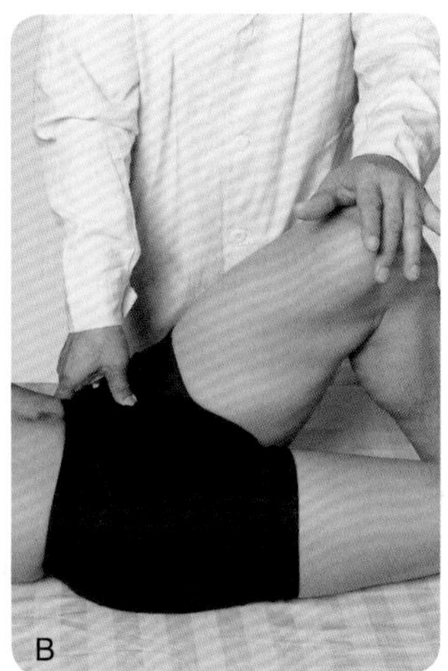

图 2-3-16　髋关节内收按压法

【操作要领】

1. 操作时医者应使健侧骨盆相对固定，或由助手固定健侧骨盆，从而增加对患侧髋关节的作用力。

2. 按压力不必过大，避免产生疼痛而使患者紧张。同时，医者的动作应保持一定的节律，逐渐增加幅度。

【作用及应用】

本法属被动按动法，具有滑利关节的作用，适用于髋关节内收受限者。

十五、髋关节外展按压法

【操作方法】

患者仰卧位，患肢屈膝，足平放在床上，医者位于其旁。医者一手按住髂前下棘外侧缘痛点（居髎穴区域）、结节条索状物，另一手扶其膝部做髋关节外展内收按压运动（图 2-3-17）。

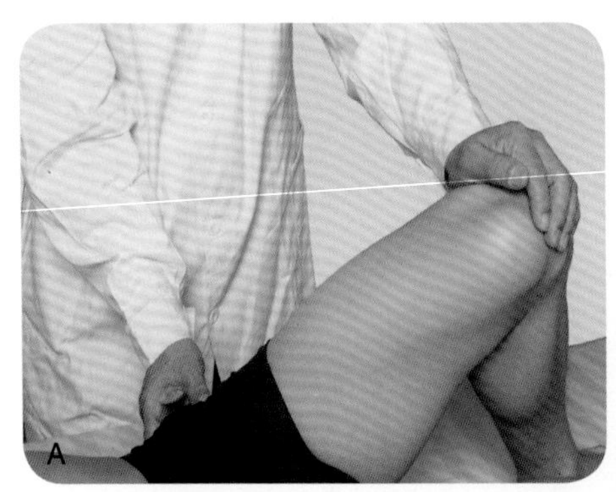

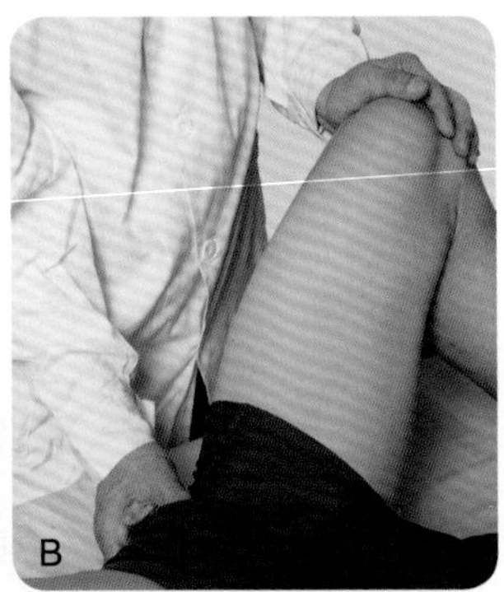

图 2-3-17 髋关节外展按压法

【操作要领】

1. 操作时医者应使健侧骨盆相对固定，或由助手固定健侧骨盆，从而增加对患侧髋关节的作用力。

2. 按压力不必过大，避免产生疼痛而使患者紧张。同时，医者下按动作应保持一定的节律，逐渐增加幅度。

【作用及应用】

本法属被动按动法，具有滑利关节的作用，适用于髋关节外展受限者。

十六、髋关节屈伸旋转按压法

【操作方法】

患者仰卧位，医者位于其旁。医者一手按住髂前上棘内侧缘痛点（五枢穴区域）、结节条索状物，使患肢屈曲，另一手扶其膝部做髋关节屈曲旋转按压运动（图 2-3-18）。

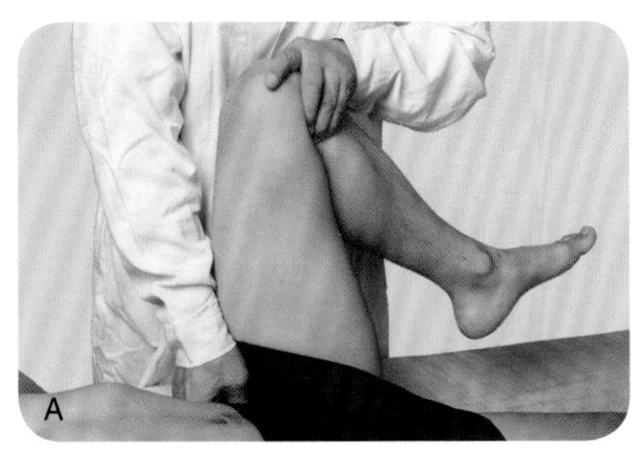

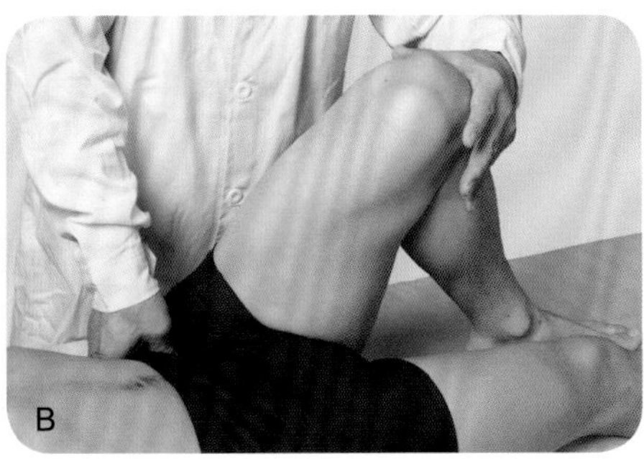

图 2-3-18　髋关节屈伸旋转按压法

【操作要领】

1. 操作时医者应使健侧骨盆相对固定,或由助手固定健侧骨盆,从而增加对患侧髋关节的作用力。

2. 按压力不必过大,避免产生疼痛而使患者紧张。同时,医者的屈伸旋转动作应保持一定的节律,并逐渐增大摇动范围。

【作用及应用】

本法属被动按动法,具有滑利关节的作用,适用于髋关节屈伸、旋转受限者。

十七、屈膝屈髋点按承扶法

【操作方法】

患者仰卧位,患肢屈膝屈髋。医者位于其旁,以穴枪点按承扶穴,点按的同时配合患髋的屈伸动作(图 2-3-19)。

【操作要领】

1. 操作时医者应根据患者髋关节功能发力,不可过度用力按压患髋。

2. 点按承扶时,按压力不必过大,避免过度疼痛。

【作用及应用】

本法属被动按动法,具有滑利关节、缓急止痛的作用,适用于髋关

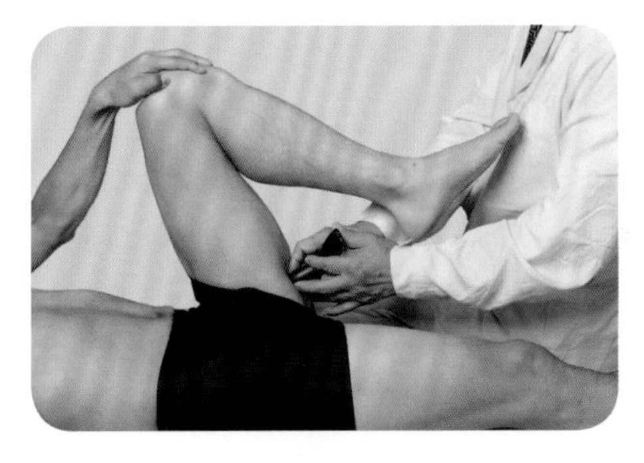

图 2-3-19　屈膝屈髋点按承扶法

节屈伸受限者。

十八、髋关节远端按动法

【操作方法】

患者仰卧位，医者位于其患侧。医者分别按住患侧中府、肩髃穴，同时令患者做患侧髋关节的主动屈伸运动(图 2-3-20)，反复施术 5~10 遍。

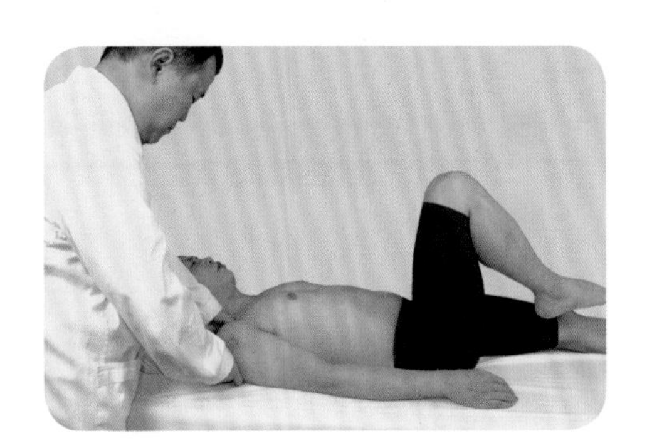

图 2-3-20　髋关节远端按动法

【操作要领】

1. 患者点按穴位与患者髋关节的屈伸相配合。

2. 患者主动屈曲患侧下肢时，应保持患肢的中立位，不可偏向左右两边。

【作用及应用】

本法属主动按动法，适用于骶髂关节及周围软组织损伤、髋关节骨性关节炎等，可改善患侧髋关节的运动功能。

中府、肩髃穴位于肩部，取辨证取穴的上下对应之意，有助于改善髋关节功能。

十九、坐位肩部按动法

【操作方法】

1. 外展功能受限者，予坐位肩部外展按动法。

以左侧为例。患者取坐位，医者位于其左后方。医者左手握住患者左肘，同时右侧前臂近肘部按于患者肩峰下痛点，使患侧上肢被动外展，尽量确保痛点位于前臂下方，反复施术 3~5 遍(图 2-3-21)。

2. 前屈功能受限者，予坐位肩部屈伸按动法。

以左侧为例。患者取坐位，医者位于其左前方。医者右手固定于肩前肱二头肌长头肌腱痛点，左手握住患者左手。然后使患者肩关节、肘关节做被动屈伸运动，同时用力点按肩前痛点，反复施术 3~5 遍(图 2-3-22)。

3. 后伸功能受限者，予坐位肩部环转按动法。

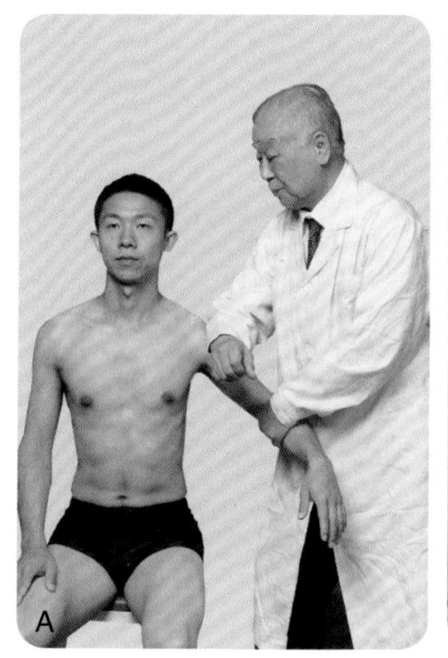

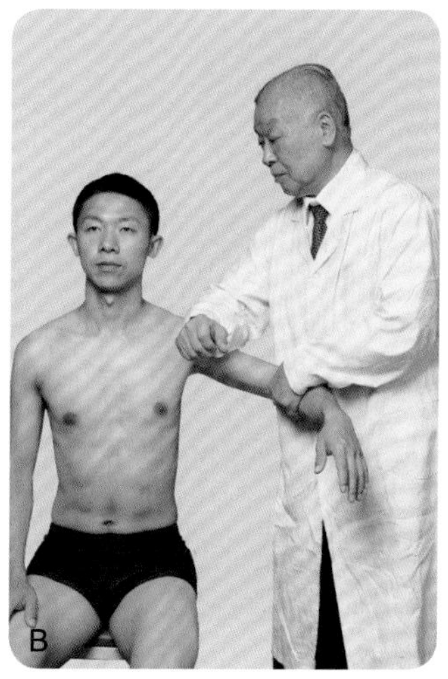

图 2-3-21 坐位肩部外展按动法

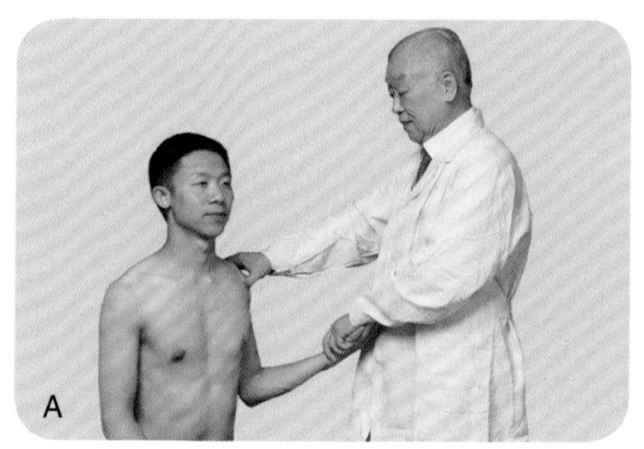

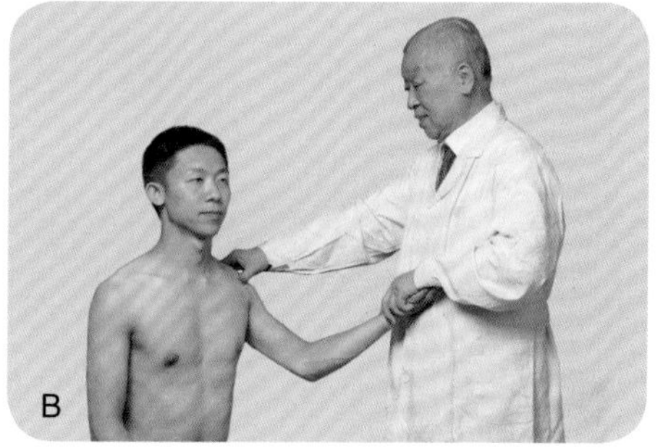

图 2-3-22 坐位肩部屈伸按动法

以左侧为例。患者取坐位,医者位于其后方。医者右手固定于患者肩贞穴,左手握住患者左肘。然后使患者肩关节做被动向后环转运动,同时用力点按肩贞穴,反复施术 3~5 遍(图 2-3-23)。

【操作要领】

1. 点按肩部之拇指可随着关节间隙的变化和肌腱、韧带的张弛而转换角度,但不可过大。应注意在运动过程中一定要保持按压力的持续和稳定。

2. 由于肩部活动度大,在疼痛状态下患者会下意识地阻抗和躲闪,医者应避免拇指在着力下的失稳滑移。

【作用及应用】

本法属被动按动法,适用于肩关节活动受限患者,可在较轻微疼痛的情况

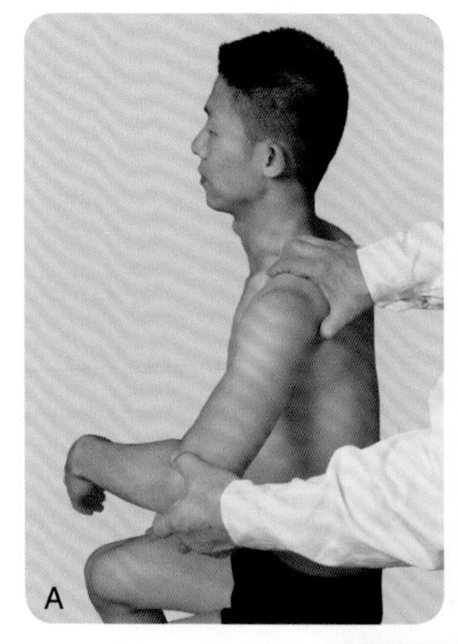

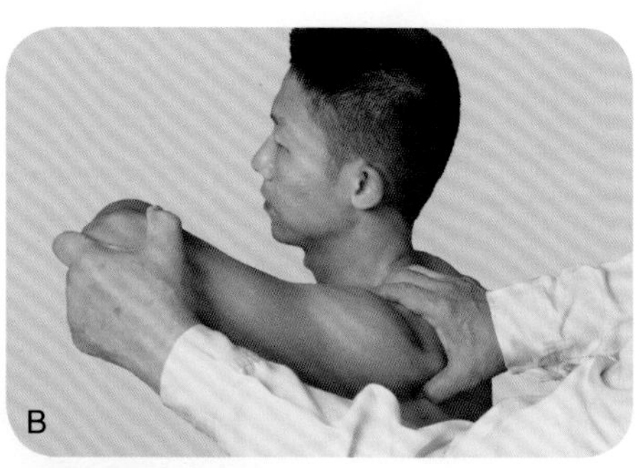

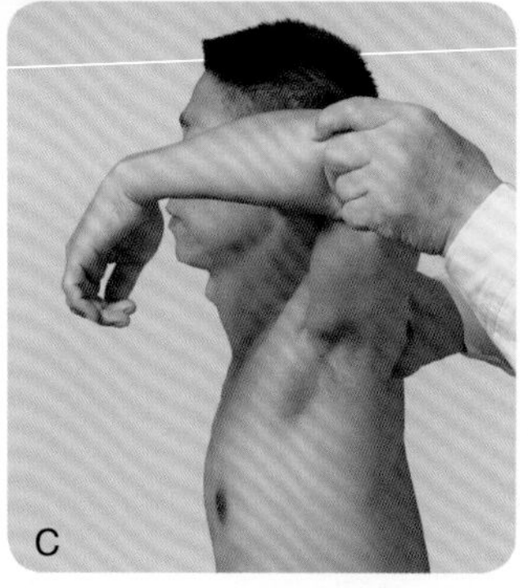

图 2-3-23 坐位肩部环转按动法

下改善肩关节功能。

二十、仰卧位肩部按动法

【操作方法】

1. 肩前部疼痛明显者，予仰卧肩部按压法。

以左侧为例。患者仰卧位，医者位于其左侧。双手拇指沿肱二头肌长头肌腱走行方向行连续点按法(图 2-3-24)。

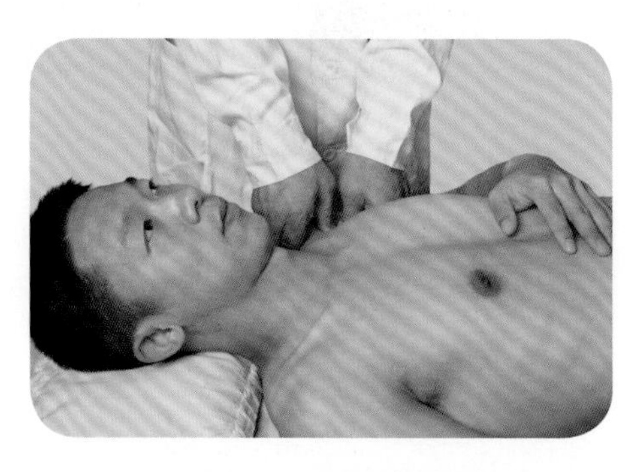

图 2-3-24 仰卧肩部按压法

2. 外旋功能受限者，予仰卧肩部内旋按动法。

以左侧为例。患者仰卧位，左侧肘关节屈曲，医者位于其左侧。医者右手拇指置于肱二头肌长头肌腱痛点，左手握于患者左前臂。先使肩关节外旋，然后用力点按肱二头肌长头肌腱痛点，同时使患者上臂做被动内旋运动(图 2-3-25)。

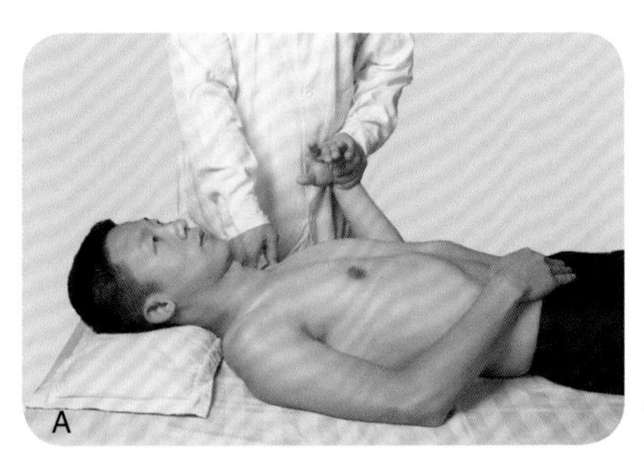

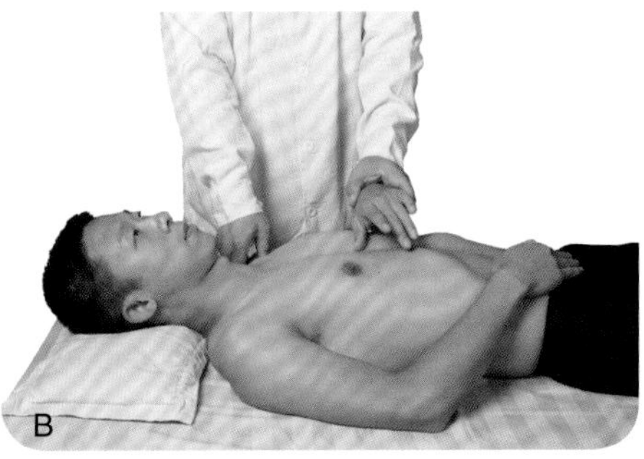

图 2-3-25　仰卧肩部内旋按动法

3. 上举受限者，予仰卧肩部环转按动法。

以左侧为例。患者仰卧位，左侧肘关节屈曲，医者位于其左侧。医者右手拇指置于肱二头肌长头肌腱痛点，左手握住患者左肘，然后用力点按肱二头肌长头肌腱痛点同时，使患者肩关节做被动环转运动(图 2-3-26)。

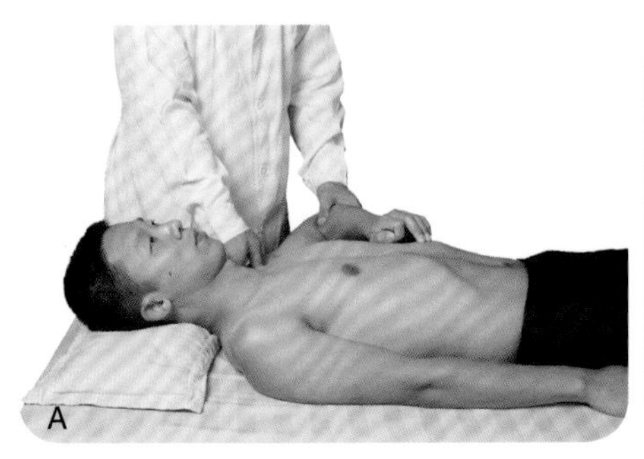

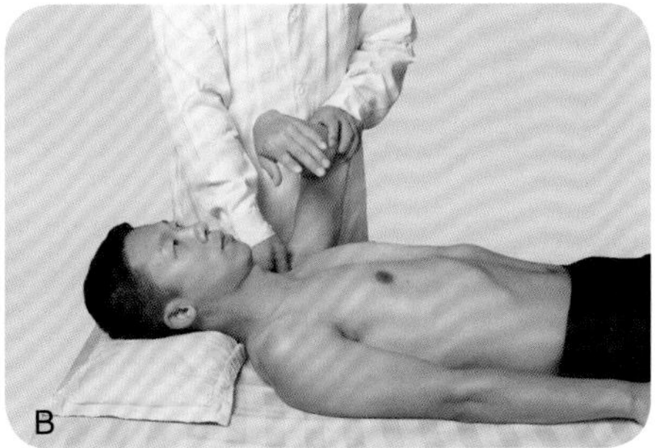

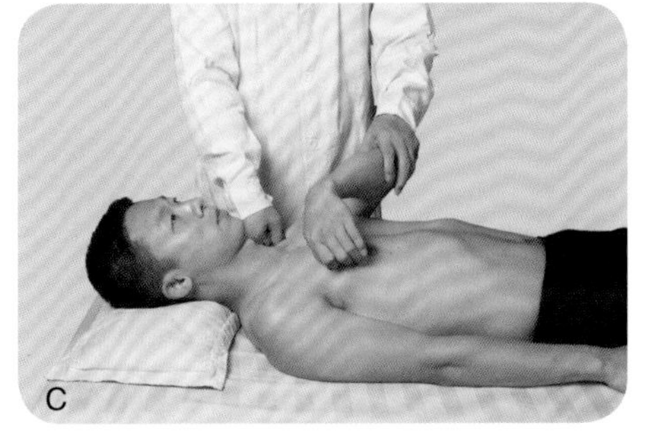

图 2-3-26　仰卧肩部环转按动法

4. 上举受限者，予仰卧摇肩按动法。

以左侧为例。患者仰卧位，左上肢前屈，垂直于床面，医者位于其左侧。医者右手拇指置于肱二头肌长头肌腱痛点，左手握住患者左腕。然后用力点按肱二头肌长头肌腱内侧痛点，同时使患者肩关节向斜上方做被动摇肩运动（图 2-3-27）。

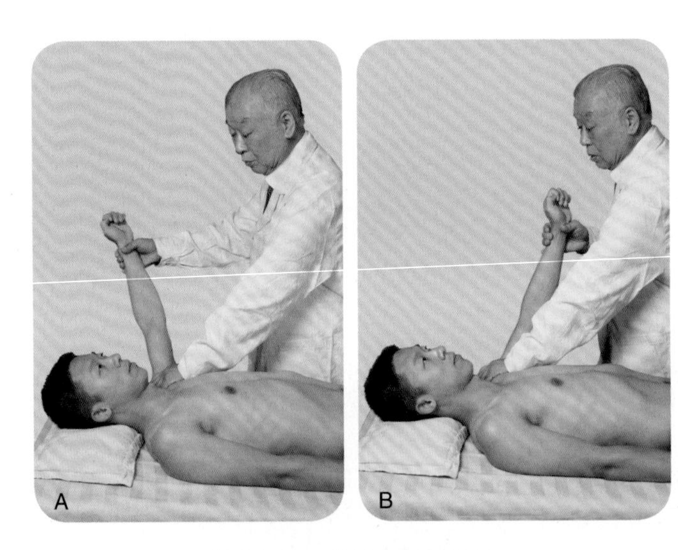

图 2-3-27 仰卧摇肩按动法

5. 内旋摸脊困难者，予仰卧肩部内收按动法。

以左侧为例。患者仰卧位，医者位于其左侧。医者右手拇指置于肱二头肌长头肌腱痛点，左手握住患者左腕使肩关节外展，然后用力点按肱二头肌长头肌腱痛点，同时使患者肩关节做被动内收运动（图 2-3-28）。

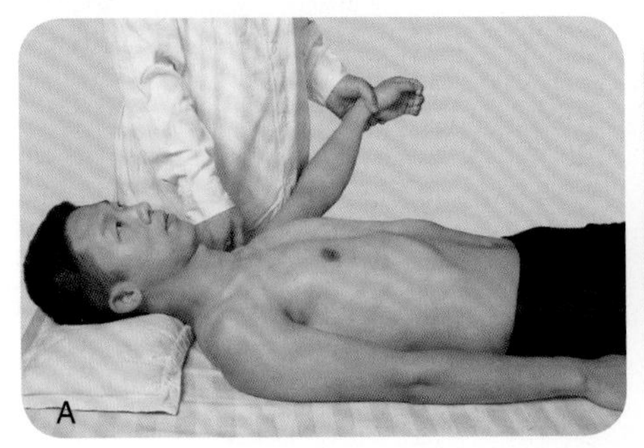

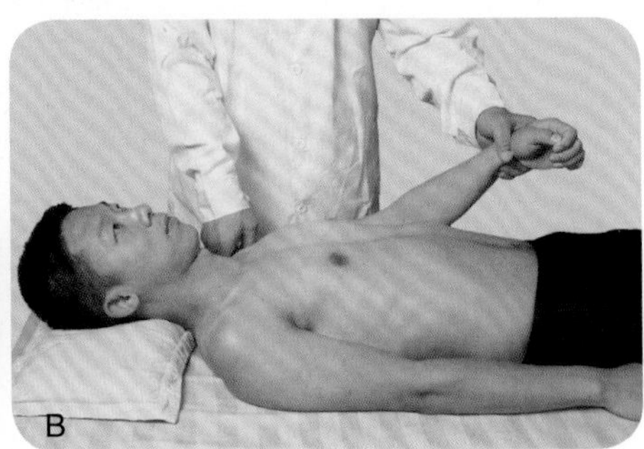

图 2-3-28 仰卧肩部内收按动法

6. 外展受限明显者，予仰卧肩部外展按动法。

以左侧为例。患者仰卧位，左上肢外展，医者位于其左侧。医者双手拇指重叠置于肱二头肌长头肌腱内侧痛点，同时用大腿外侧抵住患者左上肢。然后拇指用力点按，同时医者以躯体带动患者上肢做被动外展运动（图 2-3-29）。

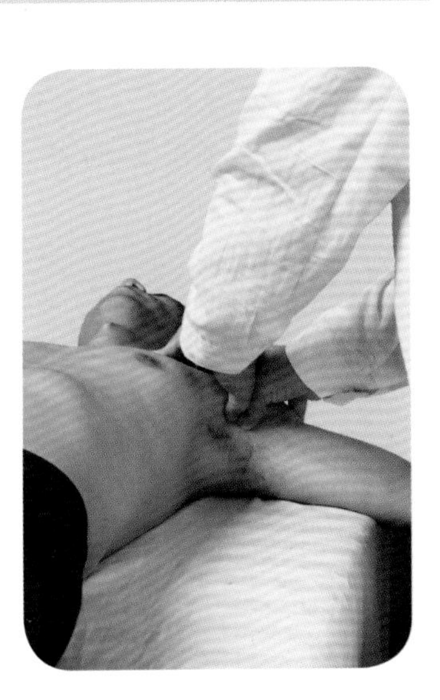

图 2-3-29　仰卧肩部外展按动法

【操作要领】

1. 点按肩部之拇指可随着关节间隙的变化和肌腱、韧带的张弛而转换角度，但不可过大。尤其应注意在运动过程中一定要保持按压力的持续和稳定。

2. 由于肩部活动度大，在疼痛状态下患者会下意识地阻抗和躲闪，医者应避免拇指在着力下的失稳滑移。

【作用及应用】

本法属被动按动法。适用于肩关节活动受限患者，如肩关节炎、肩部软组织扭挫伤及肩关节周围多种肌腱韧带损伤的治疗。

由于肩关节活动范围大，肌腱韧带丰富，因此，医生可根据不同损伤部位、不同运动方向上选择有针对性的按动手法，可根据病情灵活运用，不必拘泥。

二十一、肘部屈伸旋转按动法

【操作方法】

患者坐位，医者位于其患侧。医者一手拇指持续点按患侧肘部曲池及痛点，使患者有明显的酸痛感。另一手握住患侧腕部使肘关节被动屈伸 3~5 遍，内外旋转 3~5 遍（图 2-3-30）。

【操作要领】

1. 操作前应充分检查肘关节活动度，操作时应在受限范围内逐渐增加运动幅度，避免过度牵拉造成新的损伤。尤其是长期外固定后、肘关节炎等所致的关节僵硬，更需注意。

2. 由于肘部肌肉并不丰厚，较为敏感，加之点按力与屈伸力相合，刺激量较大，因此操作中应注意保持肩肘关节的相对稳定，避免患者因疼痛而躲闪扭

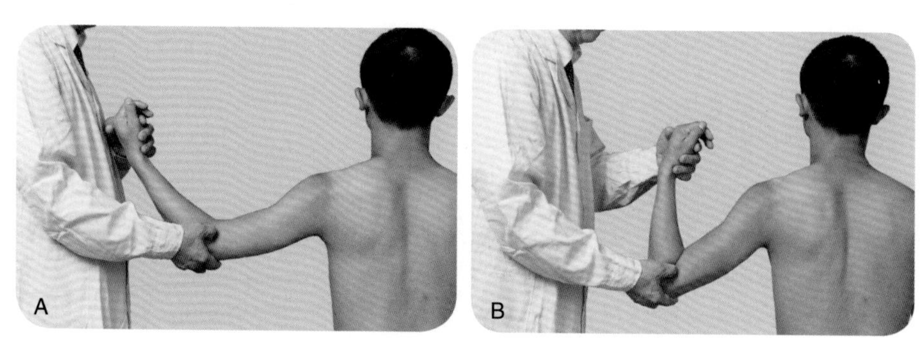

图 2-3-30 肘部屈伸旋转按动法

曲造成泄力甚至损伤。

【作用及应用】

本法属被动按动法,适用于各种肘部筋伤所致的肘部疼痛、粘连、关节僵硬等,如肱骨内外上髁炎、肘关节扭伤、骨折后关节僵硬等。

二十二、膝关节局部按动法

【操作方法】

1. 膝关节前侧疼痛,予内外膝眼局部按动法(图 2-3-31)。患者仰卧,医者位于其患侧。医者双手拇指点按患膝内、外膝眼,其余四指握住膝关节后侧,边点按、边屈伸膝关节,反复施术 3~5 遍。

2. 膝关节内、外侧疼痛,予血海梁丘局部按动法(图 2-3-32)。患者仰卧,医者位于其患侧。医者一手按住血海、梁丘两穴,另一手握患肢踝部做膝关节的屈伸运动 3~5 遍。

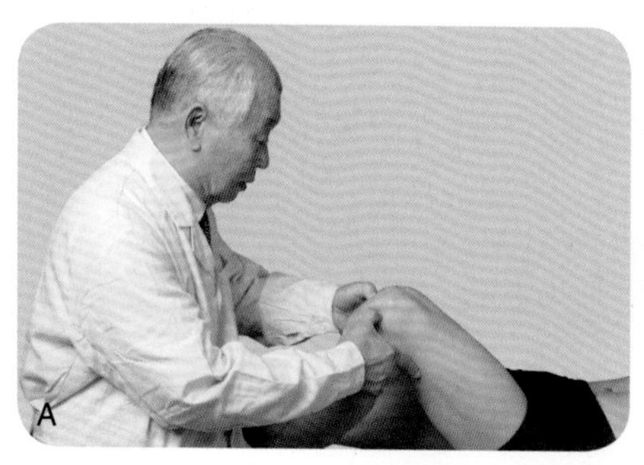

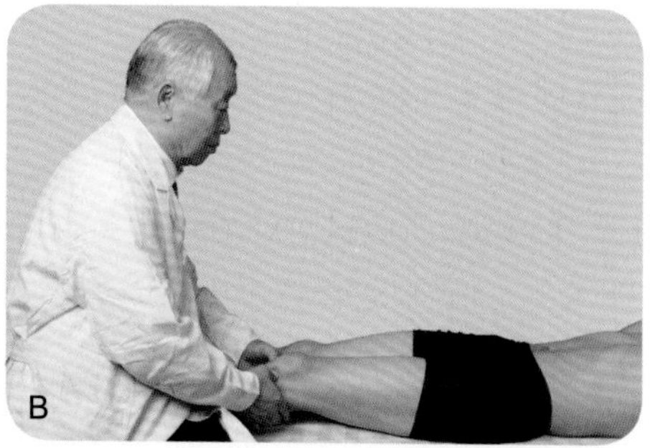

图 2-3-31 内外膝眼局部按动法

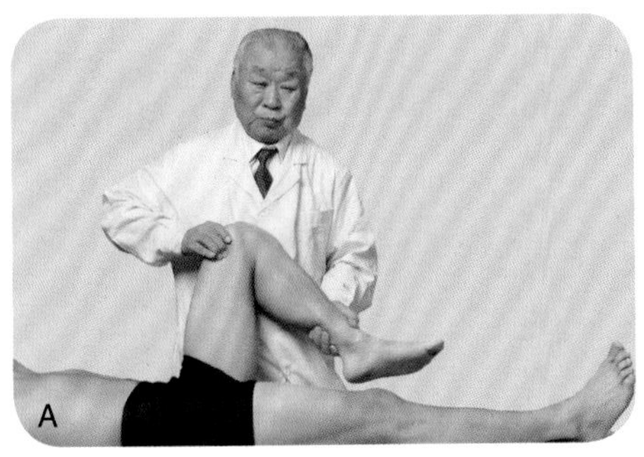

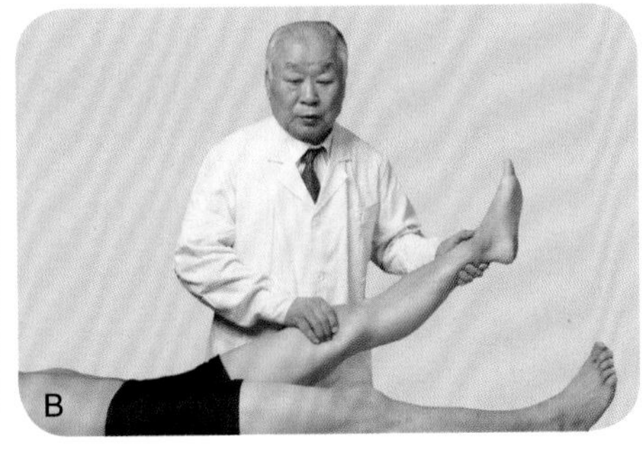

图 2-3-32 血海梁丘局部按动法

3. 腘窝疼痛者，予俯卧位膝部屈伸按动法（图 2-3-33）。患者俯卧位，医者位于其患侧。医者一手点按腘窝局部痛点，可根据疼痛部位选择委中、委阳或阴谷三穴之一，另一手握住踝部，使患者膝关节做被动屈伸运动，反复施术 3~5 遍。

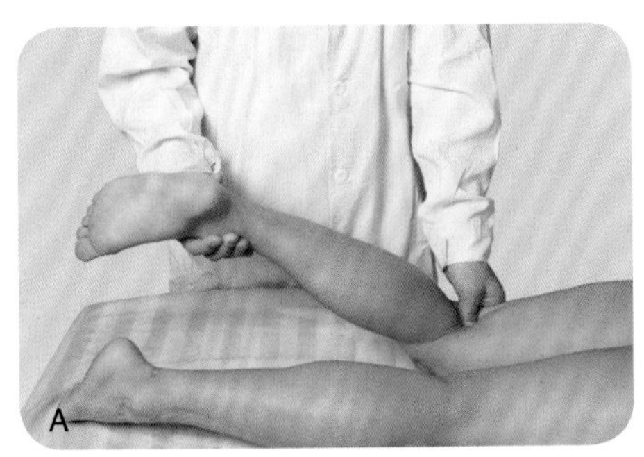

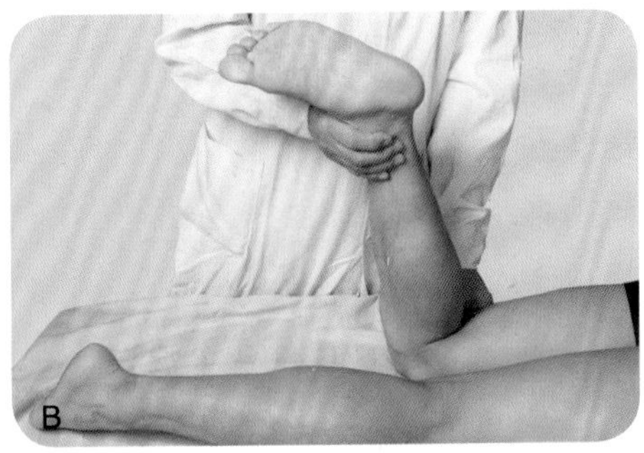

图 2-3-33 俯卧位膝部屈伸按动法

【操作要领】

1. 点按穴位或痛点时，应保持力度均匀平稳，并使患者产生酸胀感。

2. 患膝伸直过程中，指下肌筋韧带会有一定滑移，点按中应迎随调整，以保持力量相合并集中。

3. 根据病情增大屈曲角度，以患者耐受为度。

4. 屈伸膝关节时要保持患肢在中立位完成，不可出现髋关节的旋转摆动，以免失稳泄力。

【作用及应用】

此法属于被动按动法，有很好的解痉止痛、松解粘连、滑利关节的作用，适用于膝关节周围软组织损伤，如膝关节骨性关节炎、髌骨软化症、韧带损伤恢复期等。但对于急性滑膜炎、急性扭伤出现明显肿胀积液者，则应慎用。

二十三、踝关节按动复位四步法

【操作方法】

患者仰卧，医者站立或坐于患者足侧。医者一手按压损伤处痛点，另一手握住足背部。医者按跖屈→内翻→旋转外翻→背屈的顺序做踝关节的屈伸旋转运动3~5遍（图2-3-34）。

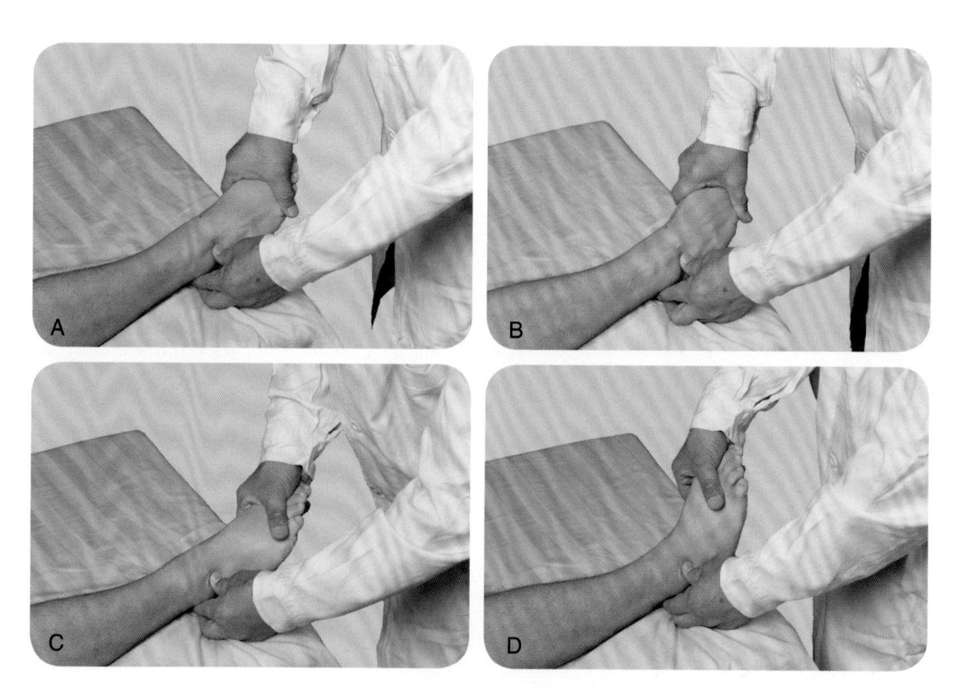

图2-3-34 踝关节按动复位四步法

【操作要领】

1. 踝关节周围肌肉薄弱，点按时应由轻到重，不可使用蛮力、暴力。

2. 有骨折及严重韧带断裂者禁用，有明显肿胀者慎用。

【作用及应用】

本法属于被动按动法，具有理筋整复、滑利关节的作用，用于踝关节扭伤。该法还可防止粘连，可用于陈旧性踝关节损伤。

对于急性踝关节扭伤者，存在局部肿胀也可使用本法，但动作应轻快灵动，操作次数不可过多，避免加重肿胀。

二十四、踝扭伤远端按动法

【操作方法】

患者仰卧，或坐于床边，小腿下垂，医者位于其足旁。医者点按踝痛点（同侧曲泽穴下 2 寸），使患者局部有酸胀感，同时嘱患者主动活动踝关节。

【操作要领】

点按踝痛点时，按压力可稍大，有明显酸胀感为度。

【作用及应用】

踝痛点为经验穴，适用于急性踝关节扭伤局部肿胀、疼痛较重不宜在损伤局部进行操作者。

二十五、师氏理筋法

师氏理筋法又称为按动理筋法，是师瑞华主任医师的特色手法，最常应用于颈部、肩部和臀部。应用于颈部时，称为颈部三线法；应用于肩部时称为肩部三角法；应用于臀部时称为臀部三线法。

（一）颈部三线

将颈部划分三条线，在这些线上寻找相应的敏感点并重点施术，是治疗疾病的关键，对颈椎病、肩周炎的治疗有一定疗效。

【颈部三线的位置】

1. 颈部一线

自颈部膀胱经路线，大杼穴至天柱穴（图 2-3-35）。

2. 颈部二线

自手少阳经路线，风池穴向下经由横突至肩井穴（图 2-3-36）。

3. 颈部三线（枕缘线）

自枕骨底边缘，左右两侧风池穴连线（图 2-3-37）。

【操作方法】

1. 颈部一线操作方法

以右侧为例，患者健侧卧位，医者位于其头侧，左手扶于患者右肩部，右手

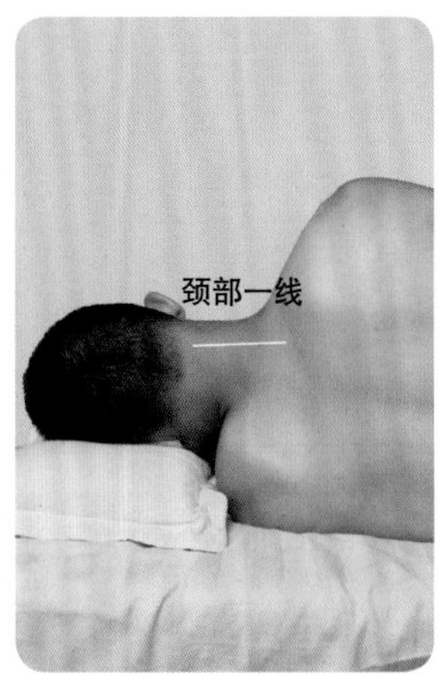

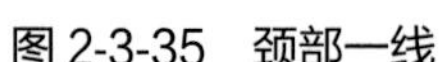
图 2-3-35 颈部一线

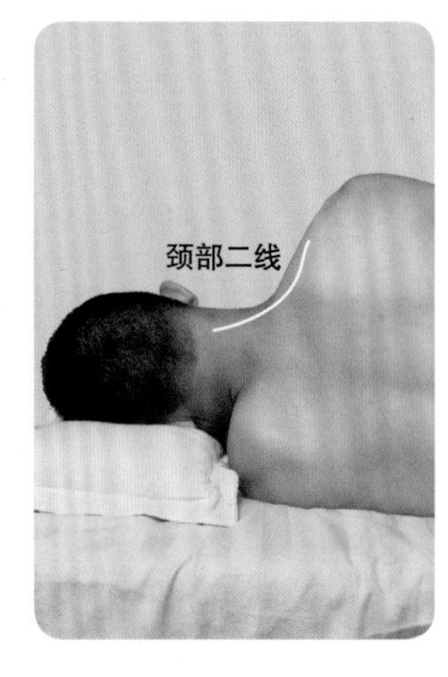

图 2-3-36 颈部二线

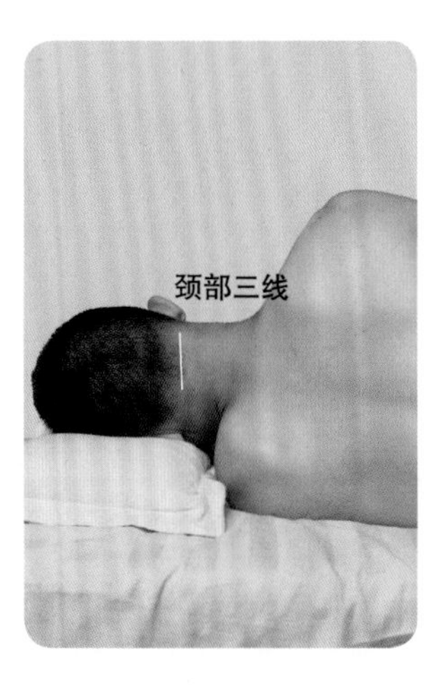

图 2-3-37 颈部三线

于大杼穴至天柱穴做自上而下的揉法或理筋法。

2. 颈部二线操作方法

以右侧为例，患者健侧卧位，医者位于其头侧，左手扶于患者右肩部，右手于风池穴至肩井穴做自上而下的揉法或理筋法。

3. 颈部三线（枕缘线）操作方法

以右侧为例，患者健侧卧位，医者位于其后方。医者右手扶于患者右肩部以防患者扭转身体时改变体位。左手握持于颈部，同时拇指置于“枕缘线”上做按揉或理筋手法。

【操作要领】

1. 多在侧卧位进行治疗，此时患者较为放松。

2. 先做健侧再做患侧，以免患侧受压。

【作用及应用】

在侧卧位时，在肩上斜方肌前缘推挤，可使穴感放射至肩部或头侧部，对治疗颈椎病引起头疼，眼花，目胀，耳鸣，肩部酸痛都有很好的治疗效果。

侧卧位时肩胛骨内侧缘暴露明显，而且医生可在坐位操作，高效而省力。

（二）肩部三角法

肩部三角指以患者的上臂、前臂和医生的前臂共同构成的三角形。

【操作方法】

1. 以左肩为例，患者左侧卧位，肘关节弯曲（图 2-3-38）。

2. 医者位于其后，右肘关节前部或内侧髁着力于三角肌处，同时用右手

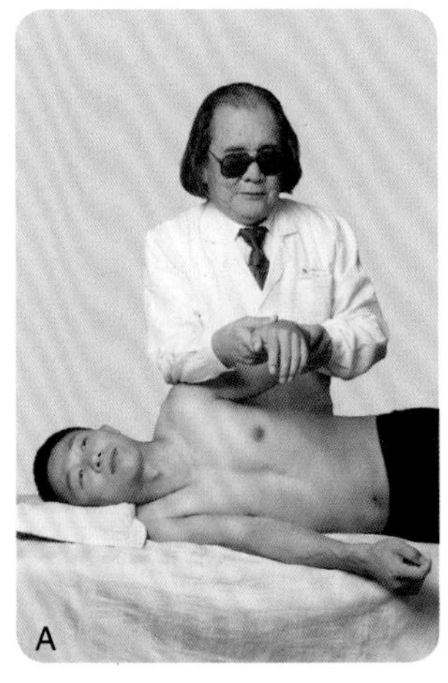

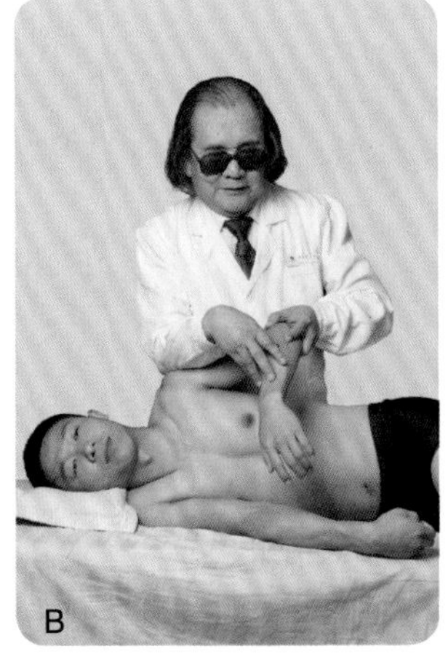

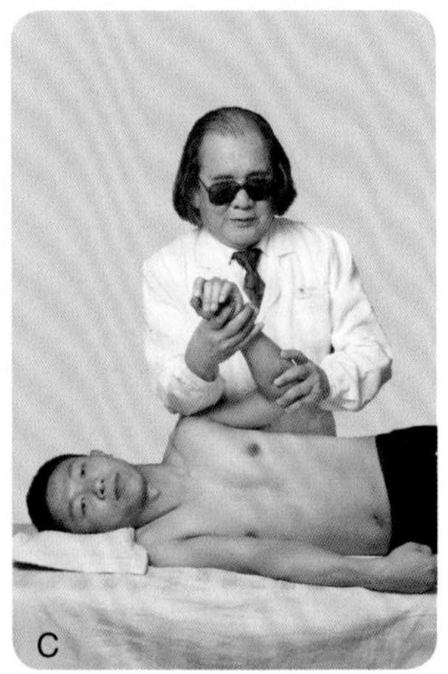

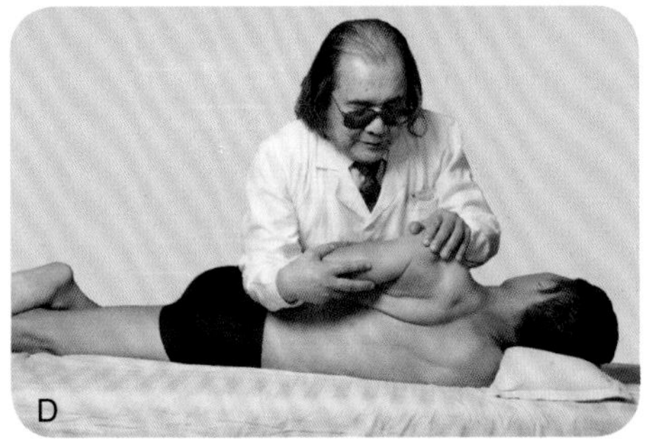

图 2-3-38 师氏肩部三角法

握其腕关节，左手握其肘关节，此时医者的右臂与患者的左臂可形成一个三角形，在力量适度的情况下按照理筋法进行操作，使肩关节被动内收、外展、外旋等运动。

3. 与此同时，也可通过移动肘关节的压力位置来改变作用点。还可以通过改变上肢的位置来改变作用点的位置，如作用于肩前线，可以前臂处于外旋位，施术者肘着力在肱二头肌外侧缘（手阳明经）；作用于肩中线，前臂处于自然位，施术者肘着力在三角肌肌腹部（手少阳经）；作用于肩后线，前臂处于内旋位，施术者肘着力在三角肌后缘（手太阳经）。

【操作要领】

1. 施术时，应控制肘关节的压力，不要压实，应靠患者肩关节的活动来对抗肘关节的压力。

2. 施术时应注意力的大小、作用点及作用方向。

【作用及应用】

该手法的作用力可直达患处及阳性反应物，做功少，效率高，在消耗能量最小的前提下达到最好的治疗效果，对于肩周炎等肩部疾患疗效显著。

（三）臀部三线法

臀部在腰椎疾病的治疗中有重要作用，臀部三条主要的线基本涵盖了常见腰腿痛疾病的治疗部位。

【臀部三线的位置】

1. 臀部一线

自内向外从髂后上棘至髂前上棘、沿髂骨翼下缘的弧线，也称臀上线（图2-3-39）。

2. 臀部二线

患者侧卧位，由内向外由次髎穴至大转子上缘的直线，也称臀中线（图2-3-39）。

3. 臀部三线

当患者侧卧位时，由内向外自骶管裂孔至大转子下缘的直线，也称臀下线（图2-3-40）。

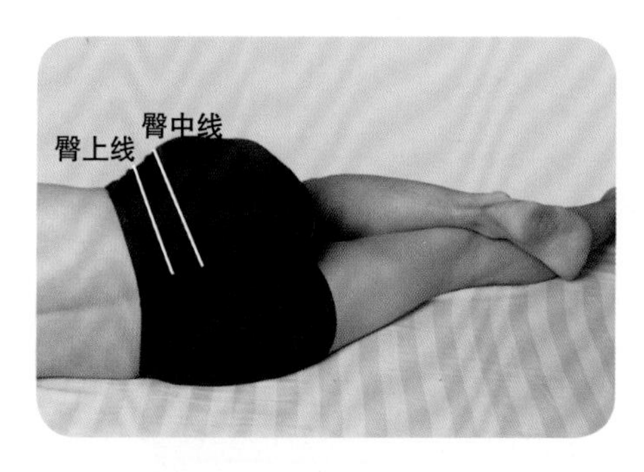

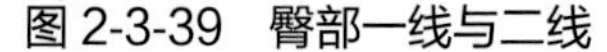
图 2-3-39 臀部一线与二线

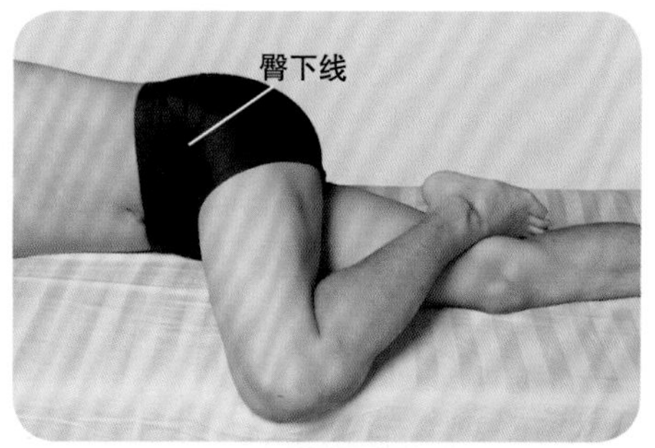

图 2-3-40 臀部三线

【操作方法】

以师氏理筋法作用于臀部三线。施术时主要采用侧卧位，根据情况可以采用患肢屈髋屈膝、健肢伸直或是健肢屈髋屈膝、患肢伸直体位。

1. 臀部一线操作方法

患者健侧卧位，医者位于其后。患侧下肢屈髋屈膝，医者屈臂以肘部沿髂后上棘至髂前上棘髂骨翼下缘弧线做理筋法（图2-3-41）。

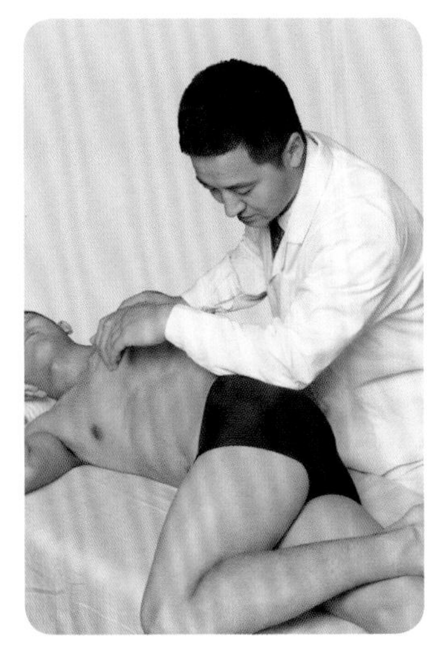

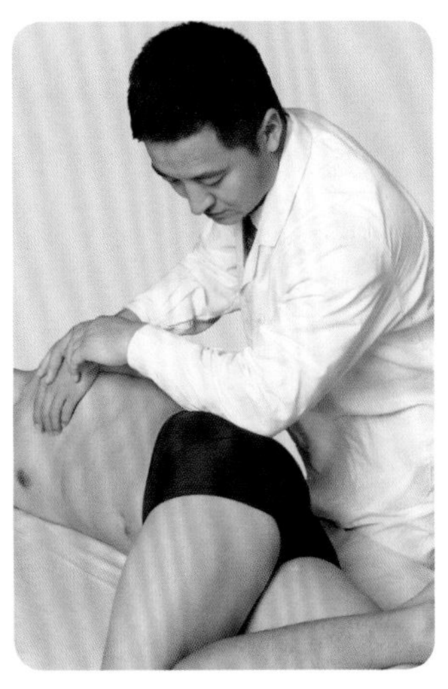

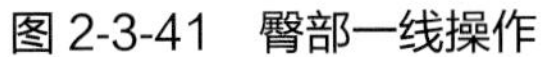

图 2-3-41　臀部一线操作　　图 2-3-42　臀部二线操作

2. 臀部二线操作方法

患者健侧卧位，医者位于其后。患侧下肢屈髋屈膝，医者屈臂以肘部沿次髎穴至居髎穴的直线做由内向外的理筋法（图 2-3-42）。

3. 臀部三线操作方法

患者健侧卧位，医者位于其后。患侧下肢屈髋屈膝，医者屈臂以肘部沿骶管裂孔至大转子内下方的直线由内向外做理筋法（图 2-3-43）。

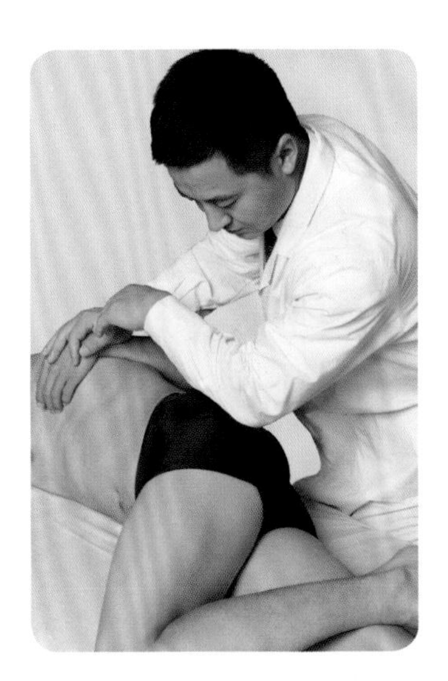

图 2-3-43　臀部三线操作

【操作要领】

1. 施术重点为局部阳性反应点、阳性反应物（挛缩的肌肉、韧带、条索状硬结）、敏感点及穴位，时有向下肢放射感为宜，以患者能够承受为度。操作后以阳性反应物松解、舒展开为最终目的。

2. 以上方法均需要根据患者的承受能力而灵活掌握力度，以免出现医源性损伤。当一次治疗不能松解、舒展紧张僵硬的肌肉、韧带时，应考虑按疗程进行治疗。

【作用及应用】

臀部三线理筋法的适应证较广，几乎可以在任何按摩科适应的腰腿痛疾病中应用。如腰椎间盘突出症、臀上皮神经卡压综合征、梨状肌损伤、臀肌筋膜炎、骶髂关节炎、腰肌劳损等。

本法运用到治疗腰椎间盘突出症时，针对 $L_{3\sim4}$ 椎间盘突出导致的 L_4 节段神经根受压的症状多于臀部一线、二线进行治疗；治疗 $L_{4\sim5}$ 腰椎间盘突出引起的 L_5 节段神经根受压的症多于臀部二线、三线治疗；治疗 L_5~S_1 椎间盘突出的 S_1 节段受压的症状多于臀部二线、三线治疗；当出现多个节段突出的症状时，可三条线同时使用。

二十六、捏筋主动屈伸法和捏筋被动屈伸法

【操作方法】

施术者用拇指与食指、中指，或拇指与食指桡侧面捏起受术者的肌肉或肌腱，同时，令受术者做主动屈伸运动；或施术者同时用另一只手使其做被动屈伸运动。

【操作要领】

操作时，所捏起部位要充分、牢固，屈伸动作要缓慢而有节奏(图 2-3-44)。

【作用及应用】

本手法适用于肩背部斜方肌、菱形肌的深层，上肢部肱二头肌、肱三头肌，下肢腓肠肌等。可缓解或消除疼痛，使其恢复正常生理功能。

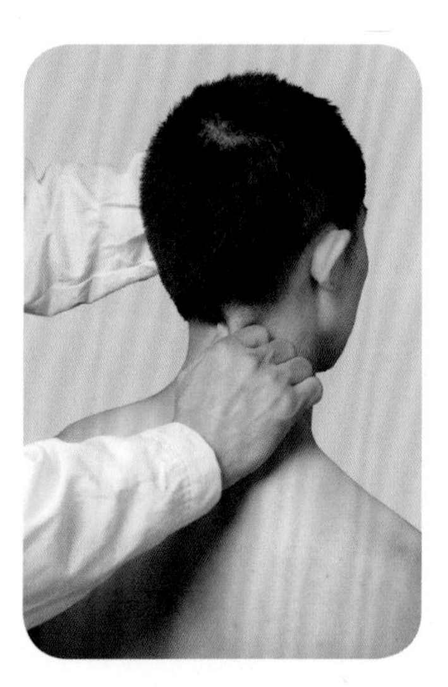

图 2-3-44　捏筋被动屈伸法

二十七、提拿腹肌屈伸旋转术

【操作方法】

1. 基础手法

患者站立位，医者位于患者侧方。

(1) 用一手多指提拿中脘穴附近的任脉和足少阴肾经的循行部位，另一手扶患者腰部，令患者做腰部前屈运动至最大限度，反复施术 2~3 遍。再让患者分别做腰部左旋运动和右旋运动 3~5 遍。患者在急性期时取中脘穴治疗，若慢性腰痛者改取关元穴治疗。患者形体偏瘦，医者以单手进行拿法，肥胖者则以双手进行拿法(图 2-3-45)。

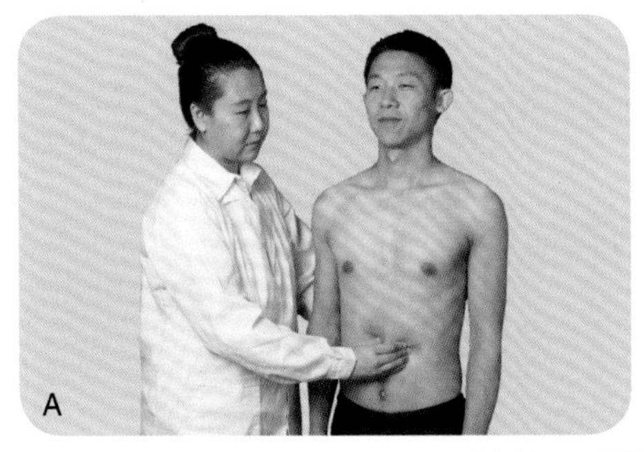

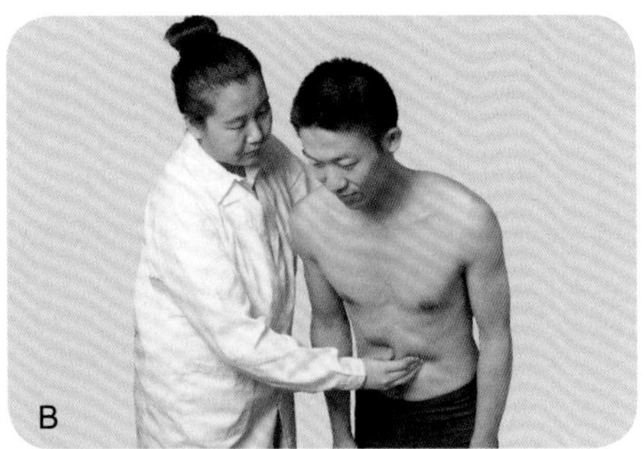

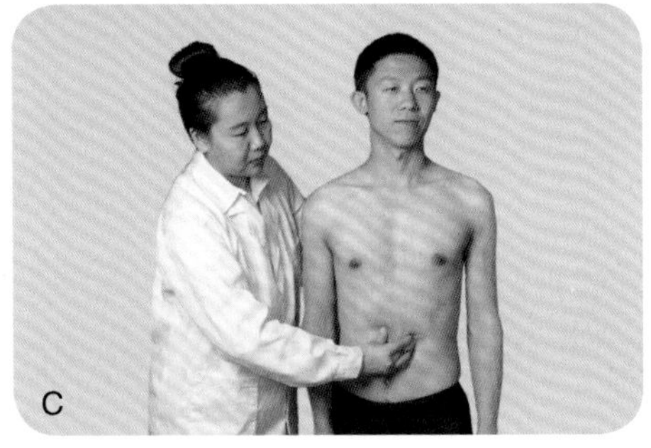

图 2-3-45　提拿中脘穴

(2) 双手拇指点按腰眼穴，同时嘱患者做腰部屈伸及旋转运动 3~5 遍。如患者腰部疼痛缓解不明显者，医者站于患者身后，双手拇指点按双侧髀关穴，同时令患者做腰部屈伸动作数遍(图 2-3-46)。

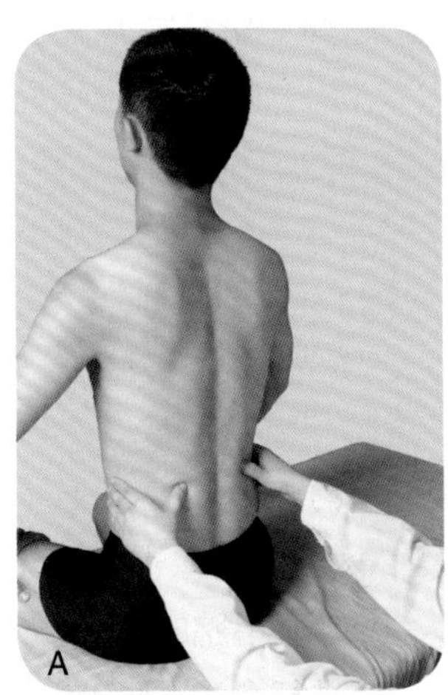

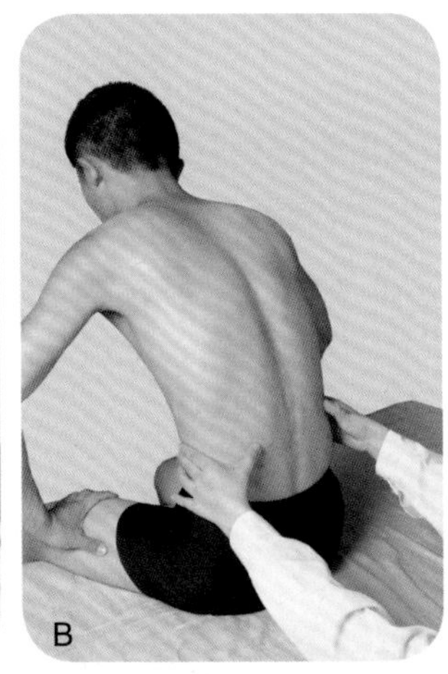

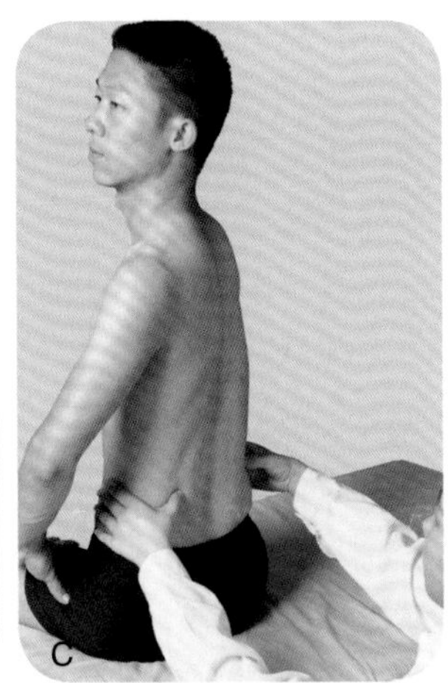

图 2-3-46　点按腰眼穴

2. 扩展法

(1) 急性损伤伴有腰肌僵痛：双拇指横向点按腰眼穴屈伸旋转法。

(2) 髋部不适感：双拇指点按髀关穴屈伸旋转法(图 2-3-47)。

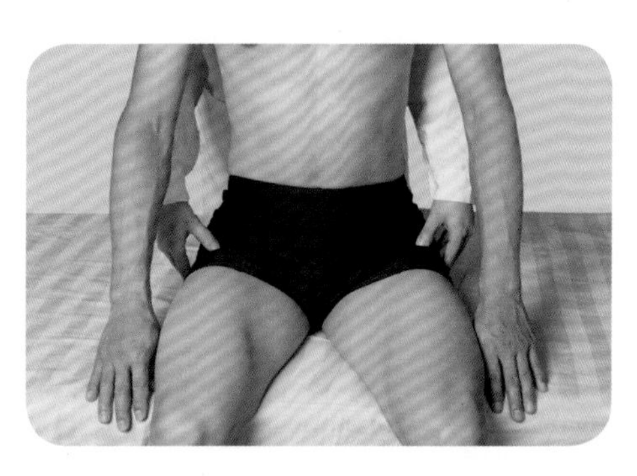

图 2-3-47　点按髀关穴

(3) 慢性腰背疾患：提拿下腹肌(关元穴附近屈伸旋转法)。

(4) 疼痛剧烈不得站、坐者：患者俯卧位，提拿腓肠肌，令患者主动晃臀。

【操作要领】

1. 体位

操作本法时常规取坐位或立位，当患者坐立不得时可取俯卧位。在治疗本病时尽可能避免较大的体位变化，以免造成新的刺激。

2. 时间

局部治疗时间不宜过长，需以短时间、轻刺激局部、多远端取穴为原则。

【作用及应用】

此法利用“对应补偿系列调节原理”创造，由于腰肌与腹肌相对应，当腰肌急性损伤时，腰部出现疼痛、肌紧张或痉挛，会引起对应的腹肌发生与其相适应的变化，以补偿腰肌损伤引起的功能损害，这是人体生理的自我控制和调节。但人体这种原发的补偿是极为有限的，医者提拿患者腹肌后，将促进和加强患者的对应补偿系列调节功能，从而改善或消除对应的腰部肌肉韧带的紧张、痉挛和疼痛，促进局部血液循环，加速新陈代谢，有利于损伤的软组织修复。而从中医理论而言，医者借由多指提拿患者中脘穴一带的任脉、足少阴肾经循行部位，可以疏通、调节腰背部经脉之气，以推动膀胱经和督脉的气血运行，调和气血，使失衡的阴阳气血恢复平衡，以达到“通则不痛”的目的。同时配合腰部前屈运动，将紧张痉挛的肌肉充分拉长，消除紧张痉挛以达到“松则不痛”的目的。

二十八、轮状揉腹

【操作方法】

医者用双手掌重叠平放于患者腹部，做大范围的顺时针揉法。

【操作要领】

操作时多平补平泻，便稀腹泻者，则多补少泻，便秘者，则多泻少补。

【作用及应用】

该手法有益阳暖中、健脾和胃的作用，可调整脏腑功能，用于治疗多种胃肠疾病，如便秘、腹泻、腹痛、消化不良等。

二十九、运　腹　法

【操作方法】

双掌并排，两拇指交叉成十字状悬浮在神阙穴之上，离皮肤约1~2cm，其余八个指端与小鱼际、手掌外侧形成一个圆，此时双手就形成一个倒扣在神阙穴上的一个盘子。医者腕部发力带动手部转动，称运腹法。

【操作要领】

顺时针为泄，逆时针为补。根据具体情况决定补泻。

【作用及应用】

本法具有利湿化痰、刺激肠腑、调理脾胃的作用，多用于治疗便秘。

视频1　运腹法

三十、波浪揉腹

【操作方法】

医者双手置于患者腹部，虎口张开，拇指和四指交替用力，做波浪状的推揉法。自上而下往返5~7遍。

【操作要领】

刺激量较大，适用于年轻体壮属实证。

【作用及应用】

本法具有调理脾胃、调肠通便的作用，常用于治疗便秘及部分妇科病。

三十一、拿握提卷侧腹

【操作方法】

患者仰卧位，双手多指拿、握、提、卷腹部3~5遍。

【操作要领】

本法可横向操作，也可纵向操作，操作时一定柔和而渗透，不能用暴力(图2-3-48)。

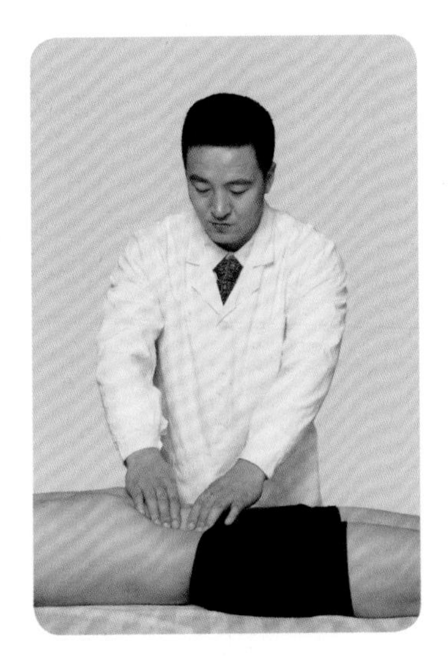

图 2-3-48 双手多指拿、握、提、卷腹部

【作用及应用】

本法具有利湿化痰之用，适用于腹痛、腹泻、便秘等，并能用于部分妇科疾病的治疗。

第四章 呼吸按动法

一、胸肋呼吸按压法

【操作方法】

患者仰卧位，医者位于其患侧。医者双手重叠置于疼痛或有明显压痛的肋软骨处。嘱患者深吸气，医者双掌紧贴胸廓。待吸气至最大幅度，胸廓饱满抬起后，嘱患者缓缓呼气，医者于呼气过程中双掌下按，随胸廓下降做3~5个波浪式的连续按压，至呼气完成为止。反复施术1~2遍（图2-4-1）。

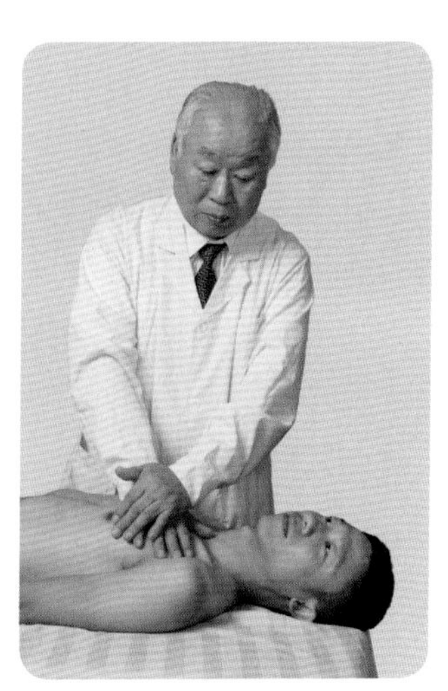

图2-4-1 呼吸按压法

【操作要领】

1. 患者吸气时医者双掌不可用力，保持紧贴胸壁即可。

2. 在患者呼气的同时配合局部的按压动作。

3. 波浪式按压是3~5个有节律、有弹性、快速、小幅度的逐级下压，与呼气过程相吻合。保持按压的弹性和节律是手法成功的关键。

4. 年老体弱，有肋骨骨折及骨病的患者慎用。

【作用及应用】

本法属主动按动法。有调畅呼吸、开郁除闷的作用，在呼气的同时配合局部按压，可使受伤的软组织因关节的充分展开而得以舒展，之后在压力作用下,靠关节的闭合使局部软组织“顺筋归位”,以纠正软组织解剖结构的异常,有益于缓解疼痛,解除功能障碍,使机体达到阴阳平衡的状态。

二、牵臂顿咳法

【操作方法】

患者取坐位,医者位于其侧后方。患者患侧上肢外展屈肘,手自然下垂于患肩后侧。医者一手托肘,另一手握腕,保持姿势稳定。嘱患者深吸气至最大幅度,医者略压腕抬肘,使患者肩臂拉紧,胸廓完全张开,保持此姿势略停顿,突令患者咳嗽出声,同时医者做迅速的、小幅度的抬肘压腕动作,与顿咳形成合力(图 2-4-2)。反复施术 1~2 遍。

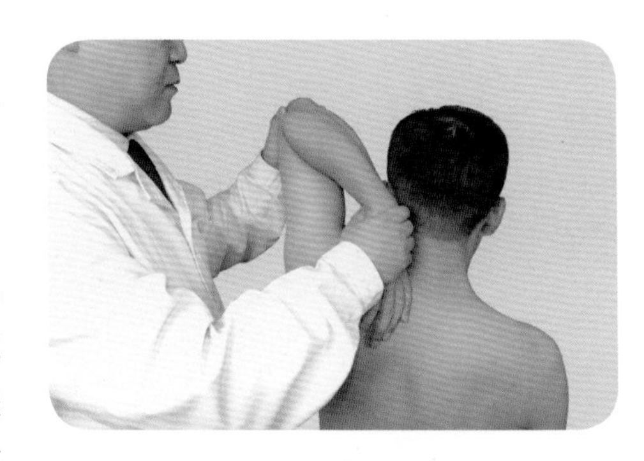

图 2-4-2 牵臂顿咳法

【操作要领】

1. 把握好抬肘压腕的时机与速度,与患者顿咳形成合力是手法成功的关键。

2. 抬肘压腕的动作应轻巧快速,角度不可过大,不可使用暴力。

3. 本法需医患充分配合。

【作用及应用】

本法属于主动按动法。操作时充分利用了患者的呼吸力,主要用于治疗胸胁屏伤、呃逆,对扭挫伤所致的呼吸疼痛、胸闷气短、呼吸不畅等均有效果。

三、牵臂压锁法

【操作方法】

患者仰卧位,医者位于其患侧头前。医者双手重叠按压于错缝的胸锁关节处,两助手分别握持患者腕部并外展上肢 90°。令两助手缓慢持续向两边牵引双上肢至最大幅度,保持牵引力均匀平稳。嘱患者深吸气至最大幅度,然后缓缓呼出。医者在呼气过程中波浪式连续按压胸锁关节 3~5 遍,最后令助手缓缓放松牵引力(图 2-4-3)。

【操作要领】

1. 牵引及吸气过程中，医者叠掌紧贴患处即可，不必用力。

2. 医者按压时应保持弹性节律，随呼气而逐渐增大按压力，不可暴力按压。

3. 手法完成后嘱助手缓慢放松上肢，不可甩摆。

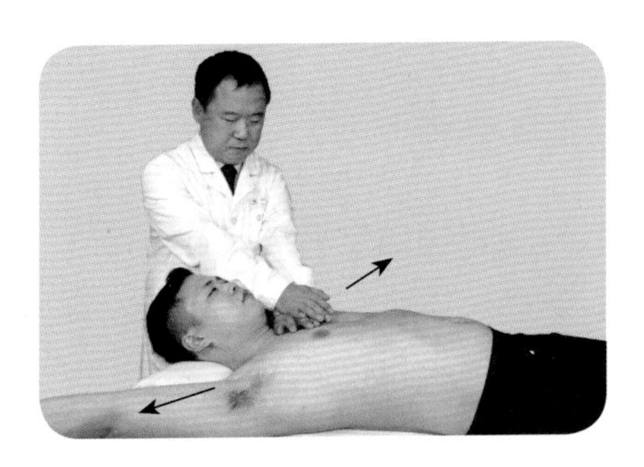

图 2-4-3　牵臂压锁法（示意图）

【作用及应用】

本法用于胸锁关节错缝，操作时有机地结合了牵引力、呼吸力、按压力，充分体现了按动疗法的特点。

四、点阑门呼吸按动法

【操作方法】

患者仰卧位，医者位于其旁。医者一手指置于腹部阑门穴处，感受患者的自然呼吸节律，然后缓缓随患者呼吸点按阑门穴，呼气时随腹壁下降而着力深入，吸气时随腹壁抬高而略减小点按力。如此迎随患者自然呼吸有节律地点按 5~10 遍（图 2-4-4）。

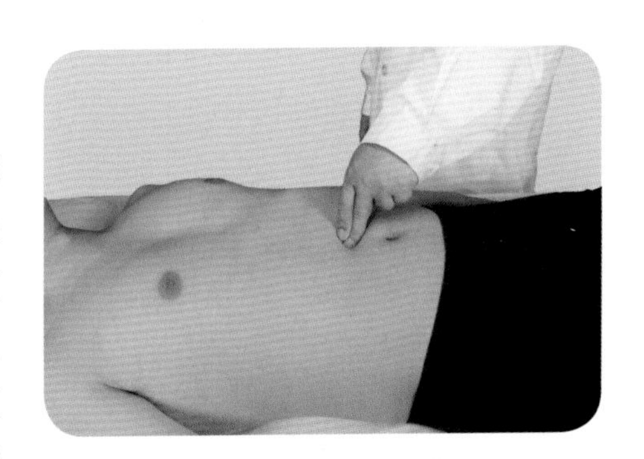

图 2-4-4　点阑门呼吸按动法

【操作要领】

1. 呼吸点按重在节律刺激，不必有过强的疼痛感，以免因此造成屏气等呼吸节律的失调。

2. 吸气时仍须保持足够点按力，不可完全松劲。

【作用及应用】

本法具有调整脏腑功能的作用，属主动按动法，操作的重点是迎随患者自然呼吸的同时进行有轻重节律的点按刺激。此法取穴可根据病情辨证选用，常用穴位有天枢、中脘、关元等。

五、提拿腹肌呼吸按动法

【操作方法】

患者仰卧位，医者位于其旁。以腹正中线两侧腹肌及皮下脂肪为主要操作区，医者双手虎口张开，拇指与四指相对，并置于腹正中线两侧，感受患者自然呼吸节律，然后双手提拿腹前中线两侧腹肌及皮下脂肪，将其提起，并迎随呼吸节律上提、下放，即吸气时随腹壁抬起而向上提拿，呼气时随腹壁下降而缓慢放下。如此自上而下提拿腹壁3~5遍(图2-4-5)。

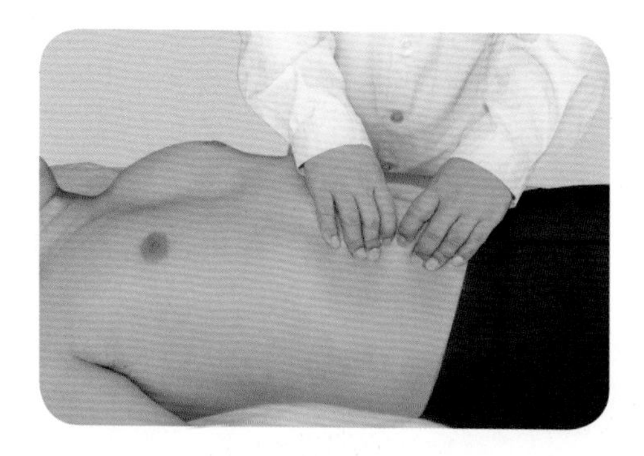

图 2-4-5 提拿腹肌呼吸按动法

【操作要领】

1. 提拿腹肌手法应尽量提满拿足，从而减轻疼痛。
2. 手法自上而下，呼气时放松提拿力，并顺势转换至下一提拿。

【作用及应用】

随呼吸节律提拿腹肌提高了传统拿腹手法对于内在脏器运动的调节作用。若患者呼吸较轻浅，可改自然呼吸为医者引导下的深呼吸，但次数不宜过多，以免因呼吸节律变化造成不适。另外，本法也可用于提拿肋弓和提拿腹侧等腹部提拿手法。

六、呼吸连续点按肋弓法

【操作方法】

患者仰卧位，医者位于其一侧。以两侧肋弓缘的弧线为主要操作区，医者双手拇指并置于对侧肋弓下缘近剑突处，其余手指自然放松。嘱患者深吸气，感受腹壁的抬高及紧张。在深吸气末嘱患者深呼气，随呼气时腹壁的下降及松弛，医者双拇指交替连续点按肋缘下至浮肋。反复施术3~5遍(图2-4-6)。

【操作要领】

1. 拇指的交替连续点按应深入肋缘，动作连贯。

2. 本法反复操作次数不宜过多，以免过度通气造成不适。

3. 胆囊炎、胆结石急性期禁用本法。

【作用及应用】

本法属主动按动法，是针对经脉、形体的线性手法操作，具有疏肝散结、开胸顺气的作用。可用于治疗胸胁屏伤、胃脘痛、胁肋胀满等。同样方法还可用于腹部其他部位的治疗。

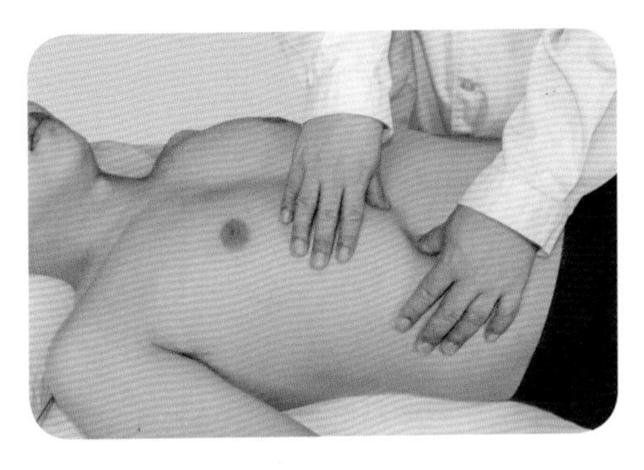

图 2-4-6　呼吸连续点按肋弓法

七、弹拨腹筋法

【操作方法】

患者仰卧位，医者位于其旁。以腹部两侧的腹筋为操作点(腹筋指腋前线直下侧腹深面的肌筋)。医者面对患者腹部，两手拇指与四指相对，轻轻捏拿腹筋。嘱患者深吸气，随腹部隆起逐渐着力捏拿腹筋，不使之滑脱。至深吸气末，令患者咳嗽出声；同时，在腹肌快速紧张的瞬间向外弹拨腹筋，使之从指间弹出(图 2-4-7)。

【操作要领】

1. 过度肥胖及腹肌极度紧张者，腹筋较难捏拿，可在放松后再施术。

2. 本法刺激量大，应在操作前告知患者。

3. 准确把握弹筋时机是手法成功的关键，应与顿咳同时，形成收放合力。

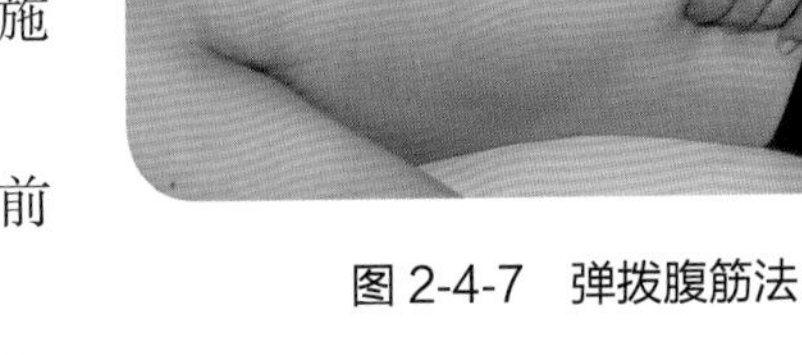

图 2-4-7　弹拨腹筋法

【作用及应用】

该法属于主动按动法，有极佳的解痉、通经、升提、利气的作用，是腹部临床常用的手法。

八、呼吸托颤法

【操作方法】

患者仰卧位，医者位于其旁。患者臀下垫一软枕，以腹部为操作区，医者面对患者腹部，双手重叠置于下腹部。嘱患者逆腹式吸气，随腹壁下降双手着力下按。至吸气末，嘱患者逆腹式呼气，随腹部放松隆起，双手掌保持压力转而向上，边振颤边托推腹部至上腹部肋下。反复施术3~5遍（图2-4-8）。

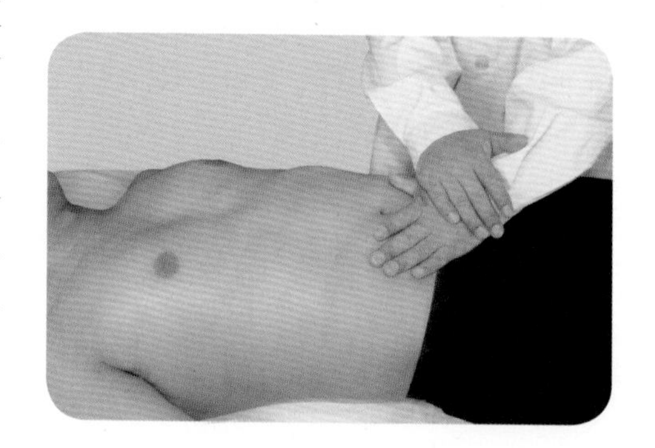

图2-4-8 呼吸托颤法

【操作要领】

1. 逆腹式呼吸次数不可过多，以免因呼吸节律变化造成不适。

2. 如患者不熟悉逆腹式呼吸，可于操作前指导患者练习。

3. 上托推颤时一定要保持足够按压力，从而形成按压、上托、振颤、呼吸的多力相合。

【作用及应用】

本法属主动按动法，是治疗胃下垂的主要手法，配合逆腹式呼吸的升膈提气作用，从而提高了外在托提手法的疗效。类似手法也可用于脱肛、子宫下垂等多种下陷之证。

九、屈腰卷腹法

【操作方法】

患者下肢伸直坐于床上，双手扶于膝上，医者位于其旁，双手置于患者后背正中。嘱患者深吸气，至吸气末，再缓缓深呼气，在呼气过程中屈腰卷腹，尽量将躯干贴向下肢，至最大幅度后吸气伸直。医者轻按后背以助力。反复施术3~5遍（图2-4-9）。

【操作要领】

1. 医者双手一为助力，二为维持姿势稳定。应事先了解患者腰部前屈的范围，切不可暴力下按或强求大角度屈伸。保持屈腰卷腹的弹性和节律是手法成功的关键。

2. 次数不宜过多，避免运动及深呼吸造成的不适。

3. 有严重腰部疾患者慎用。

【作用及应用】

本法为主动按动法，通过躯干的屈伸对腹腔造成压力，配合呼吸运动，起到很好的内脏按摩、改善微循环的作用。常用于腹部治疗后的疏理调节。并用于腰椎间盘突出或腰扭伤导致的腰部活动受限。

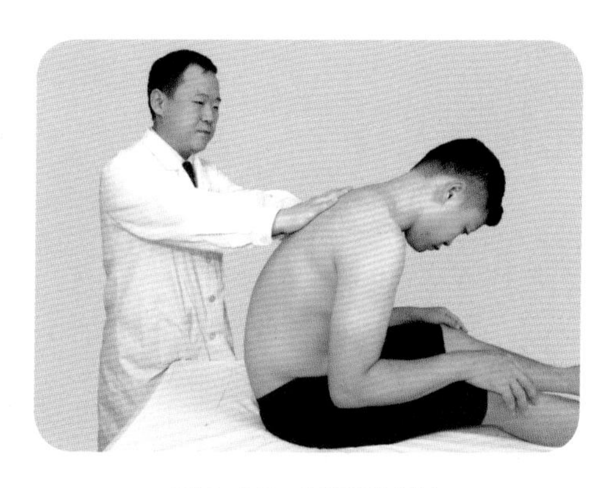

图 2-4-9 屈腰卷腹法

第五章 脊柱调整手法

按动疗法的脊柱调整手法源于传统中医推拿中的正骨手法，在数十年的发展中，吸收了现代中外手法治疗的技术经验，逐渐形成以引导患者主动运动、注重呼吸配合为特点的，扳、牵、旋、顶多法并用的脊柱小关节整复技术。

国内目前有数十种整脊技术，手法各有特点，但万变不离其宗，各技法虽姿势、手形、体位各异，但其起效均通过牵拉、扭转、按压之力作用于脊柱，达到矫正畸形、纠正错缝、消除脊柱小关节紊乱的目的。按动疗法认为，脊柱整复技术的基础在于对脊柱各节段关节结构、生理功能、病理状态等知识的掌握，其操作要求轻灵短快，强调发力的短促有力、精准可控。要实现操作中的力合劲整、定位准确。

按动疗法的脊柱调整手法与其他整脊技术没有本质区别，其不同之处在于遵循按动原则形成以下特点：一是注重医患配合。按动疗法是患者主动参与下的治疗，在脊柱关节整复中，同样体现了这一特色。传统的脊柱关节整复均要求患者放松，在相对静止的状态下接受医者的手法施术。但在实际操作中，患者因疼痛、紧张有时难以做到充分放松，甚至可能因恐惧而产生强烈对抗，可能阻碍手法的成功实施。为避免此现象，按动疗法提倡治疗中的医患配合，在手法治疗过程中指导患者适当运动，在运动中消除紧张和拮抗，并寻找最佳的治疗时机。在手法操作中，患者的主动运动与医生的力量可形成同向合力，使医生的发力随势而行，节省了用于对抗患者紧张痉挛的力量，使手法更易成功。此外，脊柱运动中关节的开合位移是手法定位的有效标志，在运动中体会平衡、在运动中实现定位是按动疗法整复技术的关键点之一。二是重视呼吸。中医学很早就认识到，呼吸运动不仅可实现内外气体交换，还有着极佳的调神摄气、开合关窍的作用。传统的导引运气、气功中的呼吸吐纳都是这一原理的体现，也是中医学“气”理论的重要内容之一。按动疗法重视呼吸在手法操作中的作用，并形成了呼吸按动这一特色手法。呼吸与手法配合也体现在整复手法中。进行脊柱调整时，由于疼痛、紧张、恐惧，患者有时难以充分放松，甚至无法运动。此时，引导患者有节律地呼吸是有效的辅助措施。在医者引导下的深呼吸可以使患者精神放松，肌肉关节也随之有所松动，为整复发力提供了时机。这样既提高了手法成功率，又避免了对抗整复中可能出现的伤害。另外，呼吸过程中脊柱关节（尤其是胸椎小关节）会有明显的位移，这为整复提供了时机，因此按动疗法在胸椎小关节整复中常选择在呼气末发力。

总之，按动疗法的脊柱整复手法并未脱离中医推拿正骨手法范畴，只是更为强调医患配合和呼吸调节，将按动原理与传统技术进行了有机整合。

一、颈椎整复法

（一）上段颈椎偏歪整复手法

1. 颈椎纵向牵提法

以棘突向左侧偏歪为例，患者取坐位，双手自然下垂。医者位于患者侧后方，右手托住后枕部，拇指抵住偏歪棘突、阳性反应点或横突，左侧肘部环抱患者面颊部，先使患者颈部向左旋转至最大限度，再缓慢向上拔伸，并维持一定的牵引力，待患者相对放松时，做有控制的、稍大幅度的、瞬间的顿提，听到弹响即表明复位（图 2-5-1）。

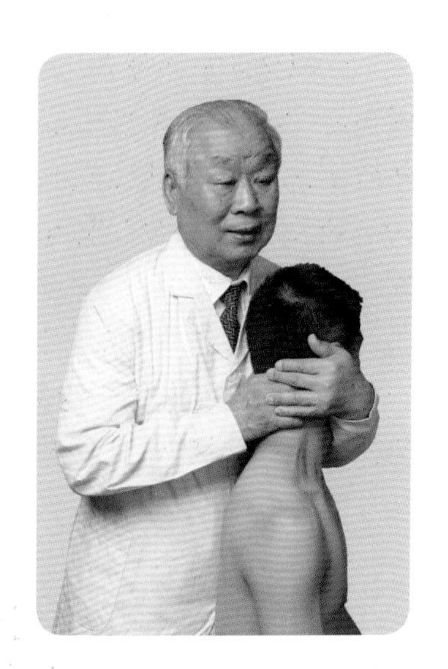

图 2-5-1　颈椎纵向牵提法

2. 上段颈椎定点旋转扳法

以棘突向左侧偏歪为例。患者取坐位。医者位于患者左后方，用右手拇指抵住患者偏歪棘突的左侧，其余四指扶于患者枕部，先使患者头部前屈至要扳动椎骨棘突处，面部向左侧旋转至最大限度，然后医者用左手托住患者右侧面颊部，待患者放松后，做一个有控制的、稍大幅度的、瞬间的扳动，听到弹响即表明复位（图 2-5-2）。

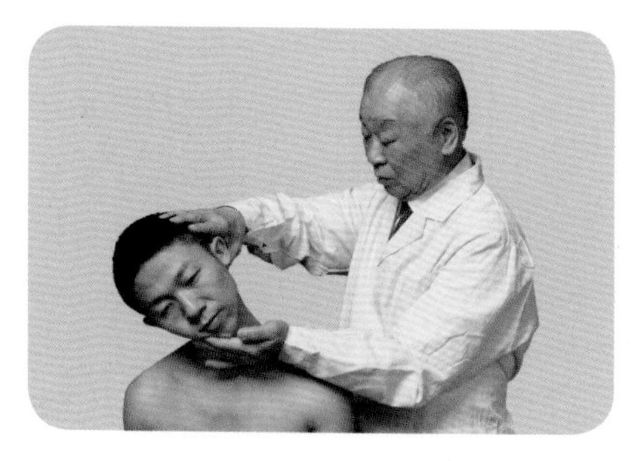

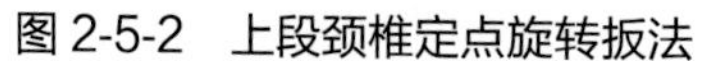

图 2-5-2 上段颈椎定点旋转扳法

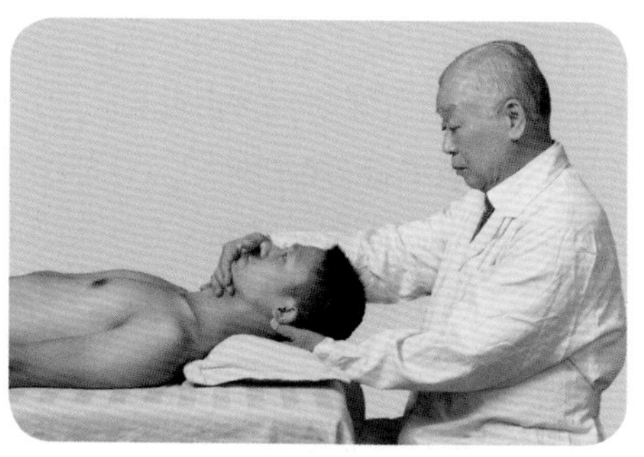

图 2-5-3 仰卧位颈部拔伸法

3. 仰卧位颈部拔伸法

患者仰卧位。医者位于患者头侧，一手托住患者后枕部，另一手置于患者下颌部，双手用力拔伸患者颈部，牵拉颈部肌肉，并维持一定牵引力，待患者放松时，做有控制的、稍大幅度的、瞬间的、向头侧的顿牵，听到弹响即表明复位（图 2-5-3）。

4. 仰卧颈椎定位旋转扳法

以棘突向左侧偏歪为例。患者仰卧位。医者位于患者头侧，左手置于患者颈后，以左手中指按于偏歪棘突或阳性反应点，右手置于患者右侧面颊部，然后使患者颈部前屈，至要扳动的椎骨棘突开始运动时，再使患者颈部向左旋转至最大限度时，做有控制的、稍大幅度的、瞬间的旋转扳动，听到弹响即表明复位（图 2-5-4）。

5. 俯卧颈椎定位旋转扳法

以棘突向左侧偏歪为例。患者俯卧位，双手垂于床面下。医者位于患者头侧，右手中指抵住偏歪棘突、阳性反应点，左手扶于患者左侧下颌部，使患者

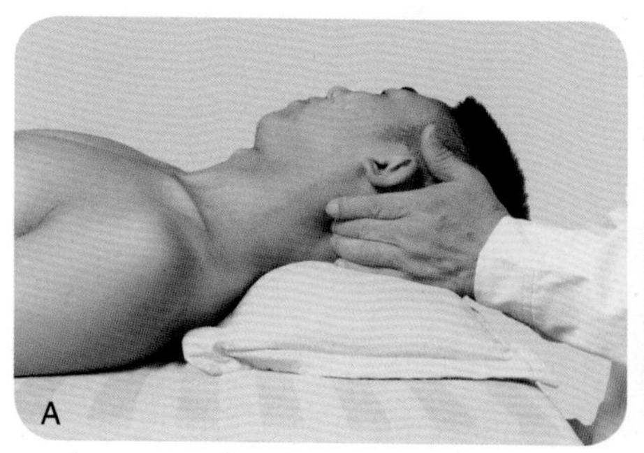

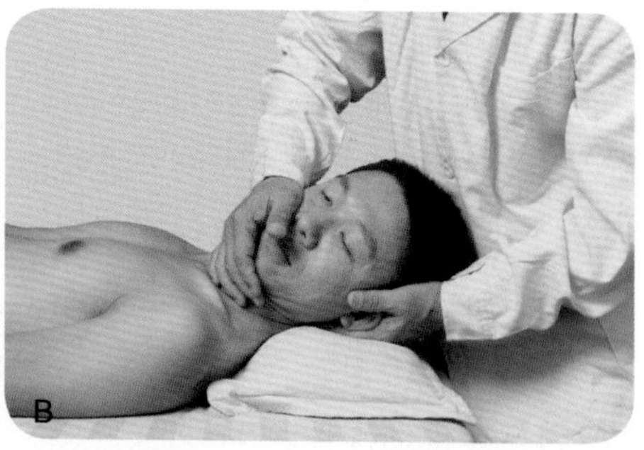

图 2-5-4 仰卧颈椎定位旋转扳法

颈部右旋转至最大限度，待患者放松时，做有控制的、稍大幅度的、瞬间的扳动，听到弹响即表明复位。

视频 2　俯卧颈椎定位旋转扳法

（二）中段颈椎偏歪整复手法

1. 颈椎侧屈虎口推扳法

以棘突向左侧偏歪为例。患者取坐位。医者位于患者左后方，以右手虎口抵住颈部中下段，左手扶于患者头部右侧，先使患者颈部向左侧屈曲至最大限度，并维持一定的角度，待患者放松时，做有控制的、稍大幅度的、瞬间的扳动，听到弹响即表明复位（图 2-5-5）。

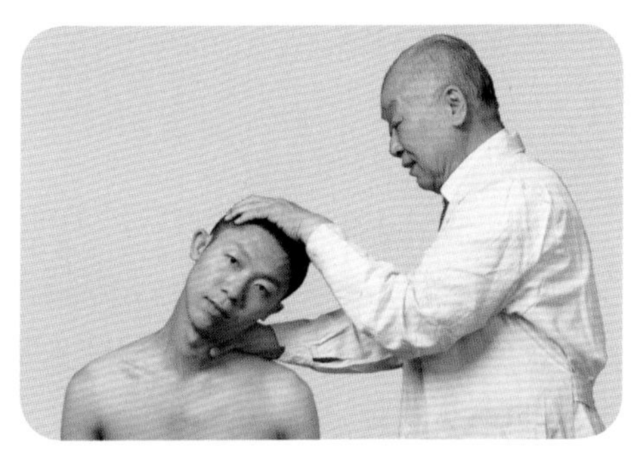

图 2-5-5　颈椎侧屈虎口推扳法

2. 颈椎牵臂侧屈推扳法

以棘突向左侧偏歪为例。患者取坐位。医者位于患者的左前方，患者左上肢绕至医者后侧，医者以右手握住患者左手，左手抵住患者头部左侧并使颈部向右侧屈曲至最大限度，使患者左侧颈肩部肌肉充分拉伸，并维持一定的牵引力，待患者放松时，医者左手做有控制的、稍大幅度的、瞬间的推扳，听到弹响即表明复位。

视频 3　颈椎牵臂侧屈推扳法

（三）下段颈椎偏歪整复手法

1. 颈椎侧屈掌根推扳法

以棘突向左侧偏歪为例。患者取坐位，医者位于患者左侧，以右手掌根部抵住偏歪棘突，左手扶于患者头部，先使患者头部前屈至要扳动椎骨棘突开始运动时，再使患者颈部向左侧屈曲至最大限度，并维持一定的牵引力，待患者放松时，瞬间双手向对侧做有控制的、稍大幅度的、瞬间的扳动，听到弹响即表明复位（图 2-5-6）。

2. 颈椎定位旋转扳法

以棘突向左侧偏歪为例。患者取坐位，医者位于患者左侧，以右手掌根尺侧豌豆骨抵住偏歪棘突或阳性反应点，左手托住患者右侧下颌部，先使患者头部前屈至要扳动椎骨棘突开始运动时，再使患者头向左侧旋转至最大限度，待患者放松后，双手相对用力，做一个有控制的、稍大幅度的、瞬间的扳动，听到

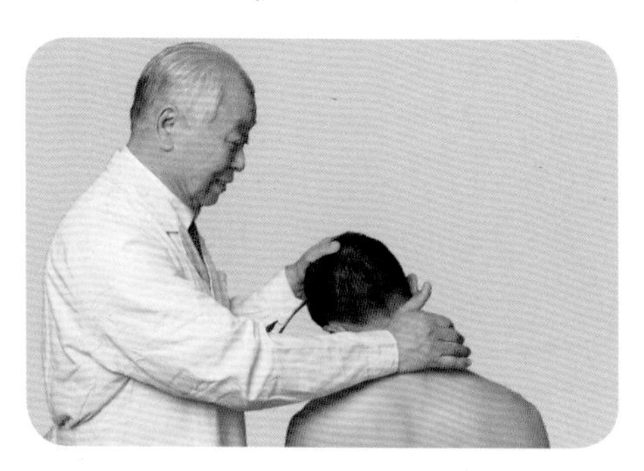

图 2-5-6 颈椎侧屈掌根推扳法

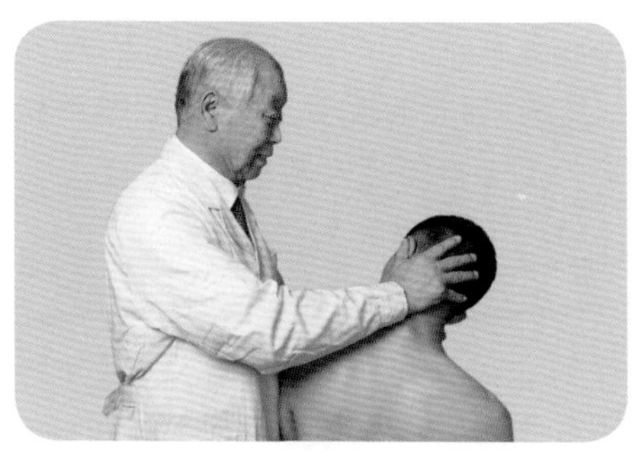

图 2-5-7 颈椎定位旋转扳法

弹响即表明复位(图 2-5-7)。

3. 坐位膝顶颈椎牵提法

患者坐位。医者位于其后,单足踩方凳,一手扶于患者后枕部,另一手扶于患者下颌部,使患者躯干后倾,用膝关节顶住患者第 2、3 胸椎区域,双手向后上方用力,牵拉颈部,待患者放松时,瞬间顿提,听到弹响即表明复位(图 2-5-8)。

4. 俯卧颈椎定位旋转推扳法

以棘突向右侧偏歪为例。患者俯卧位,双手垂于床面下。医者位于患者头侧,右手扶于患者后头部偏左侧,左手掌根尺侧抵住偏歪棘突。双手相对用力,使颈部向右侧屈曲,左旋至最大限度,待患者放松时,做有控制的、稍大幅度的、瞬间的扳动,听到弹响即表明复位(图 2-5-9)。

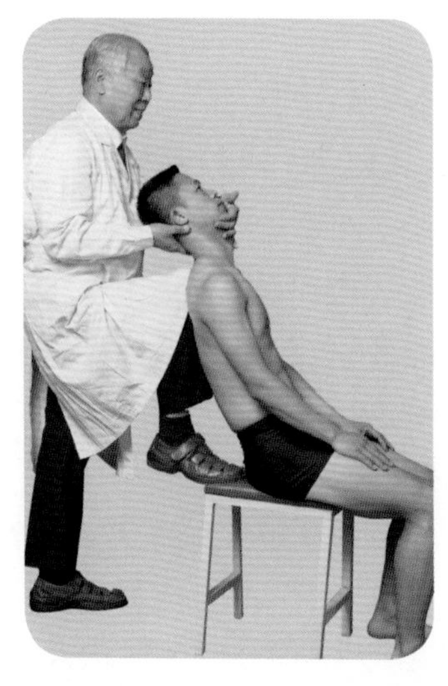

图 2-5-8 坐位膝顶颈椎牵提法

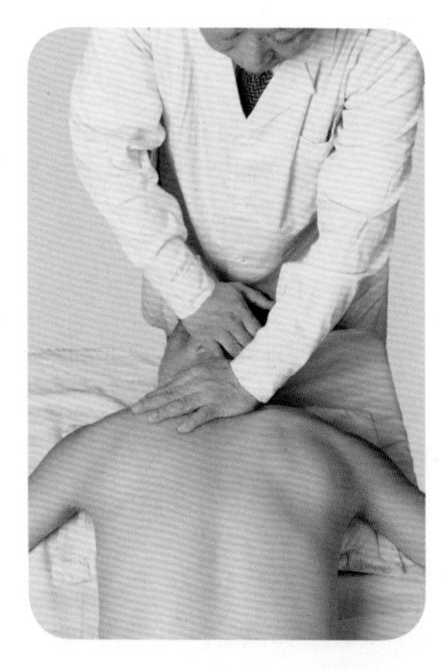

图 2-5-9 俯卧颈椎定位旋转推扳法

5. 俯卧颈椎旋转推扳法

以棘突向右侧偏歪为例。患者俯卧位，双手垂于床面下。医者位于患者头侧，右手扶于患者后头部偏右侧，左手扶于肩胛冈上部，双手向反方向用力，使颈部向左侧屈曲，右旋至最大限度，牵拉右侧颈肩部肌肉，并维持一定的牵引力，待患者放松时，做有控制的、稍大幅度的、瞬间的扳动，听到弹响即表明复位。

视频4　俯卧颈椎旋转推扳法

二、胸椎整复法

（一）胸椎牵提法

1. 上段胸椎牵提法

患者取坐位，双手交叉扣住置于颈后。医者位于患者身后，右侧上肢从患者上肢之前绕至患者背部，左侧上肢从上臂之前绕至患者后侧并扣住患者左侧前臂，待患者放松后，医者双上肢迅速向后上方提拉，听到弹响即表明复位（图2-5-10）。

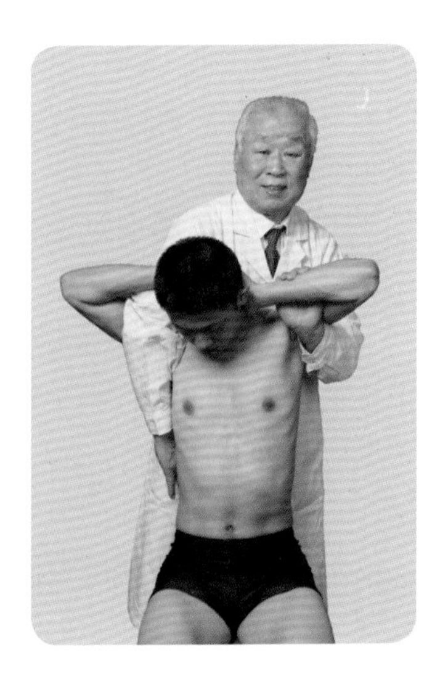

图2-5-10　上段胸椎牵提法

2. 中段胸椎牵提法

患者取坐位，双手交叉扣住置于颈后。医者位于患者身后，双上肢从患肢上臂之前绕至身后，并且分别扣住患者双侧小臂，待患者放松后，医者两上肢迅速向后上方提拉，听到弹响即表明复位（图2-5-11）。

3. 下段胸椎牵提法

患者取坐位，双手平行置于胸前，位于前正中线。医者位于患者身后，双上肢从患者腋下绕至患者胸前，扣住患者胸前双手腕，待患者放松后，医者双侧上肢迅速向后上方拉起，听到弹响即表明复位（图2-5-12）。

4. 膝顶臂提法

患者取坐位，双手交叉置于颈后。医者位于患者身后，单足踏于方凳之上，膝部顶住患者偏歪棘突。医者双手从患

视频5　膝顶臂提法

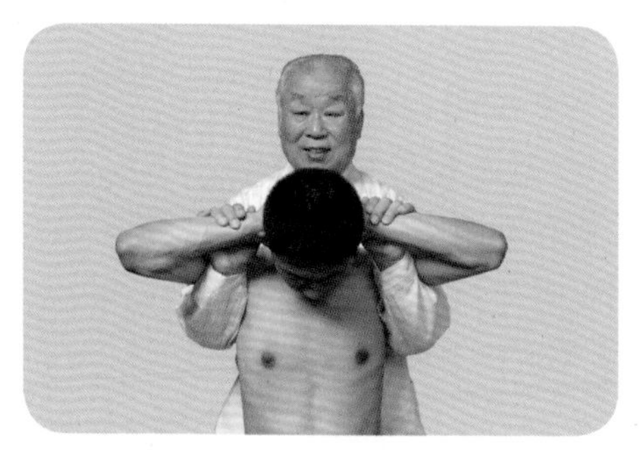

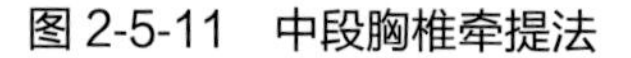

图 2-5-11 中段胸椎牵提法

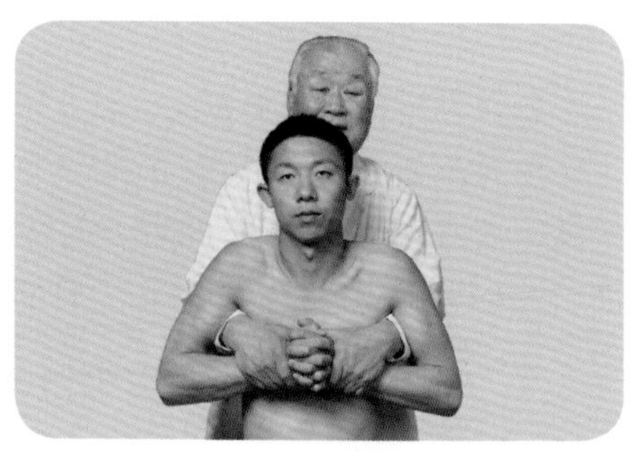

图 2-5-12 下段胸椎牵提法

者腋下穿过，紧握患者前臂远端，并以前臂背侧托住患者上臂近腋处。若患者上段胸椎偏歪者，患者上身略后倾；若患者下端胸椎偏歪者，患者上身略向前倾。嘱患者深呼吸，医者在患者吸气同时，迅速将患者上臂上提，听到弹响即表明复位。

（二）俯卧位胸椎整复法

1. 俯卧肘压复位法

患者俯卧位，头部放平，保持颈部放松。医者位于患者患侧，以一手食指、中指夹持偏歪椎体的下一节椎体棘突左右两侧，并向上推挤皮肤，另一上肢前臂近肘侧压于两指之上，躯干前倾，将躯体用力压于患者背部，再嘱患者用力呼气，医者随之向下按压，至呼气末，瞬间用力，听到弹响即表明复位（图 2-5-13）。

2. 俯卧掌压旋转复位法

患者俯卧位，头部放平，保持颈部放松。医者位于患者患侧，右手掌根固定于偏歪棘突或阳性反应点，左手按于右手之上，躯干前倾，将躯体用力压于患者背部，再嘱患者用力呼气，医者随之向下按压，至呼气末，瞬间用力下压，

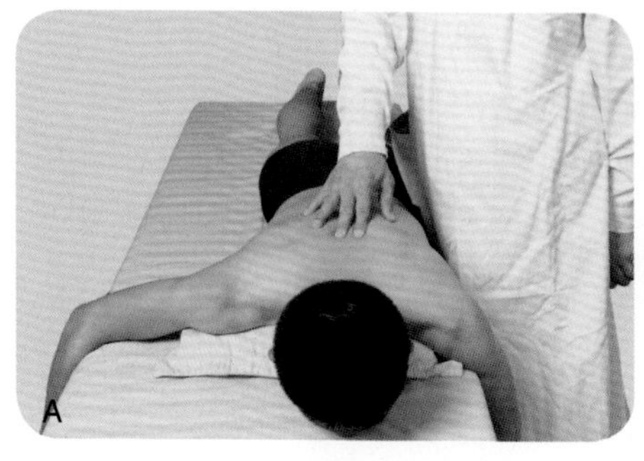

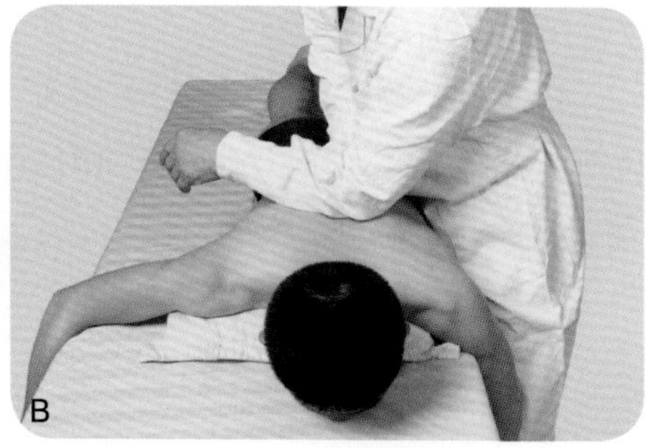

图 2-5-13 俯卧肘压复位法

并顺时针旋转手腕，听到弹响即表明复位（图 2-5-14）。

3. 俯卧叠掌按压复位法

患者俯卧位，头部放平，保持颈部放松。医者位于患者患侧，手掌根固定于偏歪棘突或阳性反应点，双手重叠，躯干前倾，将用力压于患者背部，再嘱患者用力呼气，医者随之向下按压，至呼气末，瞬间向前下方用力按压，听到弹响即表明复位（图 2-5-15）。

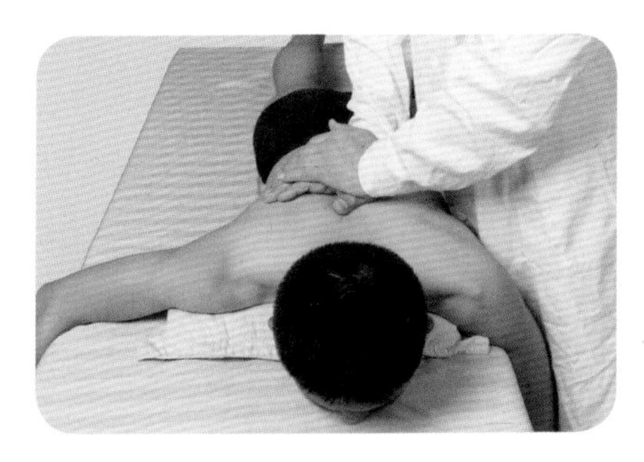

图 2-5-14 俯卧掌压旋转复位法

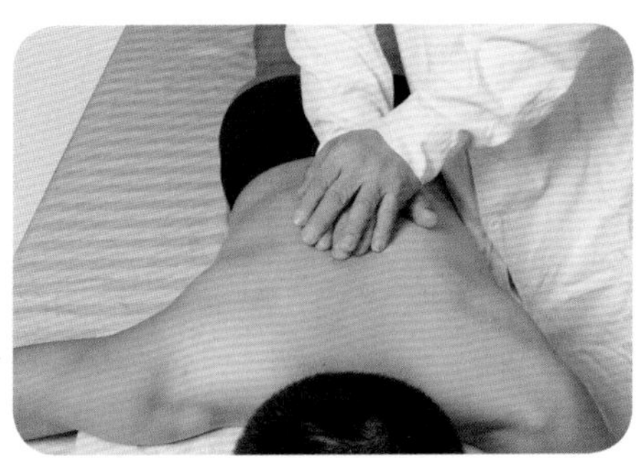

图 2-5-15 俯卧叠掌按压复位法

4. 俯卧拳压复位法

患者俯卧位。医者位于患者患侧，双手握拳，掌心相对，两侧拳面按于偏歪棘突左右两侧，躯干前倾，将躯体用力压于患者背部，再嘱患者用力呼气，医者随之向下按压，至呼气末，瞬间向前下用力，听到弹响即表明复位（图 2-5-16）。

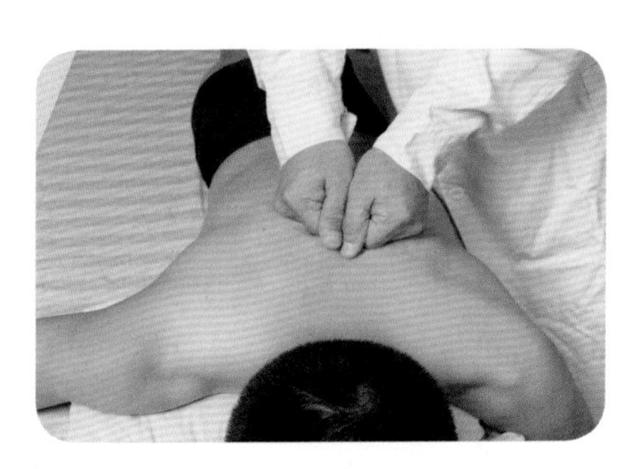

图 2-5-16 俯卧拳压复位法

5. 交叉分压法

患者俯卧位。医者位于患者左侧，左手掌根置于脊柱左侧，右手掌根置于脊柱的右侧，双手交叉，待患者呼气末，左手向下，右手向上瞬间用力，听到弹响即表明复位。

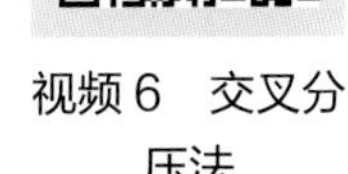

视频 6 交叉分压法

（三）仰卧位胸椎整复法

1. 仰卧胸椎整复法

患者仰卧位，双臂平行，双手抱肩。医者位于患者侧方，一手半握拳，掌根与手指分别置于偏歪棘突两侧，然后使患者逐渐仰卧于床上,医者胸部抵住患者两臂,嘱患者深呼吸,逐渐下压至最大限度后,瞬间用力,听到弹响即表明复位(图 2-5-17)。

2. 仰卧下段胸椎整复法

患者仰卧位,双臂平行,双手抱肩。医者位于患者侧方,一手半握拳,掌根与手指分别置于偏歪棘突两侧,然后使患者逐渐仰卧于床上,另一手扶于患者枕部,使颈部及上端胸椎屈曲,医者胸部抵住患者两臂,逐渐下压至最大限度后,瞬间用力,听到弹响即表明复位(图 2-5-18)。

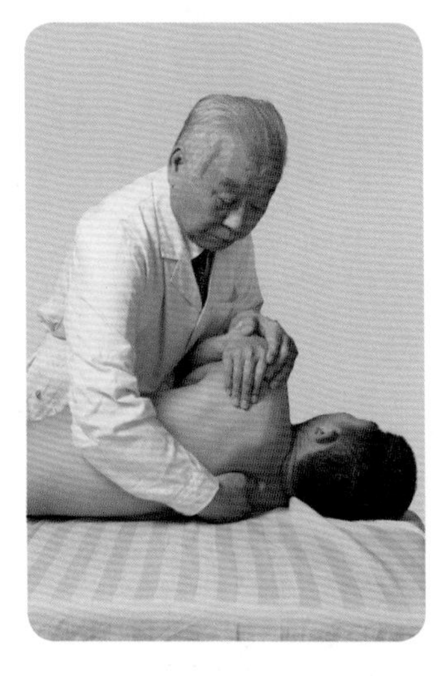

图 2-5-17 仰卧胸椎整复法

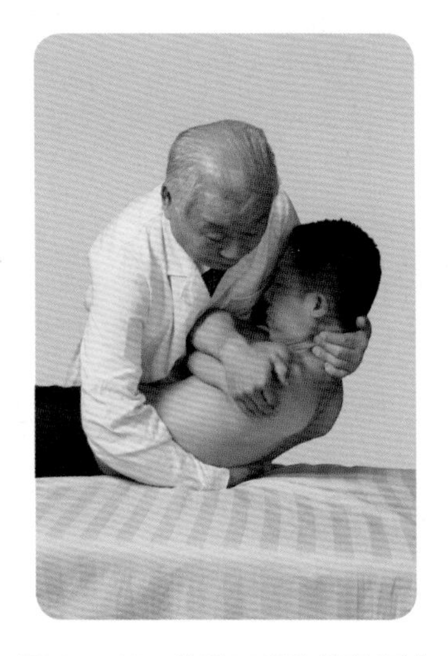

图 2-5-18 仰卧下段胸椎整复法

三、腰椎整复法

视频 7 坐式腰部牵提法

(一) 上段腰椎偏歪整复法

1. 坐式腰部牵提法

患者坐位,双手互抱对侧肘关节,置于胸前。医者位于患者后方,双手从患者腋下穿过,再握住患者双侧前臂,下肢发力上提患者躯体,维持一定牵引力,待患者放松时,瞬间顿提,听到弹响即表明复位。

2. 坐位牵肘推肩旋腰法

患者坐位,双手交叉置于颈后,跨坐于床面上,双腿分开,小腿垂于床面两侧。医者位于患者后侧,左手掌按于患者左侧肩胛骨内侧,右手于患者腋下穿过，握住患者左侧肘关节，双手相对用力，使患者躯干旋转至最大限度，待患者放松时，瞬间用力，听到弹响即表明复位（图 2-5-19）。

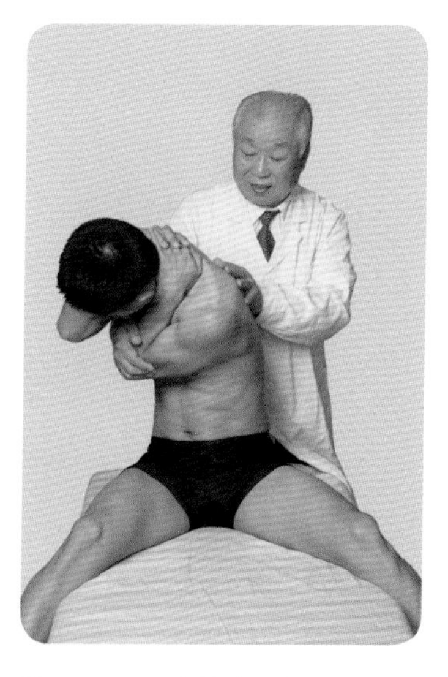
图 2-5-19 坐位牵肘推肩旋腰法

（二）中下段腰椎偏歪整复法

1. 背侧腰椎斜扳法

患者健侧卧位，健侧下肢伸直，患侧屈髋屈膝，患侧上肢置于身后。医者位于患者后侧。一肘置于患者肩前，另一肘置于患者髋部。相对用力，逐渐加大患者腰部旋转角度，至最大限度时，瞬间用力，听到弹响即表明复位（图 2-5-20）。

2. 腰椎推肩压膝斜扳法

患者健侧卧位，健侧下肢伸直，患侧屈髋屈膝，患侧上肢置于身后。医者位于患者腹侧，一手扶于患者患侧肩部，另一手按于患侧膝关节。然后医者双手同时向相反方向用力，逐渐加大患者腰部旋转角度，至最大限度时，瞬间用力，听到弹响即表明复位（图 2-5-21）。

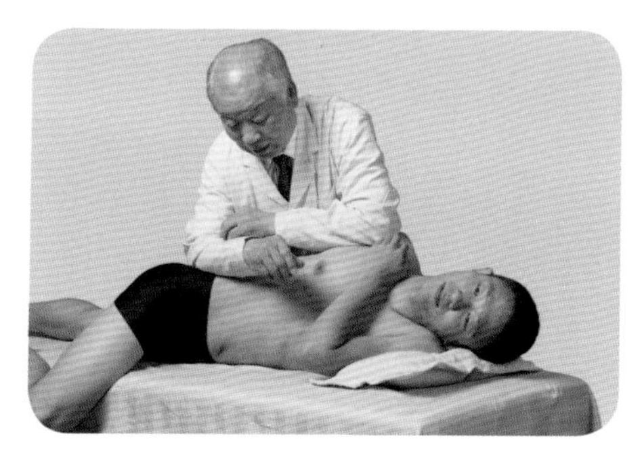
图 2-5-20 背侧腰椎斜扳法

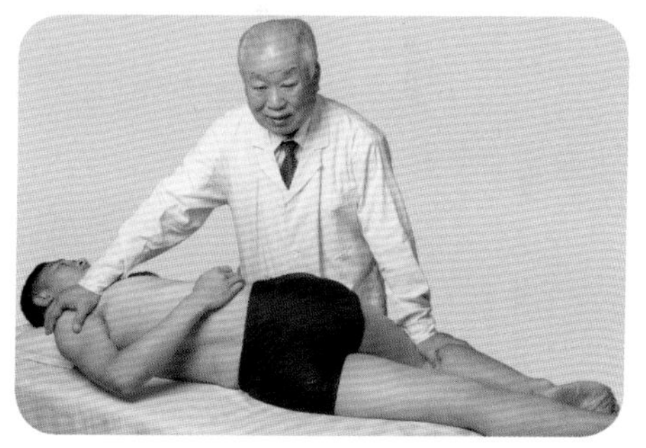
图 2-5-21 腰椎推肩压膝斜扳法

3. 腰椎扶肋推髋法

患者健侧卧位，健侧下肢伸直，患侧屈髋屈膝。医者位于患者后侧。一手扶于患者肋弓，另一手按于患者髋部后侧，医者双手相对用力，逐渐加大患者腰部旋转角度，至最大限度时，瞬间用力听到弹响即表明复位（图 2-5-22）。

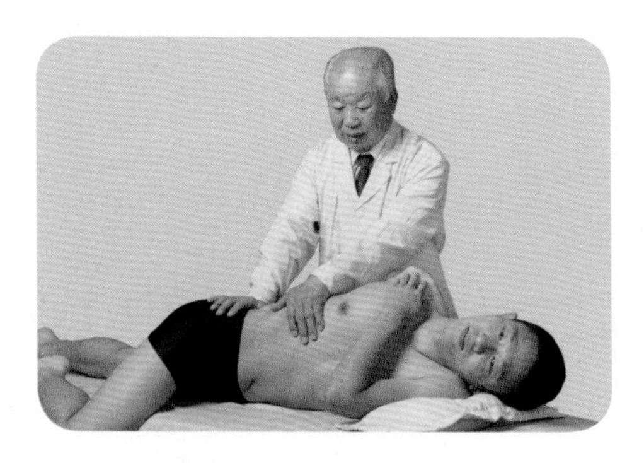

图 2-5-22 腰椎扶肋推髋法

视频 8 仰卧单膝牵腰法

4. 仰卧单膝牵腰法

患者仰卧位，患侧髋膝关节屈曲。医者位于患者患侧，大腿外侧抵住患者患足，以固定患侧下肢，双手十指交叉抱于患侧膝上，向后用力并维持一定牵引力，牵拉腰部，待患者放松时，瞬间用力牵拉，反复施术 1~2 遍。

（三）定位扳法

1. 腰椎定位旋转扳法

以棘突向左侧偏歪为例。患者坐位，双手交叉置于颈后，颈椎前屈，躯干前倾。医者位于患者身后，右手掌根固定于偏歪棘突或阳性反应点，左手抱住患者右侧肘关节，双手相对用力，使患者躯干左旋至最大限度，待患者放松时，瞬间用力，听到弹响即表明复位(图 2-5-23)。

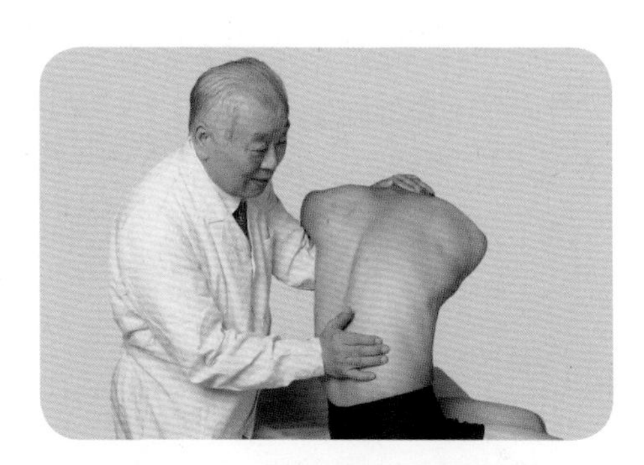

图 2-5-23 坐位腰椎定位旋转扳法

2. 膝顶臂提法

患者取坐位，身体后倾，医者位于患者身后，屈曲膝关节顶住偏歪棘突，单足踩方凳下横梁，双手交叉置于患者胸前，并向后牵拉肩关节，至最大限度时，瞬间用力，听到弹响即表明复位(图 2-5-24)。

3. 腰椎定位牵提法

患者站立位，以左手握住右手腕部，左手掌指关节顶于偏歪腰椎棘突或阳性反应点。医者位于患者身后，双手自患者腋下穿过，环抱于双侧肩部，双手向后用力，胸腹部向前顶住患者右手，使患者腰部后伸至最大限度，瞬间用力，

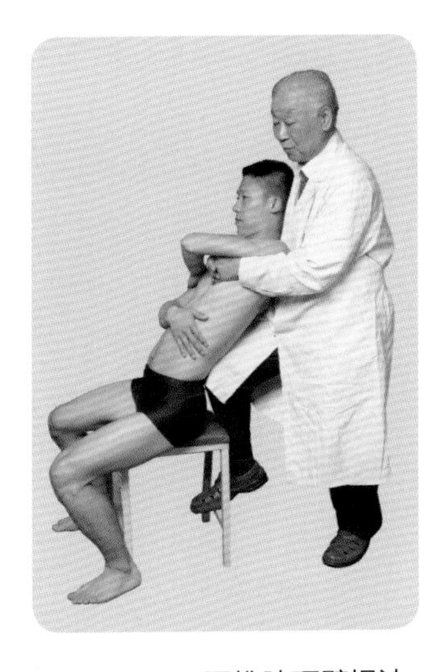

图 2-5-24 腰椎膝顶臂提法

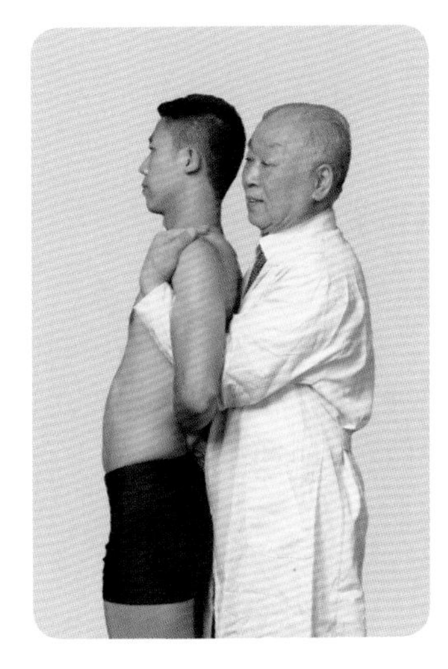

图 2-5-25 立式腰椎定位牵提法

听到弹响即表明复位(图 2-5-25)。

4. 腰椎定位扳法

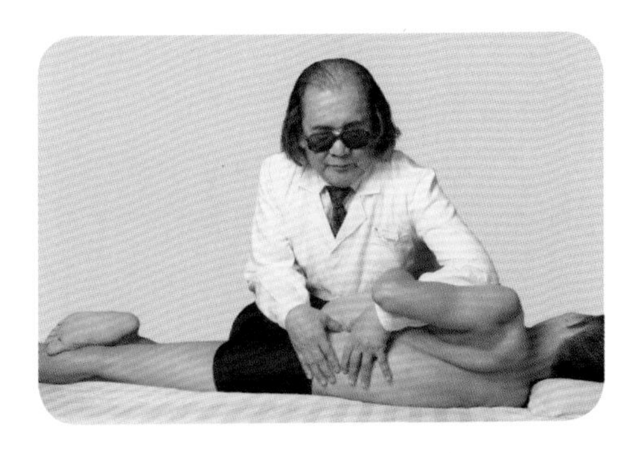

图 2-5-26 腰椎定位扳法

患者健侧卧位。医者面对患者站立,靠近患者头部一侧的前臂卡住患者腋下,向前推。另一前臂卡在患者坐骨结节与股骨大转子之间的沟内,向回拉。将患者腰椎旋转到接近最大角度时两臂突然协调发力进行矫正。依靠发力方式的改变进行定位,在矫正上位腰椎时,靠近患者臀部的一臂为静点,卡在患者腋下的一臂作为动点,矫正下位腰椎时,靠近患者头部的一臂作为静点,卡在患者臀部的一臂作为动点。在矫正第三腰椎时,可两臂同时发力(图 2-5-26)。

5. 俯卧牵腰推扳法

视频 9 俯卧牵腰推扳法

患者俯卧位。助手位于患者足部,双手托住患者双侧脚踝。医者位于患者一侧,双上肢伸直,双手掌根重叠,压于向后凸起的棘突或阳性反应点。助手上抬患者下肢,牵拉患者腰部。待患者放松,助手向上用力,同时医者掌根向下压,听到弹响即表明复位。

四、骶髂关节整复法

（一）前错位整复法

1. 单人仰卧旋转复位法

以矫正左侧错位为例。患者仰卧位，医者位于患者右侧，用右手根按于左髂前上棘之高处，左手扳住患者左肩后部，令躯干旋向右侧，两手呈相反方向用力，当旋转至最大限度时，两手同时用力推扳，此时，可闻及骶髂关节复位的响声（图 2-5-27）。

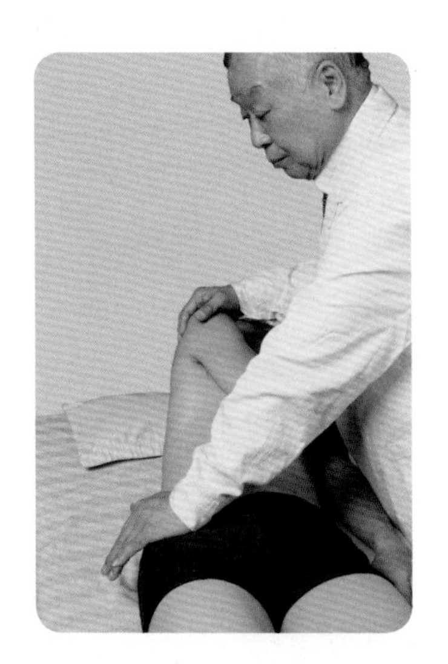

图 2-5-27 单人仰卧旋转复位法

2. 三人仰卧旋转复位法

以矫正左侧错位为例。对于身体强壮的患者，为了提高成功率可采取一助手双手掌重叠按于左髂前上棘之高处并向上用力，另一助手双手掌固定于患者右肩部，医者双手握住左手腕部，令躯干旋向右，医者与助手协调一致，呈相反方向用力，当旋转至最大限度时，医者与助手同时用力推扳，可闻及骶髂关节复位的响声（图 2-5-28）。

3. 屈膝屈髋按压法

患者仰卧位。医者位于患者患侧，一手握住患侧踝部，另一手扶膝，使髋膝关节屈曲至最大限度，用力下压 1~2 遍。

视频 10 屈膝屈髋按压法

（二）后错位整复法

1. 俯卧呼吸按压法

患者俯卧位，患肢屈曲并外旋，使髋关节前方悬空，医者位于患者一侧，双手掌重叠按于髂后上棘，嘱患者深吸气，待呼气结束时，双手用力向下按压，此时可闻及骶髂关节复位的响声（图 2-5-29）。

2. 骶髂关节后伸复位法

以左侧为例。患者俯卧位，左膝关节屈曲。医者位于患者右侧，右手掌根按于患侧髂后上嵴之高处，左手置于患者膝部，左上臂夹住患者足部，使骶髂关节后伸。双手相对用力，瞬间推扳，听到弹响即表明复位（图 2-5-30）。

3. 骶髂关节定位旋转扳法

以左侧为例。患者取坐位。医者位于患者左后方，右手拇指抵住髂后上

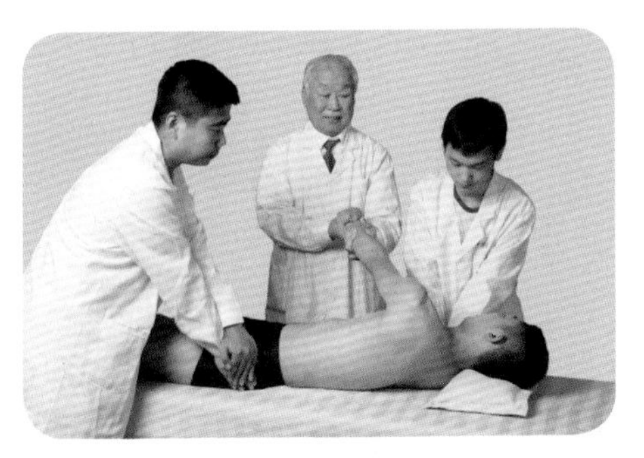

图 2-5-28　三人仰卧旋转复位法

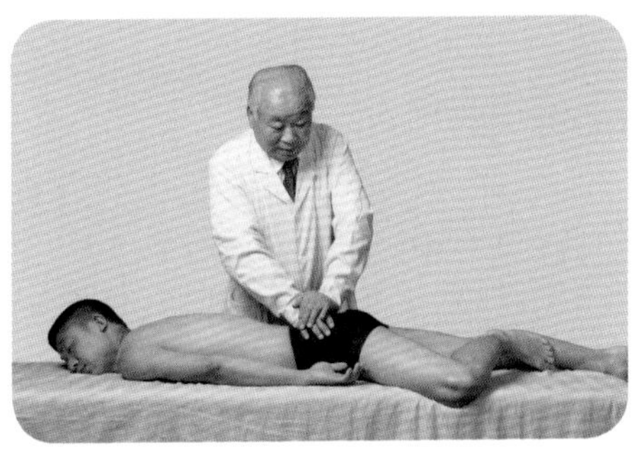

图 2-5-29　俯卧呼吸按压法

嵴之高处，左手环抱患者右肩，使患者躯干左旋至骶髂关节开始运动时，瞬间用力，听到弹响即表明复位。

视频 11　骶髂关节定位旋转扳法

4. 侧卧扳肩推髂法

患者健侧卧位，下肢伸直，患肢屈髋屈膝，小腿搭于床边，若有不适，可在腹股沟处垫一硬枕，双手环抱于胸前。医者位于患者后面，一手掌根按于肩前部，并向后扳，使患者上身背伸到最大角度，另一掌根抵于髂后上嵴，用力向前方推按，常可闻及弹响声，完成整复。此法适用于骶髂关节后错缝的整复(图 2-5-31)。

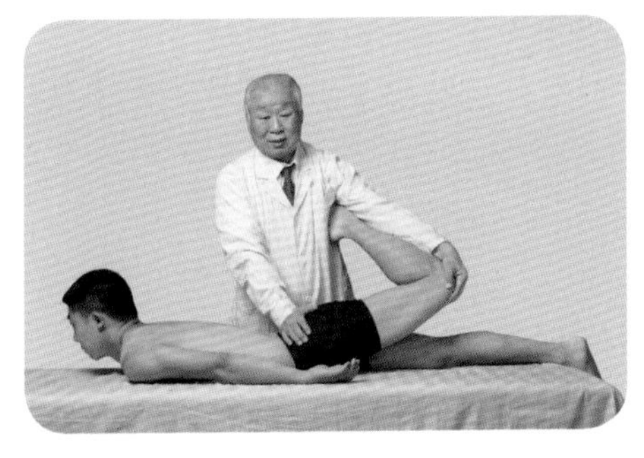

图 2-5-30　骶髂关节后伸复位法

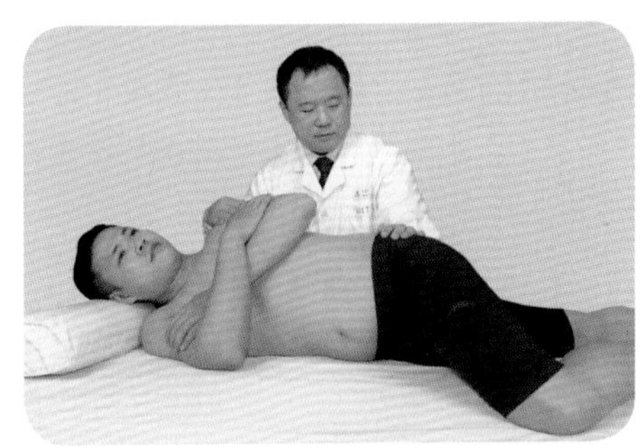

图 2-5-31　侧卧扳肩推髂法

第六章
踩跻按动法

一、定　　义

踩法又称“跻法”“踩跻法”，是医生用不同的脚法，作用于患者的病患部位，从而起到防病治病作用的一种治疗方法。

北京按摩医院在经过数十年临床应用之后，逐步将“按”与“动”的踩法相结合，寓按于动，动静结合，最终形成了独具特色的踩跻按动法，并且有效地应用于运动系统、脏腑功能紊乱等引起的疾病，如颈椎病、肩周炎、腰椎间盘突出症、腰肌劳损、坐骨神经痛、膝关节骨性关节炎等骨伤科疾病，神经衰弱、胃肠功能紊乱、慢性胃炎、泄泻、便秘等内科疾病以及盆腔炎、月经不调、痛经、闭经、乳腺增生等妇科疾病。此外，踩跻按动法还适用于亚健康状态及肥胖者。

二、设施标准

踩床标准：床面长宽约 225cm × 85cm，两侧扶手高度为 145cm，床垫厚 6cm，软硬适度。

枕头标准：枕头宜用荞麦皮填充，充实度约 80% 为宜。垫于腋下的枕头两个，长宽为 50cm × 25cm，垫于腿部的枕头一个，长宽为 60cm × 30cm。

三、操作前准备

（一）评估

1. 询问现病史，查体，参考相关辅助检查，确定是否符合适应证。

2. 询问既往病史，排除禁忌证、慎用证。

3. 履行告知义务。

4. 签署知情同意书。

（二）选择体位

选择俯卧位、侧卧位或仰卧位。

1. 俯卧位

上部两个枕头分别垫于患者双侧腋下、肩前及胁肋部，务必垫实；垫在腿部的枕头根据施术部位，置于小腿前侧靠近踝关节或置于膝下。

2. 侧卧位

枕头要垫在头的侧面及上侧大腿内侧，务必垫实。

3. 仰卧位

枕头要分别垫在后枕部及腘窝处。

临床应用时应根据施术部位及患者病情酌情调整。

（三）要求

施踩法前，嘱患者排空大小便，除去腰带等硬物；医师穿踩鞋。

四、操作要领

1. 操作过程中，医师的注意力应保持高度集中。

2. 力度应由轻渐重，以患者可耐受为度；利用两侧的扶手及前后的坐板，合理调整施术的力度。

3. 同一部位施术时间不宜过长，以患者可耐受为度。

4. 施术宜柔和，有节律性，双足交替移动时，重心应平稳。

5. 在背部施术时须与患者呼吸相配合，即患者吸气时抬起，患者呼气时踩下，保证患者呼吸顺畅。并嘱患者不可屏气、说话，以免造成胸闷、胸胁迸伤或肋骨骨折。

五、注 意 事 项

1. 首诊患者慎用踩跻法。

2. 施术过程中，注意询问患者感受，观察其反应，若出现异常情况，应立即停止施术，并进行必要的体格检查、辅助检查。

3. 踩跻的力度、单次治疗时间、治疗频次，取决于患者的体质和病情。

4. 施术后，嘱患者卧床休息 3~5 分钟，后缓慢起身，以防头晕，尤其是首次接受踩跻者；若出现头晕，可配合点穴，如风池、百会、内关等。

5. 行腰部俯卧位踩法时，应贴近脊柱施术，切忌在横突远端施术，以避免横突骨折；侧卧位时，腰部慎用踩法。

6. 胸椎小关节、浮肋、膝关节、腓骨头等易损伤部位，施术时应谨慎。

六、禁忌证与慎用证

（一）禁忌证

1. 体质衰弱者、孕妇及经期女性。

2. 神志不清或意识模糊的患者。

3. 过饥、过饱、酒后、过度疲劳的患者。

4. 有白血病、败血症等血液病的患者。

5. 有结核、癌症、骨折的患者。

6. 脊柱损伤、术后、严重畸形、失稳患者。

7. 有皮肤损伤及皮肤病患者，如皮肤烫伤、冻伤、癣、脓肿、湿疹等。

8. 合并严重内脏疾病，如心脏病、肝硬化、脑部病变等。

9. 骨密度≤−2.4 的患者，以患者影像学检查为主要评价标准，存在骨质疏松时，禁用踩法。

10. 存在其他可疑症状而诊断不明确者。

（二）慎用证

1. 骨密度在 −2.4~−1.0 的患者慎用踩跻法。

2. 年龄在 15 岁以下及 60 岁以上的患者慎用踩跻法。

3. 医生体重≥90kg，慎用踩跻法。

七、适用部位及常用脚法

1. 适用部分

主要适用于肩背、腰骶部和四肢等肌肉较丰厚处。

2. 常用脚法

推法、揉法、拨法、颤法、压法、搓法、擦法、叩法、理法。

八、不同部位常规踩跻方法

（一）颈肩、上背部踩跻法

本法适用于颈椎病、背肌筋膜炎、肩背肌劳损、胸背筋膜炎、胸椎小关节紊乱，操作者按以下顺序进行踩跻：

1. 俯卧位

（1）双足全脚掌交替按压肩部及上背部，由上至下3~5遍（图2-6-1）。

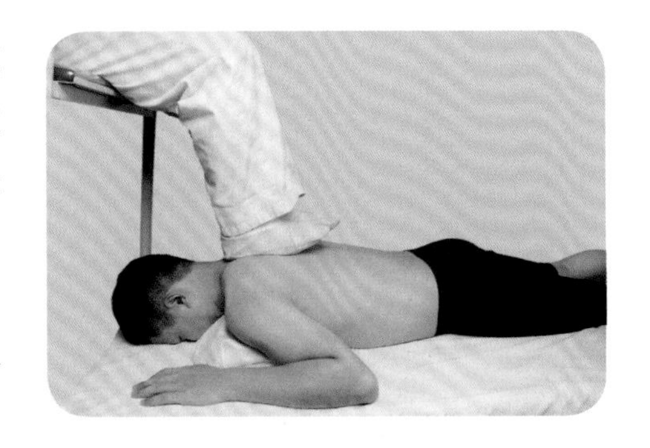

图2-6-1　双足交替按压法

（2）按揉背部膀胱经。

（3）双足跟交替点按上背部膀胱经第一侧线，由上至下（$T_{1\sim10}$）3~5遍。

（4）拨揉冈上区，点按肩外俞、肩中俞、肩井穴各15秒。

（5）揉拨颈侧肌群、足跟点、颈部夹脊穴3~5遍。

（6）分推肩部，点天宗穴。

2. 侧卧位

（1）足弓推上臂后侧3~5遍。

（2）点揉肩胛外缘，点按肩贞穴及肩后痛点。

（二）腰背部疾病踩跻法

主要适用于腰椎间盘突出、腰肌劳损、急性腰扭伤恢复期、背肌筋膜炎恢复期。操作者按以下顺序进行踩跻：

1. 俯卧位

（1）腰背部大面积松解法。以一脚踩于底部为支撑，另一脚全脚掌着力，在脊柱两侧施按压法，由上至下（$T_{1\sim5}$）3~5 遍。

（2）沿脊柱两侧膀胱经路线施揉拨法，由上至下（T_{10}~L_5）3~5 遍。

（3）以足跟点揉或点拨夹脊穴、膀胱经第一、二侧线穴位或痛点，每个穴位 10~15 秒，反复施术 3~5 遍。

（4）以足跟点按八髎穴，由上至下 3~5 遍。

2. 侧卧位

（1）足跟点拨或叩击骶骨边缘 3~5 遍，重点点按秩边穴。

（2）施理筋法于股骨大转子后缘，由上至下 3~5 遍。

（三）双下肢踩跻常规方法

适用于因腰椎等疾病造成的下肢疼痛、放射痛、下肢循环障碍导致下肢痿胀无力、发凉、麻木等症状。操作者按以下顺序进行踩跻：

1. 俯卧位

（1）大腿后侧按压法。

（2）点按承扶、殷门一线，在此经络中选敏感点重点施术，以局部酸胀、下肢出现温热感为佳。

（3）委中按动法，一足跟点委中穴，另一足绕患者小腿做屈伸运动（图 2-6-2）。

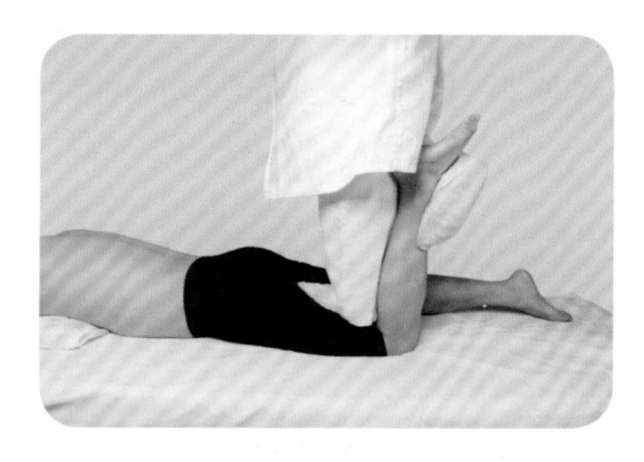

图 2-6-2 委中按动法

（4）擦揉小腿 3~5 遍。

（5）医者双足踩于患者小腿背侧施颤法。

（6）分别沿小腿外侧和内侧交替按压，由上至下 3~5 遍。

（7）医者坐于后架上，双足跟交替推点跟腱内、外侧，由下至上 3~5 遍。

2. 侧卧位

（1）在骶部做揉法。

（2）沿背部三线分别施揉拨法，点按病点。

（3）足弓推胆线（大腿外侧段）。

（4）擦胆经（小腿段），点按痛点。

（5）脚掌轻轻按压大腿内侧，于膝关节上方轻点痛点。

（6）理小腿内侧，于胫骨后缘处施理筋法。

3. 仰卧位

（1）双脚掌交替按压大腿前外侧。

(2) 点按腹股沟痛点，酌情可压放气冲。

(3) 沿小腿胃经路线作叩击法，由上至下 3~5 遍。

九、对症踩跻法

（一）针对后背及双下肢肌肉紧张的踩跻法

【操作方法】

根据施术部位的不同，可将本法分为两种：

1. 滑膀胱经法

患者俯卧位，双腋下各置一垫枕，双足踝下横置一垫枕，医者双足立于患者双肩胛内缘，双手向前扶于踩床两侧扶手，双腿稍屈曲，臀部后坐，使双足向前滑动，足底紧贴患者背部内缘滑至腰骶。医者站起后，双手再次向前扶于扶手，臀部后坐，使双足沿大腿小腿后侧滑至患者踝部。手法结束。

2. 侧滑法

患者侧卧位，于患侧大腿根部下置一垫枕以支撑，健侧大腿伸直，医者一足置于臀肌或踩床上，另一足从患侧大腿大转子向下沿大腿外侧滑动至膝关节股骨外上髁(图 2-6-3)。

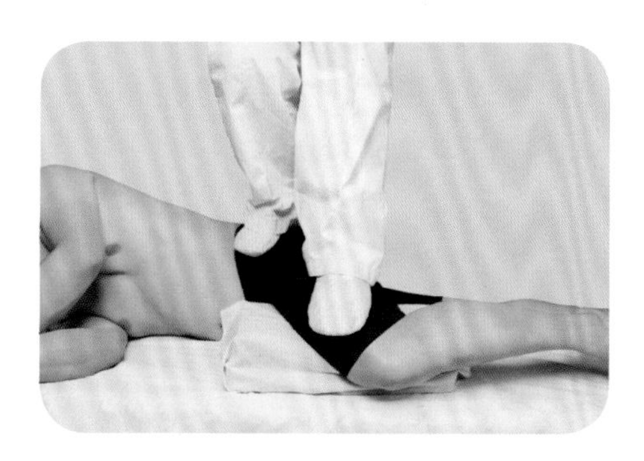

图 2-6-3 侧滑法

【操作要领】

1. 操作滑背法时，应保持自身重心稳定，双足尽量靠拢并贴紧患者背部，避免滑脱引起患者意外损伤，滑至腰骶部医者应调整姿势后再次向下滑。

2. 操作滑法时，足底部应贴紧操作部位，速度宜慢，不宜过快过猛，施力要协调、稳定。尤其在滑至腰骶部及腘窝部时，着力应轻灵透巧，避免损伤关节。

【作用及应用】

本法临床上适用于后背及双下肢肌肉紧张的症状，具有舒筋活血，通络止痛的功效。本法类似于手法中的“推法”，但推法渗透力弱，仅可对皮部及浅筋膜进行松解。本法利用医生自身重量，渗透力更强，操作层次可达肌层。背部及下肢后部均属于膀胱经，膀胱经主人体一身之阳气，通过滑推膀胱经，一方面，可疏通膀胱经经络，使膀胱经气机条达，气血通畅，以达通络止痛之功效。

另一方面，滑膀胱经可直接刺激五脏六腑之背俞穴，从而达到调节脏腑，卫外祛邪之功效。膀胱经与筋膜理论中后表线重合，故滑膀胱经可松解后表链的筋膜，从而缓解后表链上的筋膜及肌肉紧张。侧滑法可通过松解髂胫束缓解下肢外侧部紧张。

（二）纠正腰椎后弓变形的踩跻法

【操作方法】

患者俯卧位，大腿前侧垫双枕，起到杠杆支撑作用，医者面向患者足部方向，以足跟着力于患者骶髂关节附近，一手握患者同侧足踝关节部位，此时医者足部下压力与手的上提力形成对抗合力，待患者大腿后伸至最大限度时，足跟做有节律的按压，同时手做有节律的牵拉动作。

【操作要领】

操作时，患者俯卧位，大腿前侧垫双枕，使腰曲加大，施术的部位位于骶髂关节附近髂翼后缘，不可将足跟着力于腰椎横突部，本法刺激量大，应时刻注意患者的反应，根据患者的病情程度以及反应给予合适的刺激量。腰椎滑脱患者应慎用。

【作用及应用】

本法具有缓解肌紧张，滑利关节，改善腰曲等作用。临床上适用于腰椎曲度变直、骨盆后倾以及髂腰肌、股四头肌等屈髋肌群紧张所致的髋关节后伸功能受限等症。腰椎曲度变直与腰椎小关节、椎间盘及周围韧带肌肉的病变有关，腰椎后弓变形常伴有腰椎曲度变直，腰骶角变小，椎间盘变性等特点，因此，在腰椎病变的早期通过此法可以恢复腰椎的正常生理曲度，对腰椎生物力学模式产生积极影响。

（三）改善腰部旋转功能受限的踩跻法

【操作方法】

患者俯卧位，医者足跟着力于患者腰椎棘突之间，缓缓下压用力，踩实后嘱患者双上肢支撑上身并配合左右旋转或向前爬行动作，以调节椎后关节之间的位置。医者感觉足下肌筋旋扭并紧绷，按压力随旋转增加而增加，以形成合力。反复施术 3~5 遍（图 2-6-4）。

【操作要领】

1. 医者足跟部着力部位于腰椎棘突间，不可踩至横突处，因操作点在棘突，该处肌肉薄弱，较为敏感，故应注意发力轻盈，不可刺激过强，按压力应随患者旋转幅度缓慢增加。

2. 患者支撑时可用双肘关节或手掌支撑于床面，并在可耐受的情况下进行左右旋转或向前爬行动作，速度应缓慢，幅度不宜过大，以患者可耐受为限。腰椎滑脱患者应慎用。

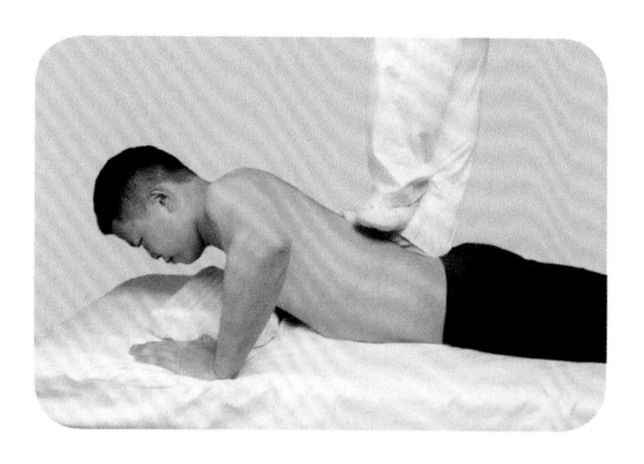

图 2-6-4 改善腰部旋转功能受限的踩跻法

【作用及应用】

本法临床上适用于腰椎小关节紊乱及腰骶部肌筋膜损伤引起的腰部旋转功能受限的症状，具有牵拉放松肌肉，松动关节的作用。本法通过配合患者自身的旋转改善肌肉紧张、关节僵硬。

(四) 针对髋关节及大腿前侧肌群的踩跻法

【操作方法】

患者俯卧位，大腿前侧垫枕，医者双足分别踩于患者双侧大腿后侧，患者双膝屈曲，足踝从医者小腿外侧绕过，足背搭于医者小腿上，医者根据患者的承受力，向前施力，使患者双大腿前侧抬起，以牵拉大腿前侧肌群及伸展髋关节。

【操作要领】

操作时，医者双足位于患者双侧大腿后侧，脚掌部位于患者大腿后侧臀横纹处，不可着力于腘窝处，以免造成膝关节损伤和疼痛。摆好操作体位后，医者身体向前倾，缓慢将患者大腿带起，幅度不宜太大，至最大限度后停止数秒。

【作用及应用】

本法具有缓解肌肉痉挛，松解神经粘连等作用。临床上适用于大腿前侧后侧肌肉紧张、腰椎间盘突出造成的股神经损伤、股外侧皮神经炎、髋关节后伸受限等症。此法与纠正后弓变形的踩跻法的区别在于，本法足部位于患者大腿后侧，仅对大腿前侧股四头肌及股神经具有牵拉刺激作用，而对髋关节活动影响较小。而前法足部位于腰骶部，与手上提踝关节形成合力后，对屈髋肌群(如股四头肌、髂腰肌)均有牵拉作用，对髋关节活动影响较大。

(五) 针对髋关节内旋受限及髋部疼痛的踩跻法

【操作方法】

患者侧卧位，患侧大腿在上屈髋屈膝，并于患侧大腿根部下方置一垫枕以支撑，健侧大腿在下，并伸直。医者面朝患者头部，一足跟点按于患者臀部痛点或环跳穴处，另一足勾起患侧脚踝部，并做小腿内旋屈伸摇动。

【操作要领】

操作时，医者可根据患者疼痛部位选择其施术部位，一足跟点于患者臀部痛点或环跳穴以固定骨盆，保证骨盆不随之晃动，另一足将小腿勾起缓慢内旋屈伸摇动。注意小腿摇动时缓慢有节律，不可幅度过大。此法正式操作前需要反复练习，以减少失误率，提高安全性。

【作用及应用】

本法具有舒筋活血，通络止痛，松解粘连，滑利关节的作用。临床上适用于髋关节疼痛及内旋功能受限。髋关节内旋功能受限可因髋关节周围肌肉失衡所致，或髋关节本身活动性不足所致，如外旋肌包括臀大肌、臀中肌、梨状肌等出现僵硬或挛缩均可导致髋关节内旋功能受限。故在操作的过程中点按臀部痛点一方面能够固定骨盆，保证骨盆不随之晃动，另一方面足跟点穴使穴位刺激更渗透，穴感更强，有助于拉伸肌肉，缓解局部肌肉紧张僵硬，在点按的同时进行髋关节活动可使髋关节得到松动，关节囊得到有效拉伸和松解，进而增加其活动度。

（六）针对膝关节屈伸不利的踩跻法

【操作方法】

患者俯卧位，于双脚踝下横置一垫枕，医者一足置于患侧大腿后侧，医者用另一足将患者患肢足踝部勾起，并做膝关节屈伸摇法。

【操作要领】

操作时，医者一足置于大腿后侧固定大腿，防止大腿移动导致关节损伤，足跟部位于腘窝上部，膝关节屈伸活动的幅度应由小到大逐渐增加。速度宜慢，不可突然快速或大幅度摇转。施力要协调、稳定。对于急性滑膜炎、急性扭伤出现明显肿胀积液者，则应慎用。

【作用及应用】

本法具有解痉止痛，滑利关节，松解痉挛，增强关节活动性的作用，临床上适用于膝关节疾病引起的膝关节屈伸不利等症。

第七章
儿科特色手法

一、分　　法

【操作方法】

双手拇指桡侧或多指指腹着力于患儿皮肤，分别向外推抹的方法，称为分法。根据施行分法的部位，可分为拇指分法和多指分法（图2-7-1、图2-7-2）。

【操作要领】

1. 双手起于受术穴位，同时向两旁做平行或外推方向的抹推。

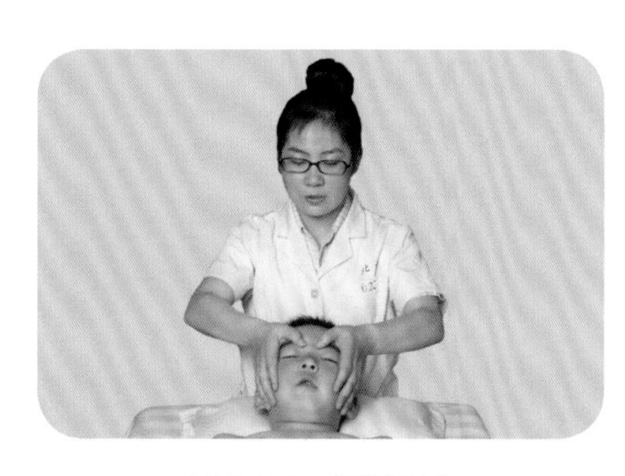

图2-7-1　拇指分法

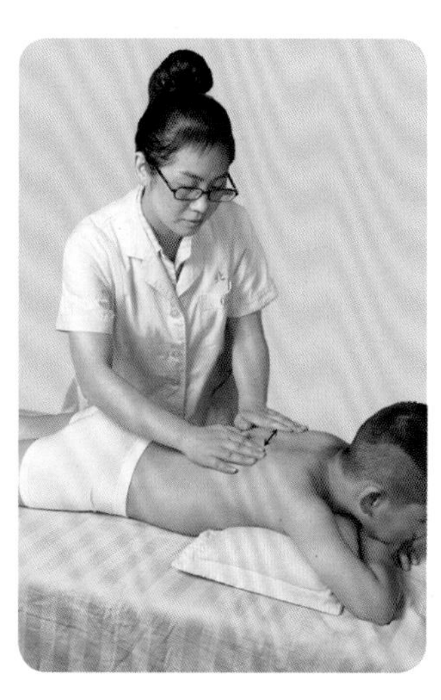

图2-7-2　多指分法

2. 分推频率要快，施力要均匀，节律性要强。

3. 力量作用于肌肉层，过重则不易移动，过轻则又不达肌层。

【作用及应用】

适用于颜面或手掌等部位。具有清心泻火、解表发汗、醒神明目、通调气血等作用。

此法是传统小儿按摩常用手法，多用于保健防病以及感冒和内有积热等病证。拇指分法多用于年龄较小的婴幼儿；多指分法则适用于年龄较大的小儿。

二、合　　法

【操作方法】

以一手的拇指尺侧和食指桡侧，或以双手拇指腹同时做自穴位两侧向中心聚合抹推的方法，称为合法（图 2-7-3）。

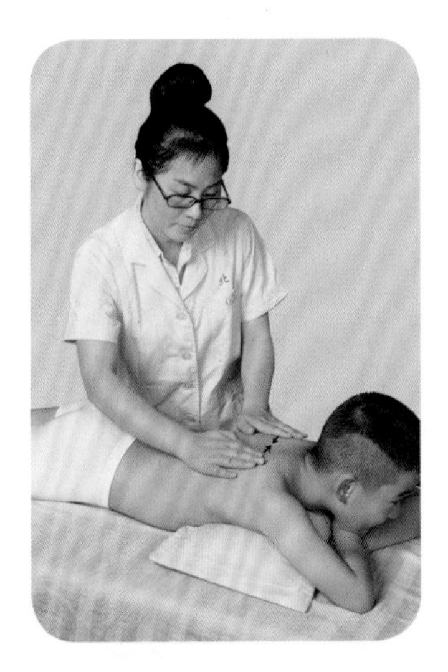

图 2-7-3　合法

【操作要领】

1. 双手或四指起自受术穴位两侧同距离处，同时向中心合力聚推。

2. 施力均匀，频率适中。

3. 力量作用于肌肉层，过重则不易移动，过轻则又不达肌层。

【作用及应用】

多用于颜面或手掌等部位。具有调和阴阳、疏理气机的作用。

此法多用于保健防病以及病后调养等。

三、快速分合法

【操作方法】

双手压住皮肤，手腕左右摆动，做快速分合，直接将手法的作用力作用到皮下而皮肤不产生摩擦（图 2-7-4）。

【操作要领】

1. 用双手大鱼际和掌根按压住皮肤，不能让皮肤摩擦，要让皮下的肌肉产生摩擦。

2. 用腕关节左右摆动，腰部发力，做快速分合的动作，使被施术部位产生发热的感觉。

【作用及应用】

常用于后背，具有祛风散寒、宣肺理气的作用。

主要治疗咳嗽、哮喘等呼吸道疾病。

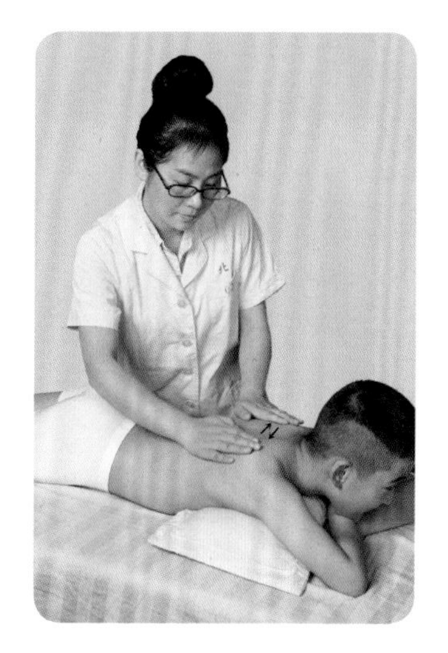

图 2-7-4 快速分合法

四、揪　　法

【操作方法】

医者用一手的食指、中指指背相对的侧面将已提起的皮肤挟住，并迅速向上提揪，随放随提随揪，反复施术。行此法时可有微痛感，并伴有响声。揪法可分为提揪法和捻揪法。其中提揪法又可分为顺经揪与定位揪两种。而以手蘸水或乙醇做揪法，被称捻揪法（图 2-7-5、图 2-7-6）。

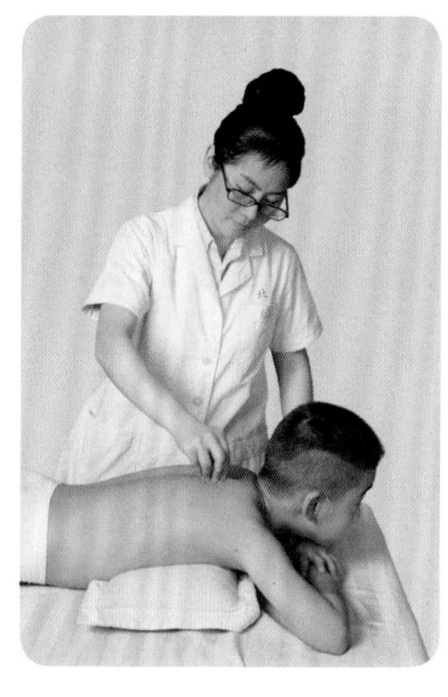

图 2-7-5 提揪法

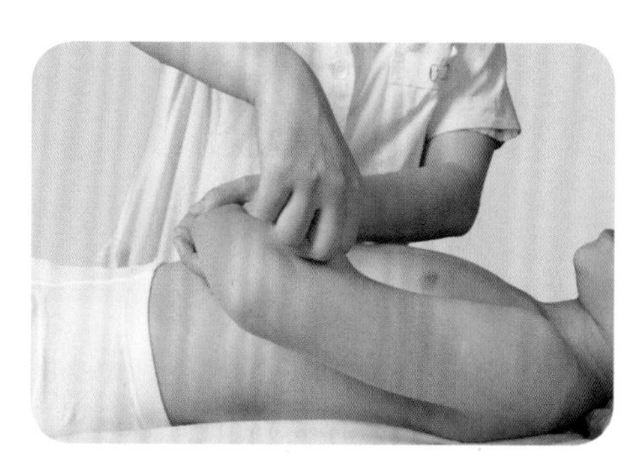

图 2-7-6 捻揪法

【操作要领】

1. 揪时要用爆发力，迅速准确。

2. 要揪至皮肤潮红。如患儿有内热，可将皮肤揪至发紫。

【作用及应用】

本法可施术于膀胱经第一、二侧线、肩背部、脖颈等有一定肌肉的部位。具有祛风散寒、发汗解表、解痉止痛、消瘀散聚、疏通气血、强筋壮骨的作用。

常用于小儿外感风寒等病证。

五、掐　　法

【操作方法】

医者以拇指指甲置于患儿一定部位，向下重刺的方法，称为掐法(图 2-7-7、图 2-7-8)。

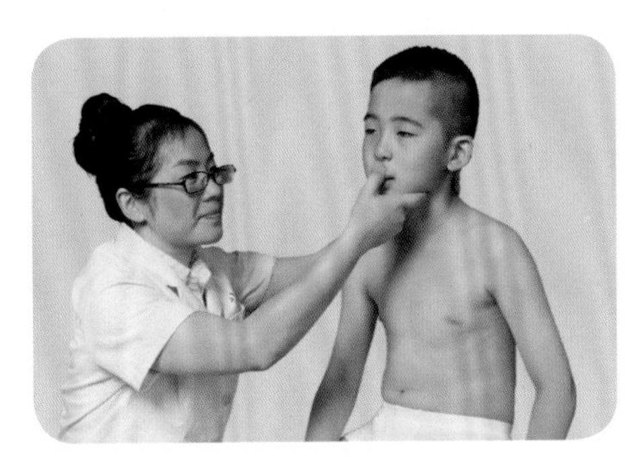

图 2-7-7　掐人中

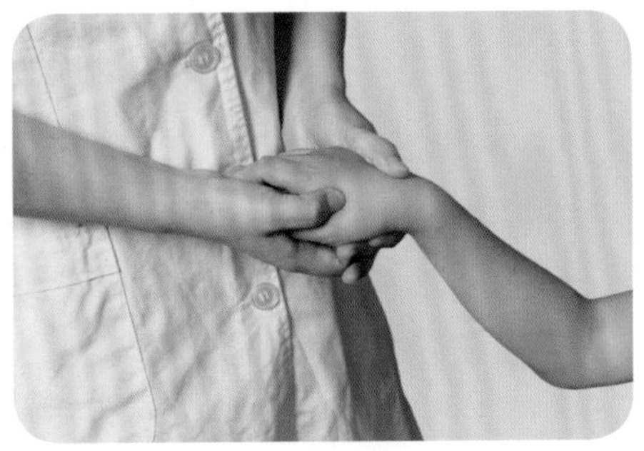

图 2-7-8　掐合谷

【操作要领】

操作要稳，切勿移动。用力要重，但以不刺破皮肤为度，逐渐加力，达深透为止，掐后配揉法以行气活血。

【作用及应用】

急救时用于某些穴位如人中、合谷等。具有开窍醒神、镇惊止痛、解除痉挛等作用。

此法多用于突然抽搐、晕厥、窒息、休克等急症患儿的抢救，还可用于高热、疼痛、肢体痉挛等重症。

六、提　捻　法

【操作方法】

患儿俯卧位，医者双手拇指在下，两食指在上，将皮肤提起后，用两拇指在督脉两旁，旁开五分处作滑动性的按捻，连续操作9遍，以局部出现潮红为宜的方法，称为提捻法(图2-7-9)。

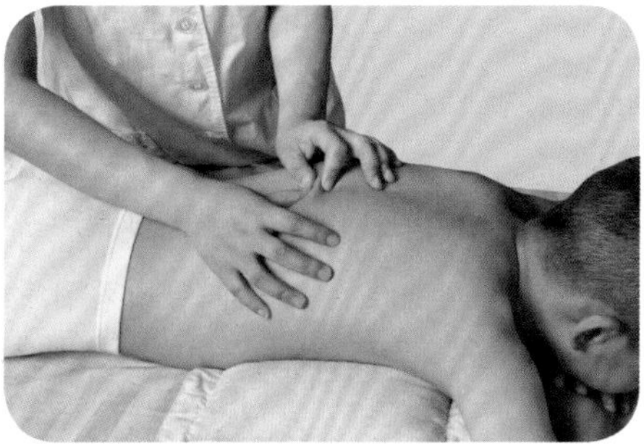

图2-7-9　提捻法

【操作要领】

双手配合要灵活有力、有规律。

【作用及应用】

作用于脊柱两侧至尾骶部。可调节神经系统紊乱。

多用于治疗小儿自主神经紊乱、眼睑下垂、四肢痿软、小儿疳积等病证。

七、动　　法

【操作方法】

医者将患儿脱臼或错位的关节还归复位的治疗方法称为动法。医者双手密切配合，适当用力。常用的动法有翘肢动法、牵引动法、旋转动法与扳动法等(图2-7-10)。

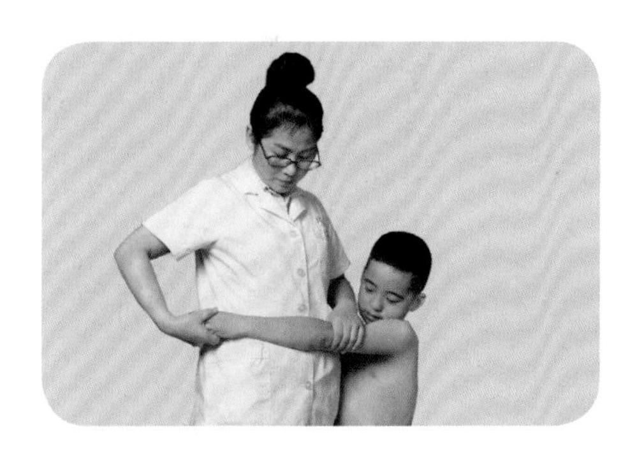

图2-7-10　动法

【操作要领】

1. 动作要柔和，不可超出患儿的生理限度。

2. 应注意对证施术，不可滥用手法，且动作要准确。

【作用及应用】

适用于小儿全身大小关节。具有滑利关节、展骨舒筋、整复归位等作用。

多用于治疗小儿脱臼或关节错位等病证。

八、拍 击 法

【操作方法】

医者以肢体某部位在患儿一定部位上施用快速、准确的爆发力，叩至皮肤即抬起的方法，称为拍击法。根据施行拍击法的部位，可分为掌拍法、指拍法、拳击法、掌根击法、侧击法等（图 2-7-11~ 图 2-7-15）。

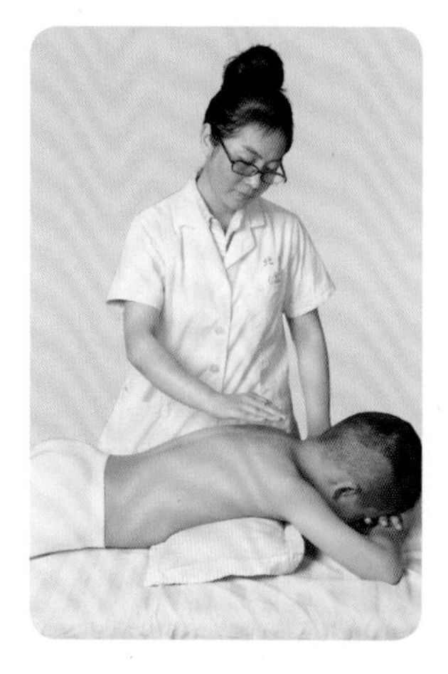

图 2-7-11 掌拍法

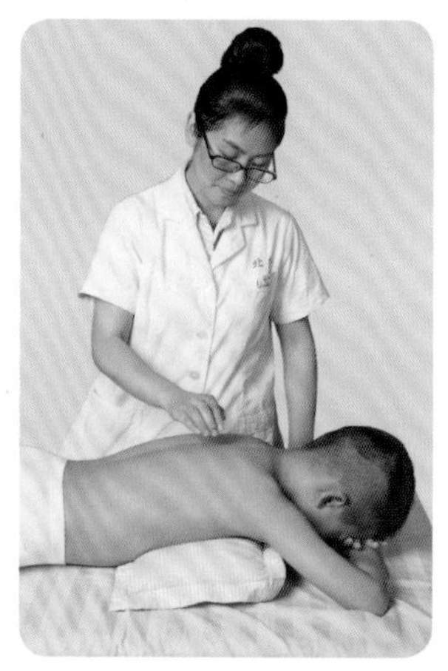

图 2-7-12 指拍法

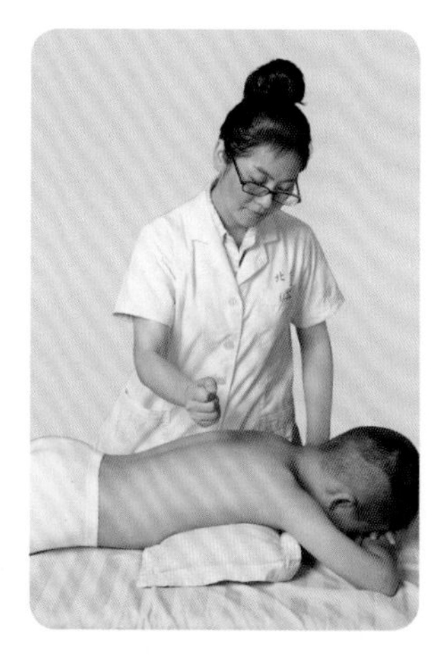

图 2-7-13 拳击法

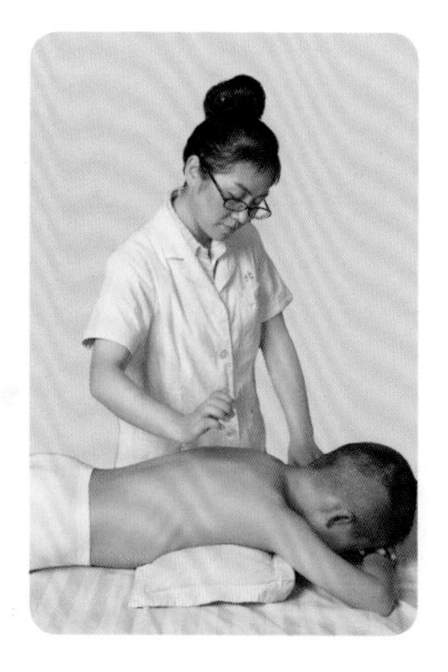

图 2-7-14 掌根击法

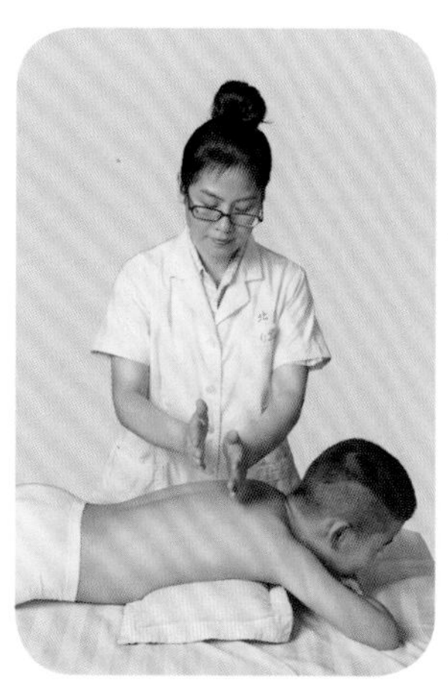

图 2-7-15 侧击法

【操作要领】

1. 操作时动作要快速而短暂，均匀而有节奏，力量应先轻后重，垂直叩击体表，不要有抽拖动作。

2. 掌拍法时手指自然并拢，掌指关节微屈呈虚掌，拍打后应迅速抬起，不要在受术部位停顿。

【作用及应用】

适用于头面、项肩、腰背、四肢等部位。具有舒筋活络、行气活血、缓解痉挛、消除疲劳等作用。

多用于治疗肌肉萎缩、腓肠肌痉挛、末梢神经炎、颈肩腰背痛等病证。

九、牵颈旋转法

【操作方法】

患儿仰卧位，医者一手托住颈项，另一手扶下颌，双手配合，使头部左右摇晃，逐渐牵引旋转，以扶颈之手决定旋转时的方向、角度，并用食指确定棘突的位置等。待局部放松及确定旋转方向后，以巧力使颈项过伸旋转的方法，称为牵颈旋转法（图 2-7-16）。

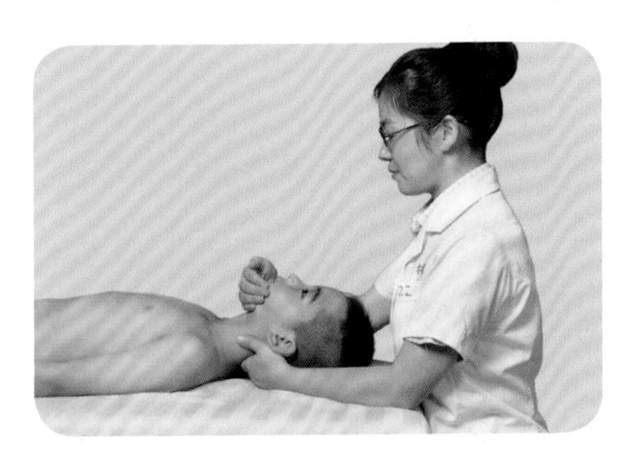

图 2-7-16　牵颈旋转法

【操作要领】

患儿放松颈部，医者牵引旋转，切忌只牵不旋或只旋不牵，勿施暴力。

【作用及应用】

适用于颈项部。具有通经活络、滑利关节、松弛筋骨、行气止痛等作用。

多用于治疗颈部小关节紊乱、颈项疼痛、项强等病证。

十、合掌刁颈法

【操作方法】

患儿坐位，头部稍前倾，充分显露颈项部，医者立其对面，双手十指交叉，合掌紧锁，置于患儿颈项两侧，着力合掌呈钳形，夹提项肌 3~5 遍的方法，称为合掌刁颈法(图 2-7-17)。

【操作要领】

双掌着力,不宜拍击、旋转或拧捏。

【作用及应用】

适用于颈项部。具有活血止痛,通经活络,缓解痉挛,散寒祛风等作用。

多用于治疗风寒感冒、头痛、项强、肩部肌肉痉挛等病证。

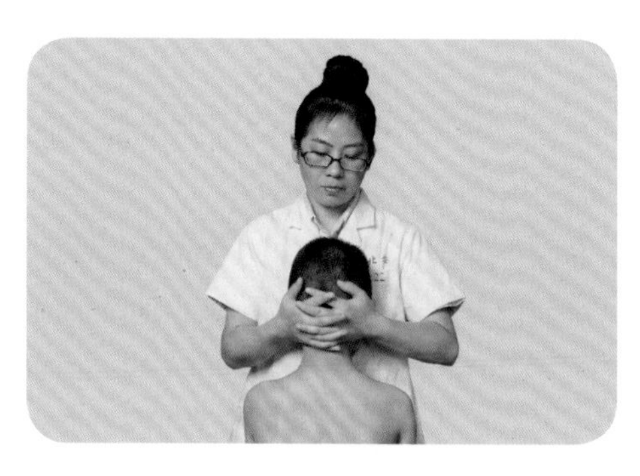

图 2-7-17 合掌刁颈法

十一、点穴转睛法

【操作方法】

医者双手中指或拇指点按风池,先嘱患儿转动眼珠,顺时针、逆时针各 6 遍,再用力闭眼睁眼数次,最后将双手掌搓热,覆盖于眼上,使热内透。

【操作要领】

1. 患儿转动眼珠时,点按风池的手指下应能感觉到活动,若手下无感,应在风池周围找到此点并点按。

2. 手掌相对用力搓热,以内劳宫对准眼部以覆盖熨热,待热感消退后拿开,重复数次。

【作用及应用】

作用于眼部,可改善眼周气血运行,疏通经络,缓解眼睛疲劳,提高视力。

适用于近视、斜视、弱视等眼部疾患。

十二、点穴启音法

【操作方法】

1. 点按哑门、通里嘱患儿发音。

2. 双手中指或拇指点按下关,嘱患儿做张嘴、闭嘴动作。

3. 双手辅助嘴唇,嘱发唇音,如 b、p、m、f、v 等。

4. 患儿屈髋屈膝,医者双手握住膝盖,使患儿大腿贴近腹部,有节奏地挤压胸腹，并嘱患儿发音。

【操作要领】

点按下关时应感觉到下颌关节的活动，手法不宜过重。

【作用及应用】

具有改善语言功能，调节下颌关节活动度等作用。

适用于语言障碍但智力尚可，能配合的患儿。

十三、点　转　法

【操作方法】

点颊车，在咀嚼肌的最高隆起点用中指点拨 1 分钟，突然快速转腕，中指急速上旋，施术 2 次，使患儿有局部触电的感觉，或肌肉有明显酸胀感为宜。

【操作要领】

1. 小儿皮肤娇嫩，操作者应修剪指甲，避免指端划破皮肤。
2. 手指应在操作部位吸定住，避免滑动。
3. 转动时速度快而稳，力量渗透至肌层。

【作用及应用】

作用于面部，具有疏通局部气血、调节肌力的作用。

适用于面神经麻痹等疾病。

十四、提 捻 地 仓

【操作方法】

双手拇、食、中三指提起地仓，并捻揉数次。

【操作要领】

1. 提起时作用层次要深，捻揉时可感觉到有一根筋在指下滑动。
2. 本法刺激量较大，操作次数不宜过多，以患儿耐受为宜。

【作用及应用】

作用于口周，具有刺激口腔感觉，提高灵敏度，增加周围肌肉力量的作用。

适用于面神经麻痹、语言障碍、咀嚼功能障碍等疾病。

第三部分

按动疗法特色辅助器械

一、概　述

在20世纪60年代初,我院医者借鉴其他医院老前辈的经验,通过反复研究、积累经验,研制了踩跻床、杠杆点穴器、手枪式、丁字式按摩点穴器以及拐式点穴器等10余种器械。目前已被按摩医生广泛运用于临床,并受到广大患者的肯定。

按动疗法是我院最具特色的治疗手法,器械的使用扩展了此疗法的适用范围。器械按摩适用于患者体型胖大、肌肉丰厚或体表反应迟钝者,单纯用手的力量达不到应有的刺激强度者。此时我们用器械进行按摩治疗就能达到足够的刺激强度而收到更好的治疗效果。

二、器械按摩的适应证和禁忌证

(一) 适应证

器械按摩与手法按摩的适应证基本相同,均适用于人体各系统的常见病和多发病。如颈椎病、肩周炎、椎间盘突出、膝关节骨关节病以及各关节的急性或慢性损伤,又如失眠、胃脘痛、便秘、妇科病、痛经、乳腺增生等内科常见病。

(二) 禁忌证

由于器械按摩比手法按摩刺激量大,力量深透入里,因此对于年老体弱,患严重心脏病、血压过高、骨质疏松、有出血倾向、血小板低下、凝血功能障碍、皮炎湿疹、皮肤破溃、小儿疾病等不宜使用。

三、器械按摩的临床治疗特点

1. 适用于肥胖者

随着生活水平的提高,很多人营养过盛,体重超标,其脂肪层和肌肉层较厚,在这种情况下一般手法深透力不够,难以直达病处,此时便可用器械按摩以弥补其不足,提高疗效。

2. 适用于医生体重偏轻、体力不及者,尤其对于医生体重较轻,臂力、手力不及者。

此时最适宜应用器械按摩，只有当合理的刺激量作用在患者体表经络、穴位痛点病变部位时，才能激发经络的传导功能，达到疏通经络、解痉镇痛、改善功能的作用。

3. 患者体表感觉迟钝、痛点不明显者

在疾病初期时，体表的痛点明显，经过一段时间手法治疗后，痛点感觉减弱，此时应用器械按摩作用在体表穴位和病变部位，既能增强手法刺激强度，提高临床治疗效果，患者又乐于接受。

4. 临床中，可将器械按摩与手法按摩结合使用

治疗时可先进行手法按摩松筋，再使用器械按摩，以点法、拨法为主，以达到解除病痛的目的，起到了手法按摩与器械按摩之间的优势互补，以点面结合的形式提高疗效，节省体力。手与器械并用，减少按摩医生职业病的发生。

四、器械按摩的注意事项

1. 使用器械按摩时，首先明确诊断是否适合使用器械按摩，严格把握适应证，对初诊患者不宜使用器械按摩。

2. 在使用器械按摩时，和手法按摩一样，应遵循由轻到重、由浅入深、由慢到快、由表及里、循序渐进的原则，使患者体表逐渐适应，以免损伤皮肤、筋骨。

3. 使用器械按摩时，应宽衣松带，全身放松，呼吸自然。器械按摩的部位应衬垫薄衣服，施术部位的服装不能过厚，但又不能直接在皮肤上施术。

4. 过饥、过饱、过度疲劳、酒后不适宜使用器械按摩。

5. 当使用器械按摩时，在病变部位及相关的穴位上不宜过长时间、过大强度的刺激，以局部有酸胀、麻窜而又感觉舒服为宜。

五、按摩器械的种类

（一）手枪式按摩器

又称“穴枪”，为木料或塑料制成(图 3-0-1)。形似手枪，分为枪把、枪体、枪头三部分。枪头应圆滑，不宜太过尖利，以免造成患者的痛苦。枪把类似方形，边缘光滑无棱角，便于持握。其大小应根据施术者手的大小而定。

材料：可为木料、塑料、有机玻璃。木料最好选用紫檀、黑檀、绿檀、黄花梨、

鸡翅木、乌木、红木等。还可选用有机玻璃、玉石,如岫岩玉,砭石。

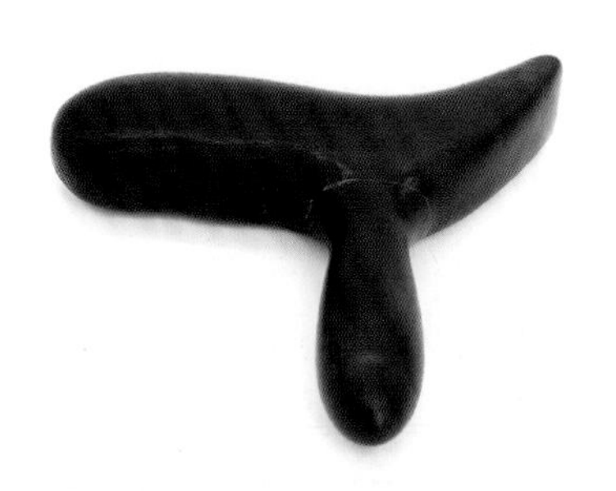
图 3-0-1 手枪式按摩器

操作要领:医者手握枪把,食指置于枪体的侧方,采用不同角度点穴、按压、拨筋等手法操作,使患者有酸胀感为宜。操作时应询问患者的感受,是否准确地作用到病变部位穴位,有无酸麻胀痛感。操作时速度不宜过快,应先轻后重,使其力可达到肌肉深层。

施术部位:颈肩部、腰背部、臀部及下肢部。还可在穴位上刺激,常用的穴位有肩井、肩外俞、天宗、肾俞、大肠俞、居髎、环跳、殷门、委中、足三里、内外膝眼。此外,手枪式点穴器还可用于自我按摩,如:点压百会、风池、太阳、中脘、天枢、气海、关元、血海、足三里、涌泉等。

主要功能:疏通经络,活血止痛,剥离粘连。

适应证:颈椎病、肩周炎、背肌筋膜炎、腰肌劳损、腰椎间盘突出症、臀肌筋膜炎等病症。

(二) 立柱式按摩器

是用木材料制成的按摩器,分为立柱、底座两部分。立柱顶端成圆形,半球状。底座可制成长方形,圆形,椭圆形均可。高度在 8cm 左右最佳(图 3-0-2)。

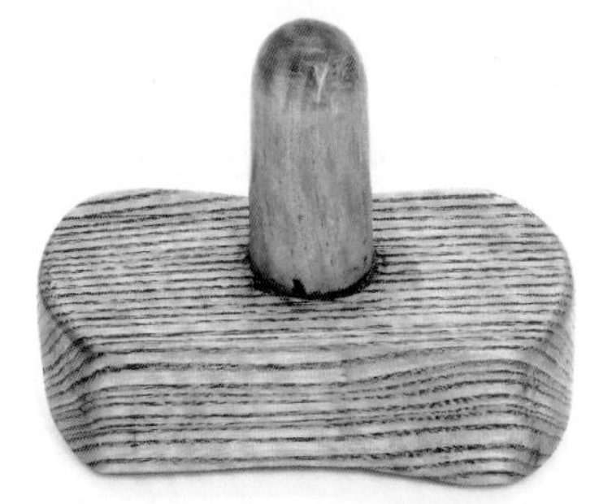
图 3-0-2 立柱式按摩器

操作要领:主要用于自我按摩,患者可取仰卧位,将立柱置于枕上,立柱顶端向上,根据病情的需要可以按于风池、风府、天柱及颈部两侧的痛点。或将立柱按摩器置于腰部,可以按于三焦俞,肾俞,八髎,及腰部两侧的痛点处。如果按压力量不足,可将双膝屈曲,以加大刺激强度,但要注意床面及枕头不宜过软。

施术部位:颈部、背部、腰部等肌肉较丰厚之处。

主要功能:解除痉挛,疏经活血。

适应证:颈椎病、背肌筋膜炎、臀肌筋膜炎、腰椎间盘突出症、腰肌劳损等病症。

(三) 丁尺式按摩器

丁尺式按摩器由木料制成,分为丁尺把、丁尺体、丁尺头三部分,丁体呈圆柱形，丁头呈圆形，半球状。丁把类似手枪式握把，不同的是可以双手持握，弥补了单手用力的不足。

材料：檀木、红木、鸡翅木、有机玻璃等。

操作要领：医者双手握把柄，尖端作用于施术部位，由轻到重做拨筋、理筋或点穴按压。按压时速度由慢到快，先轻后重，使其力可达于肌肉深层，使患者局部有酸胀感为宜。

施术部位：腰部、背部及骶部两侧部位等肌肉丰厚处。点穴常用于肾俞、志室、大肠俞、居髎、环跳、承扶、殷门、足三里、阳陵泉等，此外还可以用于自我按摩。

主要功能：解除痉挛，疏经活血。

适应证：背肌筋膜炎、臀肌筋膜炎、腰椎间盘突出症、腰肌劳损等病症。

（四）横柄员针

横柄员针的施术端与古代员针相同，根据施术要求可有不同型号规格，常用针头的直径为 3mm、4mm、6mm；手柄握端与针体呈垂直角度，整体为 T 形（图 3-0-3）。此设计获得国家专利。横柄的使用更加有利于推拿医生施术时力的传导，也提高了施术时器械的稳定性。不同的型号规格有利于在不同的软组织病灶点着力，较民间点穴器具宽大的尖端而言大幅度提高了刺激精准度，且不会刺入皮肤。

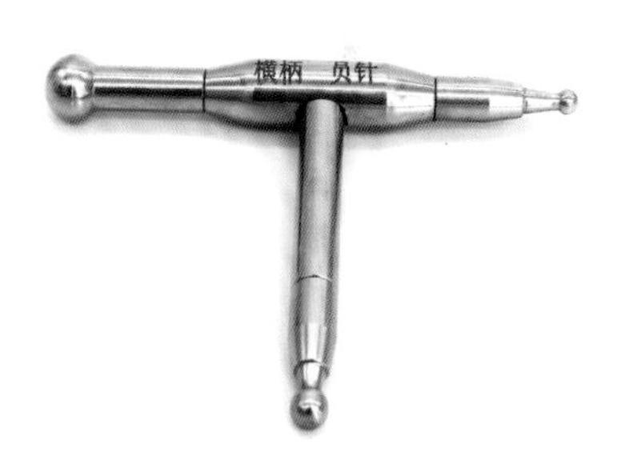

图 3-0-3　横柄员针

材料：不锈钢。

适应证：横柄员针适应证广泛，与传统员针适应证相同，其优势在于新的构造确保了持续加压下压力的稳定释放，对筋性痹痛症、筋性损伤相关病、筋性累及病、功能紊乱及功能衰弱病症方面的疗效更为突出。

（五）拐杖式按摩器

是形似拐杖的按摩器，其构造可分为拐把、拐体、拐头三部分。拐把呈倒 T 形，拐体呈圆柱形，拐头呈半球状（图 3-0-4）。

材料：木料及塑料管。

操作要领：医者将拐把置于腋下，手扶拐体，上肢用力作用于施术部位，并施以拨筋、理筋或点穴法。亦可使用拐体进行滚法，常用于小腿部腓肠肌。

施术部位：常用于腰肌两侧骶脊肌，臀部侧面的臀大肌、梨状肌，用于拨筋

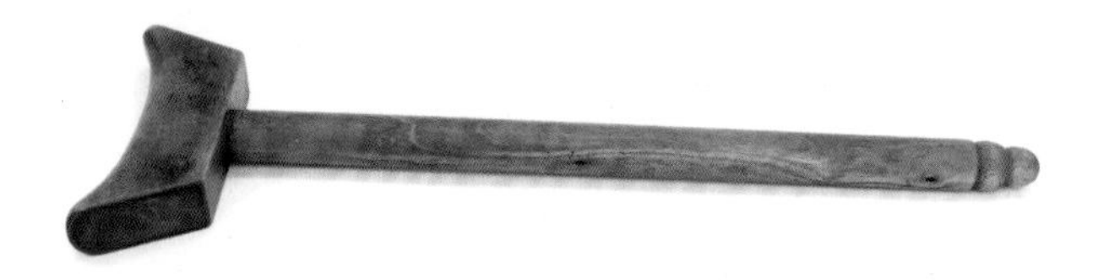

图 3-0-4 拐杖式按摩器

理筋。点穴常用于肾俞、志室、大肠俞、居髎、环跳、承扶、殷门、足三里、阳陵泉等。

主要功能：解除痉挛，疏经活血，点穴止痛。

适应证：背肌筋膜炎、臀肌筋膜炎、腰椎间盘突出症、腰肌劳损、梨状肌综合征等。

（六）葫芦式按摩器

葫芦式按摩器形似葫芦，分为葫芦体、葫芦头、葫芦底三部分，其头圆滑（图 3-0-5）。

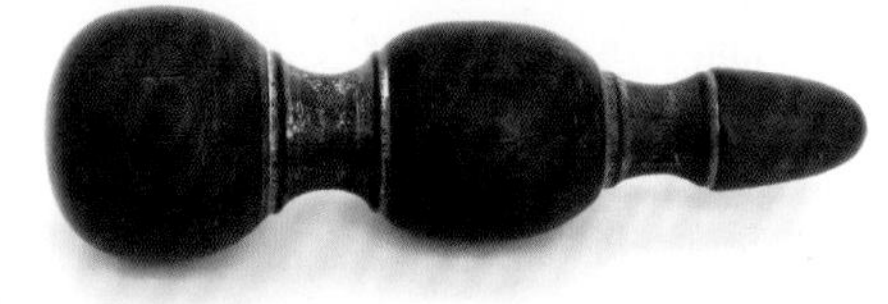

图 3-0-5 葫芦式按摩器

材料：电木，塑料等。

操作要领：医者手握葫芦体，拇指、食指扶持体部，头部作用于施术部位进行点穴、按压、拨筋等动作，其力量由浅入深，由轻到重，使患者有酸胀感为宜。

施术部位：腰背部、臀部及下肢部。用于点穴时，常取中脘、天枢、气海、关元、足三里、三阴交、公孙、涌泉等。也可用于足底按摩。

主要功能：疏通经络，活血止痛，剥离粘连。

适应证：颈椎病、肩周炎、背肌筋膜炎、腰肌劳损、腰椎间盘突出症、臀肌筋膜炎、跖筋膜炎等病症。

（七）蚌壳式按摩器

蚌壳式按摩器以木料制成，外形似蚌壳。其构造可分为蚌壳体、壳缘两部分（图 3-0-6）。

材料：黑檀木、紫檀木、红木、鸡翅木等硬质木料为最佳。

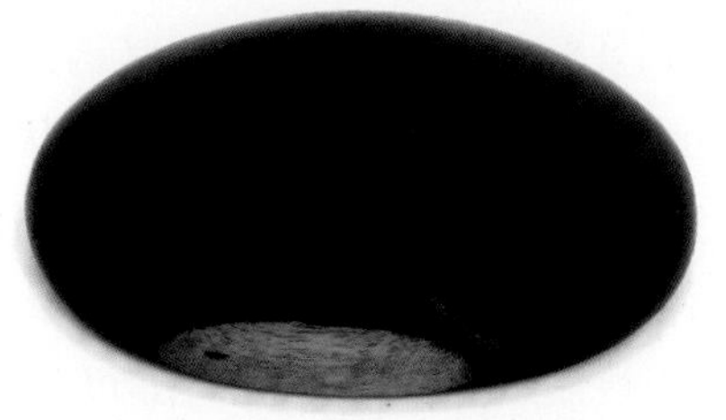

图 3-0-6 蚌壳式按摩器

操作要领：医者用该按摩器的某一部分，置于患者施术部位，蚌壳的边缘施以擦推、揉拨、按压等手法。使患者施术部位产生温热和酸胀感为宜。其操作要柔和有力，速度和强度与手法按摩相同。

施术部位：头部、颈部、背部、四肢关节等部位。

主要功能：温经散寒，解痉止痛。

适应证：头痛、落枕、背肌筋膜炎等病症。

（八）鹿角式按摩器

是以梅花鹿的角为材料制作而成的按摩器，可分为角根、角体、角尖三部分。角尖呈圆钝形。

材料：鹿角。

操作要领：患者手握角把，用角尖在患者一定部位上采用揉拨、按压、推刮等法进行施治。操作时患者衣服不能太厚，但又不能直接在皮肤上进行以免划破皮肤，如操作后患者表皮有青紫的瘀斑，为正常现象。

施术部位：背部、腰部及四肢各部。

主要功能：疏通经络，活血止痛，剥离粘连。

适应证：颈椎病、肩周炎、背肌筋膜炎、腰肌劳损、腰椎间盘突出症、臀肌筋膜炎等病症。

（九）拨筋板式按摩器

是形似丁字的按摩器，但其头部是板状，其前端为圆棱型。性状类似木工用的铯子（图 3-0-7）。

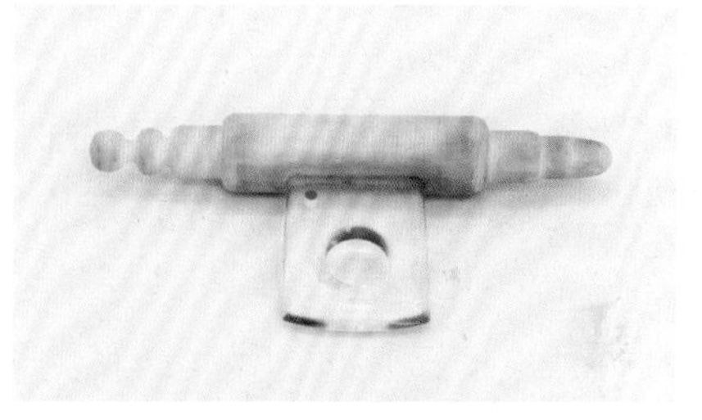

图 3-0-7　拨筋板式按摩器

材料：木料、有机玻璃或塑料。

操作要领：医者双手握住把柄，木板尖端置于施术的部位，由轻到重做往返的拨动，使其力达到肌肉的深层。使患者有酸胀的感觉。

施术部位：适用于腰、背部骶部两侧肌肉部位。

主要功能：疏通经络，活血止痛，剥离粘连。

适应证：颈椎病、背肌筋膜炎、腰肌劳损、腰椎间盘突出症、臀肌筋膜炎等病症。

（十）手指式按摩器

是形似手指的按摩器，外形是由硬橡胶制成，其中心有一根金属做支柱，尾部有一个圆形做木把。

材料：橡胶、金属及木料。

操作要领：医者单手持握把柄，器械尖端施术于体表一定的部位上，由轻到重做往返的拨动或作垂直于体表的按压,使其力达到肌肉的深层。使患者有酸胀的感觉。

施术部位:适用于头颈部、四肢部、足底按摩反射区。也可用于点穴,如指压百会、风池、曲池、背俞穴、足三里、涌泉等。

主要功能:疏通经络,活血止痛,剥离粘连。

适应证:颈椎病、肩周炎、背肌筋膜炎、腰肌劳损、腰椎间盘突出症、臀肌筋膜炎等病症。

(十一)双立柱式按摩器

是由金属和塑料制成的按摩器,底座是塑料制成似椭圆形,上面有两个圆形突起,是金属制成,内有弹簧,在压力的作用下可以上下浮动(图 3-0-8)。本品适用于自我按摩。

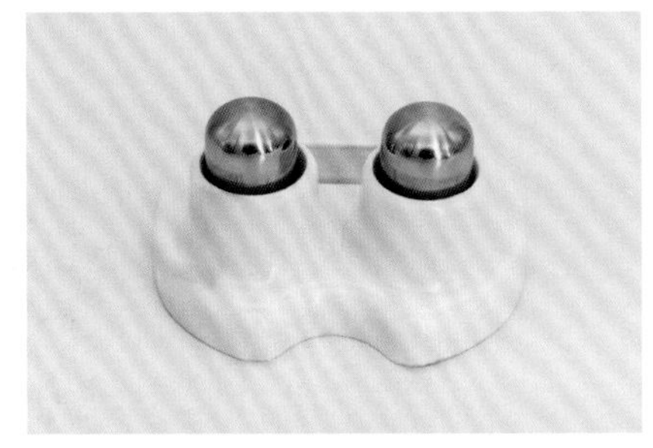

图 3-0-8 双立柱式按摩器

材料:木料、金属等。

操作要领:将器械置于枕头上,患者仰卧在床,可用该器械顶压在风池、风府、天柱。或将器械置于床面,顶压在腰背部或两侧的背俞穴。其按压力量大小可自行调整。

施术部位:颈部、背部、腰骶部等。

主要功能:解除痉挛,疏通经络,活血止痛。

适应证:颈椎病、背肌筋膜炎、腰肌劳损、腰椎间盘突出症、臀肌筋膜炎等病症。

(十二)杠杆式按摩器

是用钢柱制成的杠杆型按摩器,其构造可分为杠杆体、杠把、支点三部分组成。其中固定在床边一侧的轨道为 117cm,床侧面的轨道距横杆的高度为 43cm,横杆的长度为 102cm,横杆上的按摩头高为 16cm。由于借助了杠杆力量,其按压的力量比指压、肘按及丁字形、手枪型按摩器明显增强。

材料:金属。

操作要领:医者用支点头作用在患者一定部位上,采取按压、点穴法进行施治。使患者出现明显的酸胀感或下肢放射感为佳。

施术部位:主要用于背部、腰部、臀部。

主要功能:解除痉挛,疏通经络,活血止痛。

适应证:尤其适用于腰肌劳损,腰椎间盘突,陈旧性的慢性腰痛,肌肉僵硬及反应迟钝者。

（十三）拍式按摩器

拍式按摩器用钢丝作材料围成拍子形状，中间垫棉花，外包纱布制成。分为拍柄和掌拍面两部分。

材料：金属、棉花、纱布等。

操作要领：医者手握拍柄，以适当的力度在施术部位上进行拍打治疗，动作应灵活而有力，快速而均匀，先轻后重，使作用层次达到肌肉组织，使患者自觉轻松舒适发热为宜。

施术部位：腰部、背部、臀部及四肢部。

主要功能：调和气血，通经活络，放松肌肉。

适应证：腰肌劳损、臀肌筋膜炎、关节炎及过度疲劳等病症。

（十四）滚轮式按摩器

滚轮式按摩器由金属或木料制成的，可往返滚动的按摩器。轮体由金属或其他材料加轴承制成，两端的滚轮柄由金属或木棍制成。分为滚轮体和滚轮柄。

材料：金属、硬塑料、木料等。

操作要领：医者双手握滚轮柄，将滚轮置于患者施术部位进行来回滚动，使力达于肌肉的深层。可使肌肉产生温热和酸胀感。

施术部位：背部、腰部及四肢肌肉发达的部位。

主要功能：行气活血，解痉止痛。

适应证：背肌筋膜炎、腰肌劳损、腰椎间盘突出等病症。

六、按动疗法中器械的使用

（一）头颈部的运用

头颈部常见疾病如颈椎病、失眠、中风后遗症等，通常会在头颈部肌腱、筋膜、穴位上如枕后区域，头部运动感觉区域，风池、天柱、风府、哑门、百会、四神聪等穴做按压法、按动法，这时可以用手枪式、横柄员针代替手指使用。可以避免手指长时间按压造成的损伤，还可以加强刺激，延长治疗时间。举例：俯卧位点按颅底风池穴，医者持手枪式按摩器或横柄员针点按风池穴，嘱患者轻轻抬头低头，主动配合点按，或者坐位时医者一手持手枪式按摩器或横柄员针点按风池穴，另一手扶患者头部使头颈部做屈伸按动。也可以在穴位上做静压或旋转、拨动动作。

（二）肩背部的运用

肩背部常见病如背肌筋膜炎、棘上韧带炎，竖脊肌僵硬，肩周炎、肩袖损伤、肌腱炎、滑囊炎等，背部肌肉大多丰厚，在夹脊穴、膀胱经一二侧线、肩胛内缘，按动时可以用手枪式、丁字式按动，肩部肌肉肌腱、滑囊韧带较多，可以用手枪式、横柄员针配合使用，特别是肩周炎等活动受限的疾病，可以运用手枪式按摩器代替手指按动，会收到良好的效果。如：医者持手枪式或丁字式按摩器等点按肩胛内外缘痛点或肌腱，同时做肩胛主动或被动运动，这样按压点就会随之运动，具有良好的松解粘连、舒筋活络的作用。在棘突上，在肩关节周围穴位、肌腱、韧带上，同样可以持手枪式按摩器、横柄员针点按反应点，主动屈伸胸椎、肩关节，达到动静结合、按动结合的效果。

（三）腰臀部的运用

腰臀部常见病如腰椎间盘突出症、急性腰扭伤、腰臀肌筋膜炎、关节紊乱、第三腰椎横突综合征、梨状肌综合征、神经卡压综合征等，腰臀部肌肉是人体最丰厚的肌肉群，按摩时需要用到很大的力气，这是器械使用的最多地方，可选用手枪式、丁字式、拐杖式、杠杆式按摩器等代替人力操作，特别是在脊椎两侧肌肉骶脊肌，臀部两侧的臀大肌、梨状肌，及肾俞、至室、大肠俞、居髎、环跳、承扶等穴，具有省力有效、刺激强烈、避免医者劳损的作用。如：在腰部急性疼痛时，不宜局部做拨动手法，但可以按压止痛，俯卧位时可以用手枪式、丁字式、拐杖式、杠杆式按摩器代替人力操作，同时可以让双手撑床作腰部后仰运动，反复施术 3 遍，可以有效减轻腰部疼痛，改善腰部活动；患者俯卧，在臀部两侧的臀大肌、梨状肌，阔筋膜张肌等肌肉出现损伤疼痛时，可以用手枪式、丁字式、拐杖式按摩器点按痛点或结节点，使患者主动或被动屈深髋、旋转髋关节，带动肌肉韧带伸缩，具有按压止痛、理筋通络的效果。

（四）下肢部的运用

下肢常见病如膝关节骨关节病、髋关节骨关节炎、韧带损伤、肌腱炎、跟腱炎、足跟痛等，主要是关节周围肌腱、韧带、滑囊、筋膜出现问题，可以用手枪式、丁字式、拐杖式按摩器或横柄员针点按承扶、殷门、委中，委阳、阴谷、足三里、阳陵泉、承山、涌泉等穴，关节周围关节间隙及足底筋膜、滑囊可以用横柄员针点按拨筋，可使作用更深入渗透，使力量渗透至手法所不及之处。如：髋关节病疼痛活动不利，可以一手持手枪式、丁字式按摩器或横柄员针点按髋关节周围痛点或穴位，另一手扶膝关节，使患者做髋关节屈伸、内收外展、旋转等活动，改善关节功能，减轻疼痛。又如膝关节骨关节病，同样持按摩器点按内外膝眼、血海、梁丘、委中、阴谷等穴及肌肉起止点，嘱患者做屈伸膝关节运动，达到舒筋活络、理筋止痛的作用。在足底等筋膜厚，面积小，皮肤厚的地方，可以用手枪式按摩器或横柄员针点按拨筋，静压止痛，代替手指按摩的不便和减轻劳损。

（五）胸腹部的运用

胸腹部疾病以内科疾病居多，手法按动时常配合呼吸操作，可以运用手枪式、丁字式按摩器代替手指点按腹部穴位如中脘、天枢、气海、关元、中极、水分、气冲穴等，具有省力、持久的特点。如用手枪式、丁字式按摩器点按中脘、关元穴，同时嘱患者缓慢深吸气，可以持续进行，连续按压，具有持久有力的特点。

第四部分
按动疗法的临床运用

本部分的主要内容包括按动推拿流派第二代代表人物对伤科、内科、妇科、儿科疾病的临床治疗方法及部分病种的典型病案。因常见病种的临床表现、病因病理、诊断标准等内容在其他专业书籍中已多有论述,为使读者更直接地了解按动疗法的核心内容,故本部分不再介绍临床表现等内容。

临床上,在运用按动疗法治疗疾病之前,通常会配合一些基础手法,如揉法、推法、擦法、点法等,此部分操作与其他流派的操作方法相似,因此在手法治疗部分主要以按动疗法作为重点内容进行论述,部分疾病基础手法的操作不再赘述;部分按动手法的操作方法已在第二部分详述,此处不再赘述。按动推拿流派各代表人物临床治疗各有发挥,因此手法治疗的体例略有不同。

第一章 按动疗法治疗常见伤科疾病

一、颈 椎 病

【概述】

颈椎病又名颈椎综合征，是推拿临床常见病症，多发于40~60岁之间的中老年人，近年来发病率逐年增高且日益年轻化，男女均可发生。凡因颈椎间盘退行性病变、外伤等，致使脊柱颈段失稳导致椎体骨质、关节、韧带退变或软组织出血、肿胀而引起钙化、损伤、狭窄、增生、颈神经、交感神经或脊髓病变，造成头、颈、肩、臂、手疼痛、麻木或眩晕等一系列症状和体征者，称为颈椎病。本病属于中医学痹证、痿证、眩晕范畴。

【手法治疗】

（一）颈部三线法

颈部三线施理筋法。

（二）局部按动法

颈部五条线按动法：患者坐位，医者位于患者侧后方。医者一手扶握患者头顶部，另一手拇指分别按于颈后正中线，沿风府至大椎穴一线，颈部两侧，沿天柱至大椎旁左右两条线，分别做屈伸被动按压3~5遍；风池至颈根穴左右两条线，分别做屈伸或侧屈被动按压3~5遍。

（三）颈椎微调法

颈椎微调法目的是使偏歪的棘突处于相对静止状态，使其余各椎体产生旋转作用，使偏歪的棘突得到矫正，同时也使受损的软组织“顺筋归位”，纠正了软组织解剖结构的异常(筋出槽),达到消除疼痛的目的。

1. 若颈椎棘突偏歪伴压痛及结节条索物者,予颈椎旋转推挤法、颈椎屈伸推挤法及仰卧位颈椎微调法。

2. 若颈椎横突偏歪伴压痛及结节条索物者,予颈椎横突微调法。

(四)颈椎整复法

1. 上段颈椎偏歪者,根据患者病情及查体情况选用整复法,如颈椎纵向牵提法、上段颈椎定点旋转扳法、仰卧位颈部拔伸法、仰卧颈椎定位旋转扳法、俯卧颈椎定位旋转扳法。

2. 中段颈椎偏歪者,根据患者病情及查体情况选用整复法,如颈椎侧屈虎口推扳法、颈椎牵臂侧屈推扳法。

3. 下段颈椎偏歪者,根据患者病情及查体情况选用整复法,如颈椎侧屈掌根推扳法、颈椎定位旋转扳法、坐位膝顶颈椎牵提法、俯卧颈椎定位旋转推扳法、俯卧颈椎旋转推扳法。

(五)远端按动法

对于颈椎病急性期,局部剧烈疼痛致无法操作者,可用远端按动法。同时远端按动法可以配合其他手法增强疗效。

1. 拿肩井颈部屈伸法

患者坐位,医者位于患者身后,双手拿捏患者肩井穴,并令患者主动屈伸颈部。

2. 伴有肩胛内缘疼痛者,予肩胛内缘按压法

以左侧为例。患者坐位,患肢抱健侧肩部。医者位于其后,自肩中俞斜向下至同侧肩胛内缘,滑行揉拨 3~5 遍,并重点按揉阳性反应点。

3. 伴有手麻者,予弹拨缺盆法

患者取坐位,医者站于其后,左手扶于患者左肩,中指弹拨缺盆 2~3 遍,以患者有触电感为度。

【注意事项】

1. 嘱患者注意休息和保暖,避免长时间伏案工作。

2. 避免颈部外伤。

3. 注意日常生活中颈部的功能锻炼。

4. 注意睡卧姿势,避免使用过高或过低的枕头。

5. 患有椎动脉型颈椎病的患者不适宜从事驾驶、电作业、高空作业、水下作业等工作。

【典型病案】

一般情况：李某，男，40 岁。

主诉：颈项疼痛，反复发作 1 年。

现病史：患者 1 年前无明显诱因出现右侧颈项疼痛，活动度尚可，未予治疗。此后症状时轻时重，每遇劳累或长时间伏案后症状加重，疼痛时常自行外敷膏药治疗。曾行颈部 X 线检查示："颈椎生理曲度变直，钩椎关节增生"。2 日前，又因长期伏案右侧颈部疼痛加重，并出现颈部活动受限，外敷膏药 1 日，未见明显改善，遂来我院门诊就诊。

现症见：右侧颈项部疼痛、僵硬，疼痛严重时影响睡眠，颈部活动不利，甚则放射至右侧前臂，时有右手拇指、食指麻木，持物易坠。近来时有头晕、头痛，视物不清，情绪急躁。

既往史：既往体健。

专科检查：颈椎生理曲度变直，$C_{4\sim7}$ 棘突间及椎旁压痛，冈上肌压痛，背肌压痛；颈椎活动受限；压顶试验(+)，双臂丛牵拉试验(+/-)，霍夫曼征(-)。CR 片：颈椎序列右偏，颈椎生理曲度变直，$C_{5\sim6}$ 椎间隙变窄，相应椎体边缘轻度骨质增生，$C_{3\sim6}$ 椎间孔变小。CT：$C_{4\sim6}$ 椎间盘轻度后突，硬膜囊略受压，骨性椎管不窄。

诊断：颈椎病。

治疗：予颈椎病基础手法配合颈椎病局部按动法、远端按动法。

按：该患者 $C_{4\sim7}$ 棘突右偏伴压痛，手法调整偏歪的棘突，同时使受损的软组织"顺筋归位"，以达消除疼痛的目的。对颈部残余症状行颈部按动法(即风府至大椎穴一线，天柱至大椎旁左右两条线，风池至颈根穴左右两条线，分别做屈伸、侧屈被动按压运动 3~5 遍)。远端按动法曲池配阳溪穴，进行按压并做肘关节被动屈伸运动，并令患者主动活动颈部；医者按住肩贞穴，并令患者颈部做主动的屈伸旋转运动，此为中医"经络所过，主治所及"之意。

二、落　　枕

【概述】

落枕是指睡卧当风引起颈部疼痛、功能受限，又称为"失枕"。本病四季均可发生，但以秋冬两季最多；男女发病均等；左右两侧发病几率相当。从损伤部位来看，可有颈部肌肉损伤、韧带损伤、椎间关节的损伤。

【手法治疗】

(一)局部按动法

采用颈部五条线按动法以及颈椎旋转推挤法进行治疗。

(二)颈椎整复法

颈椎纵向牵提法、颈椎定点旋转扳法、颈部拔伸法、颈椎推扳法。

(三)远端按动法

落枕急性期,局部疼痛剧烈无法操作者,或病变局部经过理筋正骨手法治疗后残留部分症状者,可采用远端按动法。

1. 点阳溪、曲池颈部运动法。

医者一手拇指按压曲池穴,另一手拇指按压阳溪穴,做肘关节被动屈伸运动,并令患者主动活动颈部。手法要求:沉稳、深透,关节活动宜慢不宜快,以达平衡整体,增强疗效的作用。时间约3分钟。

2. 医者按住肩贞穴,令患者颈部做主动的侧屈运动,以达缓解疼痛之目的。

【注意事项】

1. 在诊断本病时应对病位、病性进行诊断。

2. 本病治疗后应注意休息,避免再受寒凉刺激。

3. 如果反复发生落枕,可能为颈椎病先兆。

4. 当颈部发生扭伤时,一般可按落枕进行治疗。但如果扭伤较重,尤其是中年人扭伤、运动损伤,应注意有无颈椎椎间关节脱位、一过性脱位、脊髓损伤。

【典型病案】

一般情况:孙某,女,30岁。

主诉:左侧颈背部剧痛、活动受限2天。

现病史:患者2天前因卧姿不当出现左侧颈背部剧痛难耐,颈部明显受限。自行热敷并贴敷伤湿止痛膏,疼痛略有减轻,颈部活动受限未见明显缓解,遂来我院就诊。

现症见:左侧颈背部剧烈疼痛(左侧风池至肩井及左侧肩胛骨内侧缘为重),畏惧向患侧转侧,昼夜持续,影响睡眠,热敷后稍可缓解。颈部左侧屈、左旋及后伸功能明显受限,且做如上动作时,疼痛明显加重。

既往史:既往体健。

专科检查:左侧颈肩部肌肉压痛明显,紧张痉挛。颈部左侧屈、左旋及后伸受限明显，前屈略有受限。叩顶试验(–)，臂丛神经牵拉试验(–)，霍夫曼征(–)。

诊断：落枕。

治疗：予颈部基础手法配合局部按动法、远端按动法。

按：该患者为落枕急性期。先应用基础手法、远端按动法以舒筋活络、解痉止痛；待疼痛缓解后，行局部按动法，使受伤的软组织“顺筋归位”，纠正了软组织解剖结构的异常(筋出槽)，以达消除疼痛的目的。该患者治疗1次后，疼痛明显减轻，颈部侧屈、后伸功能改善明显，治疗3次后，临床症状完全消失。

三、颞下颌关节紊乱

【概述】

颞下颌关节紊乱综合征是颌面部常见疾病，又称为颞下颌关节紊乱综合征，发病机制尚未完全明了。下颌关节紊乱是以下颌关节疼痛、弹响与开口运动异常为主症的一种无菌性炎症。中医称之为颊车骱伤筋。本病单、双侧均可发生，多属关节功能失调，预后良好。

【手法治疗】

(一) 基础手法

1. 患者仰卧位。医者坐于头顶侧，掌揉或小鱼际揉下颌关节部及面部肌肉(以咀嚼肌为主)，使其局部有酸胀透热感为宜。

2. 双掌从下关至颊车做推法数遍，然后用掌擦法，擦摩下颌关节处，使其有透热感。

(二) 局部按动法

颞下颌关节局部按动法。

(三) 远端按动法

双拇指同时点按合谷、曲池穴，左右各半分钟，同时嘱患者反复做口部张阖运动。

(四) 脊柱关节整复法

1. 颞下颌关节整复法(以右侧为例)，患者仰卧位，医者位于患者右侧，左手扶于患者额部，右手扶于下颌部，右手大鱼际点按患者下颌部压痛点，嘱患者半张口位，医者右手先由右向左推挤下颌部3~5遍，再由左至右推挤下颌部3~5遍，此时常可闻及复位弹响。再于局部阿是穴行拨法放松2~3分钟，点揉松筋。

2. 若伴第2、3颈椎病变，行上段颈椎定点旋转复位法。

【调护】

1. 患者开口不能过大，注意保暖，避风寒，必要时可配合热敷治疗。

2. 避免咀嚼硬物，纠正不良咀嚼习惯，以免加重韧带、关节盘的疲劳和损伤。

3. 保证睡眠充足，必要时夜间用手帕固定下颌。

【典型病案】

一般情况：赵某，女，45岁。

主诉：右侧下颌部酸痛伴见右侧咀嚼功能受限3个月。

现病史：患者3个月前下颌部外伤后逐渐出现右侧下颌部酸痛，未予重视，但症状逐渐加重，并出现右侧咀嚼功能受限。2个月前就诊于某医院，诊断为“颞下颌关节紊乱”，予手法复位并予双氯芬酸二乙胺乳胶剂（扶他林）外涂治疗，症状缓解不明显，遂来我院就诊。

现症见：右侧下颌部酸痛，昼夜持续，严重时影响睡眠，吃饭后及长期讲话后加重。右侧咀嚼困难，不能用右侧牙齿咀嚼。

既往史：既往体健。

专科检查：右侧下颌压痛明显，张口时下颌部向右侧偏歪，时可闻及弹响。寰枢椎向右侧偏歪，棘突旁肌肉压痛。

诊断：颞下颌关节紊乱。

治疗：基础手法配合颞下颌关节局部按动法、颈椎定位旋转扳法及颞下颌关节整复法。

按：本病案为颞下颌关节紊乱验案，主要运用局部按动法及关节整复法进行治疗。在进行局部按动时，医者一边点穴，同时嘱患者做反复的张阖运动，可见本法又属于主动按动法。在此基础上，配合关节整复法，可明显缩短疗程，减轻患者痛苦。本病案患者在治疗1次后诸症减轻，2次后痊愈。

四、胸胁屏伤

【概述】

胸胁屏伤是由于不协调地用力导致的肋椎关节和（或）胸椎椎间关节错位、肋间肌损伤。本病又称“岔气”，是胸部常见损伤，好发于成年人。

【手法治疗】

（一）基础手法

患者坐位，医者位于其旁。在患处施摩法、揉法或一指禅推法，力度适中；点按肩井、中府、支沟、内关、阳陵泉、阿是穴。

（二）按动疗法

1. 胸肋部疼痛者，用牵臂扩胸法。

2. 前胸及后背疼痛者，用呼吸顶扳法。

（三）脊柱关节整复法

胸椎偏歪者，可根据病情及棘突偏歪情况采用膝顶臂提法、胸椎牵提法、俯卧位胸椎整复法或仰卧位胸椎整复法整复病变椎体。

【注意事项】

手法治疗后，应嘱患者注意休息，避免搬运重物。

五、肩关节周围炎

【概述】

肩关节周围炎简称肩周炎，是因肩部广泛粘连，以肩部广泛疼痛和功能广泛受限为特点的疾病。本病好发于50岁左右的人群，故又称“五十肩”；因患病以后，肩关节不能运动，仿佛被冻结或凝固，故又称“冻结肩”“肩凝症”；因患者常感觉有冷气进入肩部，故又称“漏肩风”。女性患者较男性为多，左侧多于右侧。

【手法治疗】

（一）师氏肩部三角法

本法的作用力可直达患处及阳性反应物，做功少，效率高，在消耗能量最小的前提下达到最好的治疗效果。

视频12　师氏肩部三角法

（二）颈部治疗手法

王友仁主任医师治疗肩周炎主张“治肩先治颈”，即治疗肩周炎应重视颈部手法操作。

1. 若颈椎棘突偏歪伴压痛，行“颈椎旋转推挤法”“颈椎旋转定位扳法”以解决颈椎棘突偏歪，尤其C_5棘突偏歪。因C_5脊神经(腋神经)支配三角肌。故，应先矫正C_5椎体棘突偏歪以顺筋归位，缓解肩部疼痛。

2. 在颈部压痛点行颈部屈伸按压法，以修复受损的软组织，进一步减轻肩部疼痛，加强疗效。

（三）肩部局部按动法

1. 肩部按动法

肩关节活动受限，患者可采用坐位肩部按动法及仰卧位肩部按动法，可在较轻微疼痛的情况下改善肩关节功能。

2. 三点三动法

杨金斗主任医师根据经筋疾病的病候特点，运用中医整体观念、经筋辨证理论总结出了治疗肩周炎的“三点三动法”。

(1) 手阳明经筋

点：拨揉肱二头肌长头腱前侧。

动（内旋扯肩法）：患者坐位，医者站其患侧，一手握患者患侧手腕，一手推肩前部，略外展患侧肩关节，屈肘至90°，缓慢内旋患侧肩关节，至有明显阻力时，迅速伸直肘关节，可出现肩关节或肘关节弹响。

(2) 手少阳经筋

点：点按三角肌滑囊上方。

动（展肩按压法）：患者坐位，医者站其患侧，双手相对抱住患者上臂上部，拇指在上，置于肩峰外，其余四指在下，紧握患臂，嘱患者放松肢体，拇指向患者躯干方向用力，同时，其余四指向上抱起患臂使患肢缓慢外展，医者拇指略有嵌入感。

(3) 手太阳经筋

点：小圆肌、冈上肌处。

动（举臂牵肩法）：患者坐位，医者站其患侧前方，一手点按曲池穴，一手拿住患肩前部，略向前牵拉，缓慢向上举臂，以患者耐受为度。

（四）肩部助动法

1. 肩关节活动受限者，可予屈肘牵肩法、纺车法、肩部抖法。

2. 上举、外展功能受限者，予屈肘摇肩法1；背伸功能受限者，予屈肘摇肩法2；对年老体弱者或肩关节功能明显受限者，予屈肘摇肩法3。

（五）辅助手法

环掌对打法：患者坐位，患侧上肢外展，医者位于其旁。以双手虎口环行自上而下，叩患侧上肢3~5遍。

【注意事项】

1. 慎用强力牵拉、摇动等手法，以免造成肩部软组织撕裂或发生撕脱骨折。

2. 注意保暖,以防感受风寒湿邪侵袭。

3. 坚持锻炼,以恢复肩关节功能。

(1) 举臂摸高锻炼:患肢抬起,将掌指置于墙壁或直立物体并逐渐向上移动,直至最大限度,然后慢慢滑下,可反复进行。

(2) 背手摸脊锻炼:将患肢置于背侧,尽力使手摸到脊背的高处,然后慢慢滑下,可反复进行。

(3) 肱骨外旋锻炼:背靠墙壁,双臂紧贴于胸胁部,肘关节屈曲90°,做前臂外展、肱骨外旋动作,尽力将双手及两前臂贴于墙面。

(4) 患臂外展锻炼:患臂伸直,做外展、平举、上举动作,反复练习,使角度逐渐增大。

4. 配合物理治疗。

【典型病案】

一般情况:王某,女,58岁。

主诉:右肩疼痛伴活动受限6个月,加重2周。

现病史:患者于6个月前运动后出现右肩疼痛,并逐渐出现活动受限,曾在某医院诊断为"肩关节周围炎",予口服药物(具体不详)治疗2周,症状未明显缓解,此后症状逐渐加重。近2周来,无明显诱因右肩疼痛加重,肩关节活动明显受限,遂来我院门诊就诊。

现症见:右侧肩关节后外侧刺痛,延及右背部。疼痛昼轻夜重,严重影响睡眠,喜健侧卧位。痛处固定不移,喜温拒按。右侧肩关节上举、后伸功能受限,右臂无法做梳头及摸左耳动作。

既往史:既往体健。

专科检查:肩部外观正常。右侧肩关节周围压痛明显,右侧肩关节上举、后伸、内旋活动明显受限。呈"扛肩"体征。

诊断:肩关节周围炎。

治疗:肩周炎基础手法配合肩部按动法、远端按动法。

按:远端按动法在肩关节周围炎治疗中较有特色。该患者C_5椎体棘突右偏伴随压痛,因C_5脊神经(腋神经)支配三角肌,故要矫正C_5椎体棘突右偏,行"颈椎旋转推挤法",并在颈部压痛点行屈伸按动法;为解决肩前疼痛,在髂前上棘内侧缘(约五枢穴)做屈伸按动法,此为上下肢顺向对应法(即肩对髋),点按住昆仑、太溪穴做踝关节的屈伸旋转按动法,此为上下肢逆向对应法(即肩对踝)。

六、肱骨外上髁炎

【概述】

肱骨外上髁炎是指肘关节外侧、肱骨外上髁部局限性疼痛,并影响到伸腕和前臂旋转功能的急性或慢性劳损性疾病。又称“网球肘”等。本病好发于前臂劳动强度较大的人,中年人多见,右侧多于左侧。本病中医称为“肘劳”,属伤筋范畴。

【手法治疗】

(一) 基础手法

患者坐位或仰卧位,医者位于其患侧。

三点一线法。三点:向上方点按肩贞穴、提捻外关穴、点按网球肘点(在落枕穴上 0.5 寸,即手背第 2、3 掌指关节上 1 寸处);一线:该线在尺泽穴偏桡侧一线向下引一条直线长约 2cm 处。医者在此线做拨揉法。

(二) 局部按动法

1. 肘部屈伸按动法

患者坐位。医者位于患侧,一手拇指点按患侧肘部曲池及痛点,另一手握住患侧腕部使肘关节被动屈伸 3~5 遍。

2. 肘部旋转拨动法

患者坐位。医者位于患侧,一手拇指点拨患侧肘部曲池或手三里痛点,另一手握住患侧腕部使肘关节被动内外旋转 3~5 遍。

(三) 关节整复法

1. 肘关节整复法

患者患肢伸直并且手竖立位。医者一手拇指按住尺泽穴附近的肱桡关节内侧,另一拇指按住肱桡关节外侧面,并将患肢手腕夹在医者腋下,余双手四指叠加托住患者肘部做左右小幅度摇摆晃动,然后作瞬间快速端提。用力需轻巧,两手需协同瞬间发力向上端提。可闻及弹响声,但不能苛求弹响。

2. 肱骨外上髁炎患者常伴有第 3 胸椎椎体病变,改善第 3 胸椎错位,可以明显缓解肘部疼痛症状,故治疗时应采用仰卧或俯卧胸椎整复法,矫正第 3 胸椎偏歪。

【注意事项】

1. 按摩治疗中不宜有过强刺激，以免产生新的损伤。

2. 注意休息，劳逸结合。

3. 按摩时可加用介质，如按摩乳、红花油等。

4. 注意保暖，不用凉水冲洗，以防止加重或病情反复。

【典型病案】

一般情况：马某，女，47岁。

主诉：右肘外侧疼痛1个月。

现病史：患者于1个月前无明显诱因致右肘外侧疼痛，不能端提重物，右肘关节活动受限、无力，就诊于当地医院，诊断不详，予扶他林外涂至今，症状时轻时重，未见明显缓解，遂来我院门诊求治。

现症见：右侧肘关节外侧酸痛，昼日为重，畏惧触压，夜间时因右臂疼痛影响睡眠。疼痛活动后稍可缓解，无法端提重物。肘关节活动未见受限。

既往史：既往体健。

专科检查：右肘外侧明显压痛，前臂伸腕肌群抗阻试验(+)，Mill's 试验(+)。

诊断：肱骨外上髁炎(网球肘)。

治疗：基础手法配合肘部屈伸按动法、肘部旋转拨动法。并予肘关节整复法、第3胸椎定点整复。

按：予肘关节整复法及肘关节屈伸旋转按压法，体现着“正筋先正骨，骨正筋自舒”及“顺筋归位，修复损伤”的按动疗法理论。远端按动法及三点一线法，起加强治疗作用，使疗效显著提高。“肩贞穴”处最深部上方为桡神经，桡神经到肱骨外上髁前方分为浅、深两支，浅支为皮支，深支主要为肌支，支配前臂所有的伸肌；“外关穴”为手少阳三焦经，是“经络所过，主治所及”之意，“网球点”乃是经验穴；取“尺泽穴”之意是“病在外侧，则取内侧”，即“前后对应取穴”，“阳经有病取阴经”，“伸肌有病取屈肌”。

七、桡骨茎突部狭窄性腱鞘炎

【概述】

桡骨茎突狭窄性腱鞘炎是由于拇指或腕部活动频繁，使拇短伸肌和拇长展肌腱在桡骨茎突部腱鞘内长期相互反复摩擦，导致该处肌腱与腱鞘产生无菌性炎症反应，局部出现渗出、水肿和纤维化，鞘管壁变厚，肌腱局部变粗，造成肌腱在腱鞘内的滑动受阻而引起的临床症状。

【手法治疗】

1. 患者取正坐位，肘下垫软枕。医者坐患者对面，用多指在前臂桡侧，由腕至肘做向心推法数遍，然后在桡骨小头部做小鱼际法数遍。力度宜轻柔，以达到舒筋通络的目的。

2. 用拇指拨揉拇短伸肌腱和拇长展肌腱。在桡骨茎突结节处做拇指拨揉法数遍。

3. 拇指点按阳溪、合谷、温溜、曲池、肩前穴，各半分钟。

4. 用拇指指腹与食指桡侧面拿捏手三里，使患部有酸胀传导感为宜。最后用掌根在患处做擦法，使其有透热感。

5. 医者一手拇指按于患处，另一手握住患手拇指，做内、外环转和上、下屈伸的摇动。以滑利关节，舒筋止痛，防止大鱼际肌萎缩。

【注意事项】

1. 不宜过劳，勿用冷水冲洗。

2. 炎症反应明显者慎用热敷，以免加重肿胀而使症状加剧，可用正红花油、扶他林药膏、青鹏膏等外用药擦抹患处。

八、肋软骨炎

【概述】

肋软骨炎指肋软骨的非化脓性炎症，局限肿胀、疼痛，又称非化脓性肋软骨炎、肋软骨增生病。本病好发于成年人，女性多见，第2~5肋软骨多见，偶尔发生在肋弓部，多为单侧发病。

【手法治疗】

（一）基础手法

患者仰卧位。医者位于其旁，双手置于患者胸部自上而下做推、摩、揉法3~5遍；点按中府、膻中、臂中(大陵穴上6寸处)、内关及阿是穴等。

（二）局部按动法

1. 摇臂按胸法。

2. 呼吸按压法。

【注意事项】

1. 治疗期间减少上肢负重活动。

2. 服用镇痛药物或局部用普鲁卡因封闭配合治疗。

3. 局部可用理疗、热敷、贴伤湿止痛膏、麝香回阳膏等配合治疗。

【典型病案】

一般情况:汪某,女,46岁。

主诉:右侧胸背部疼痛3个月。

现病史:3个月前患者无明显诱因出现右侧背部疼痛,患处肋软骨隆起,局部压痛明显,以2~4肋为著,局部不红不热。曾于某医院诊断为“肋软骨炎”,予扶他林疼痛区外用至今。用药后疼痛稍可缓解,但约1小时后痛即如常,且上肢及躯干活动及咳嗽时逐渐出现右侧胸前区疼痛,遂来就诊。

现症见:右侧胸背部隐隐灼痛,可以忍受,昼夜持续,夜间较重,但不影响睡眠。疼痛局部触压后疼痛加重,局部肋骨稍隆起高于皮肤,皮温、皮色如常。上肢躯干活动时右侧胸前区(胸大肌)疼痛明显。

既往史:既往体健。

专科检查:右侧胸背部压痛明显,2~4肋为重。胸大肌压痛(+)。

诊断:肋软骨炎。

治疗:基础手法配合摇臂按胸法、呼吸按压法。

按:运用基础手法时可改善局部血液循环,解除肌肉痉挛,缓解疼痛;在此基础上采用按动疗法:摇臂扩胸法、呼吸按压法,使受伤的软组织因关节的充分展开而得以舒展,之后在压力作用下,靠关节的闭合使局部软组织“顺筋归位”,以纠正软组织解剖结构的异常,有益于缓解疼痛,解除功能障碍,使机体达到阴阳平衡的状态。

九、急性腰扭伤

【概述】

急性腰扭伤是指人们在日常生活和工作中,由于腰部肌肉不协调地收缩,导致腰部肌肉、韧带、筋膜的急性损伤。本病多见于成年人,以青壮年最多,老年及少年较少,男性多于女性,以体力劳动者多见。平素缺乏体育锻炼者也常发生。

【手法治疗】

(一)对症按动疗法治疗

1. 远端按动法

急性期伤势较重,局部肌肉僵硬肿胀,无法施用手法,更不可施用小关节复位手法，予点委中腰部后伸旋转法。以左侧为例，患者俯卧位。医者位于其旁，以一手拇指或穴枪点按左侧委中，另一手握住患者左踝，屈曲膝关节。然后嘱患者双手撑床，后伸腰部至最大限度，再向左侧旋转腰部，反复施术3~5遍。

2. 局部按动法

(1) 腰部屈伸按压法：患者坐位，医者位于其后，令患者腰部前屈，使棘突间隙加宽，同时医者用双手拇指在损伤处（痛点）点按，再令患者腰部主动后伸以形成对抗作用。

(2) 腰部定位推挤法：以棘突向左侧偏歪为例，患者正坐，医者坐其后方。令患者腰部向左侧自动旋转到最大限度，医者用双手拇指推揉腰肌两侧及痛点3~5遍，医者用拇指顶住向左侧偏歪的棘突，以减少患椎的旋转，同时令患者腰部缓缓地向右侧旋转到最大限度。

(3) 腰部牵提法、腰椎斜扳法。

(4) 腰部屈伸旋转按动法。

（二）对症治疗加减手法

1. 腰痛剧烈，腰肌僵硬，甚者自感腹内有气胀支撑样疼痛，腰部屈伸转侧严重受限，脉弦紧者，采用基础手法施术后，点按气海、气冲、血海、三阴交穴，各半分钟。患者取坐位，医者坐其后，双拇指按压在患者两侧腰眼穴上，且适当用力。同时令患者缓慢做前屈、后伸、左右转侧活动2~3遍。以缓解疼痛，恢复功能。

2. 腰部跳痛有灼热感，重着，板硬，活动严重受限，动则痛剧，甚者咳嗽、打喷嚏、大笑时疼痛均加重，便干尿黄，脉濡数，湿热内蕴型，采用基础手法治疗后，点按天枢、五枢、足三里、丰隆和阴陵下筋，各半分钟。一手拇指按压在带脉附近的痛点上，另一手握于患者腘窝部，嘱患者做下肢屈伸运动3~5遍，动作要缓慢，以患侧为主。

3. 棘上韧带和棘间韧带损伤者，做基础手法时需在损伤韧带部位施以拇指拨揉法、滑按法和理筋法，交替进行2~3遍。然后令患者取坐位，医者坐其后，施腰部屈伸按压法。

4. 腰椎后关节滑膜嵌顿，有久蹲突然起立或弯腰转体不能起立的外伤史者，腰部突发剧痛，两侧腰肌痉挛，腰部后伸明显受限，前屈动作尚可且疼痛缓解。对此类患者可采用腰椎牵提法。操作方法：令患者坐于方凳上，医者站其后，患者双臂交叉放于肋弓前，医者双手握紧患者两手腕，患者靠于医者身体之前，医者左右转动患者腰部使其放松，当转动到中立位时迅速上提。此时可闻及关节复位弹响声。关节整复完成后再进行基础手法的治疗。

【注意事项】

1. 应嘱患者注意坐姿和劳动姿势。

2. 加强腰背肌锻炼：疼痛缓解后应每日坚持练习飞燕点水。时间大约20分钟，开始练习时可适当缩短时间。

【典型病案】

一般情况：唐某，女，50岁。

主诉：左腰部疼痛伴活动受限1天。

现病史：患者于1天前，抬举重物时突然出现左侧腰部剧痛，腰部转侧俯仰不能，患者未予重视，但症状逐渐加重，遂来我院门诊就诊。

现症见：左侧腰部剧痛难耐，$L_{3\sim5}$为重，影响睡眠，夜间难以转侧。痛处喜温拒按，疼痛昼夜不宁。腰部活动受限，腰部屈伸、旋转功能受限，前屈及左旋受限明显。发病来无间歇性跛行及足趾麻木。

既往史：既往体健。

专科检查：腰椎曲度明显侧弯，L_4棘突向右侧偏歪；$L_{3\sim4}$、$L_{4\sim5}$棘突间压痛，右侧痛甚；右侧髂后上棘处压痛，伤处可触及条索状物，右侧腰肌痉挛紧张。辅助检查：X线可见腰椎序列侧弯，生理曲度变直，双侧后关节不对称，椎间隙左右宽窄不等。

诊断：急性腰扭伤。

治疗：急性腰部软组织损伤基础手法及对症按动疗法治疗。

按：该患者属于急性腰痛、活动受限，局部腰肌痉挛紧张。故先行基础手法，之后用力拿捏患侧腓肠肌下端使患者有酸痛感后嘱其双手撑床且腰部悬空，再令其腰部左右摆动，片刻患者感觉局部疼痛减轻，腰部活动度加大，因肝、脾、肾、胆及膀胱经均分布于小腿腓肠肌附近，取“经络所过，主治所及”之意，再配合腰部活动，即为远端按动法。此时再施以局部按动法：腰椎斜扳法以矫正棘突偏歪，腰部定位推挤法以加强矫正偏歪棘突的力度，同时使受损的软组织“顺筋归位”，腰部屈伸按压法及腰部屈伸旋转按压法，通过改变关节间隙的大小和肌肉相对位置的变化，同时对痛点或穴位进行按压，动静结合，以达到平衡阴阳，使受损的软组织“顺筋归位”。

十、腰椎间盘突出症

【概述】

腰椎间盘突出症是由于腰椎间盘变性，纤维环失去弹性，产生裂隙；在外力作用下，造成椎间盘膨出、突出或纤维环破裂髓核脱出；压迫神经根产生腰腿痛等症状。本病好发于20~50岁的中青年人，男多于女。以$L_{4\sim5}$椎间盘突出最多，占50%左右；$L_5\sim S_1$椎间盘突出约占45%；$L_{3\sim4}$椎间盘突出最少。若发生在$L_{1\sim2}$或$L_{2\sim3}$之间称为“高位椎间盘突出”。

【手法治疗】

（一）局部按动法

1. 棘突偏歪者，可施以腰部定位推挤法。

2. 腰椎后突畸形者，施以腰椎俯卧按压法。

（二）腰椎整复法

1. 上段腰椎偏歪者，可采用坐式腰部牵提法、坐位牵肘推肩旋腰法。

2. 中下段腰椎偏歪者，可施以背侧腰椎斜扳法、腰椎推肩压膝斜扳法、腰椎扶肋推髋法、仰卧单膝牵腰法、仰卧双膝牵腰法。

3. 根据棘突偏歪者，可采用腰椎定位扳法，包括坐位腰椎定位旋转扳法、腰椎膝顶臂提法、立式腰椎定位牵提法、俯卧牵腰推扳法。

（三）远端按动法

急性期伤势较重，局部肌肉僵硬肿胀，无法施用手法，可予点委中腰部后伸旋转法，此后再施以关节复位手法可提高成功率。

（四）对症治疗

1. 伴有骶髂关节错位（错缝、紊乱）者

⑴ 向后错位者，予俯卧呼吸按压法、侧卧扳肩推髂法、坐式旋转复位法整复错位。

⑵ 向前错位者，予仰卧旋转复位法、屈膝屈髋按压法整复错位。

2. 梨状肌损伤者

⑴ 以左侧为例。患者仰卧，屈膝屈髋，足平放在床上，医者位于其旁，医者左手扶于膝部，右手拇指分别按压在髂骨外侧（相当于居髎穴区域）、腹股沟条索结节及痛点上，扶膝的手做内外摆动，同时右手拇指用力分别按压髂骨外侧的痛点、腹股沟条索结节及痛点，分别反复施术3~5遍。

(2) 患者健侧卧位，医者位于其前或后。令患肢屈膝屈髋，医者用一上肢肘部按压住髂骨外侧（居髎穴区域）、梨状肌止点处（环跳区域）及臀部痛点，另一手扶于膝部并做屈伸运动。可分别做3~5遍。

3. 直腿抬高受限者

(1) 腰部疼痛伴直腿抬高受限者，如有$L_{4\sim5}$椎间盘突出，常可出现大肠俞、关元俞周围疼痛，应在腹部相应的位置，约天枢穴下1寸处寻找痛点，用拇指按压，再配合点按带脉穴，以及拿捏腓肠肌下方，即可有明显的镇痛效果，并可使下肢抬高角度明显增大。

(2) 直腿抬高受限伴髋疼痛者，多因同时存在梨状肌损伤、周围组织粘连，刺激坐骨神经而产生疼痛，也可采用上述屈膝屈髋按压法，可使梨状肌受到牵张，使粘连得以剥离，之后配合点按冲门、阳陵泉、绝骨穴。

(3) 伴臀后侧疼痛者，患者仰卧，屈膝屈髋最大限度，医者位于左侧，用拇指或手枪式按摩器，按于坐骨结节的下方即承扶穴一带的痛点处，助手站于右侧，左手扶于膝关节上方，右手托于踝关节后方，两手密切配合，做髋膝关节的屈伸运动，幅度不宜过大，当活动3~4遍后，迅速向斜上方（$<45°$）牵拉，同时，医者用力顶按痛点处，此法重复2~3遍，可明显改善直腿抬高受限。

上述介绍的各种对症按动疗法，应根据患者的具体情况、具体病情，有机结合，切不可生搬硬套，要有针对性地辨证施治。

【注意事项】

1. 卧半硬床休息，注意腰部保暖。

2. 有马尾神经压迫者，不宜手法治疗。

【典型病案】

一般情况：苗某，女，49岁。

主诉：左侧腰痛伴左下肢外侧放射痛3个月。

现病史：患者于3个月前因抬举重物出现左侧腰部疼痛，左下肢外侧放射痛，腰部活动尚可。就诊于某医院行腰椎MRI检查示："$L_{4\sim5}$椎间盘突出，硬膜囊明显受压"，诊断为"腰椎间盘突出症"，予口服药物（具体用药不详）及按摩治疗2周，症状略有缓解。自行外敷膏药，疼痛仍未减轻，遂来我院门诊求治。

现症见：左侧腰部酸痛难耐，昼夜持续，夜间为重。卧位及腰部前屈疼痛加重，直立位稍可减轻。左下肢外侧放射痛，以左侧阳陵泉至绝骨为重，左侧小趾麻木。腰部前屈、后伸功能受限，无间歇性跛行。二便如常。

既往史:既往体健。

专科检查:腰椎生理曲度变直,腰椎活动受限;$L_{4\sim5}$ 棘突间及左侧深压痛,左髂骨上缘压痛,左侧骶髂关节部位压痛,左坐骨神经干压痛、叩击痛(+);左直腿抬高试验(+),左膝、跟腱反射(-),左侧“4”字试验(+),左侧髂后上棘低于右侧,左侧下肢短于右侧约 0.5cm,下肢肌力Ⅴ级,巴氏征(-)。

诊断:腰椎间盘突出症伴骶髂关节损伤。

治疗:基础手法配合腰椎整复法、腰部屈伸旋转按压法、对症治疗手法。

按:对于脊柱关节疾病,“矫正畸形,纠正紊乱”是关键。故,先采用腰椎旋转复位法,即“正筋先正骨,骨正筋自舒”。该患者骶髂关节后错位,采用俯卧呼吸按压法、侧卧斜扳法、侧卧推扳复位法、坐式旋转复位法等矫正手法使骶髂关节后错位问题得以解决。针对腰部痛点,采取腰部屈伸旋转按压法。针对左下肢外侧放射痛取胆经的居髎、风市、阳陵泉等穴位,行按压、拨揉等理筋手法以“顺筋归位,修复损伤”,加强关节的稳定性、灵活性。

十一、腰椎管狭窄症

【概述】

腰椎管狭窄症是指各种形式的椎管、神经根管以及椎间孔的狭窄,包括软组织(如黄韧带肥厚、后韧带钙化等)引起的椎管容积改变及硬膜囊本身的狭窄。由于腰椎管狭窄造成对脊髓及神经、血管卡压和刺激从而引起椎管狭窄症的发生,该病的主要症状就是腰腿痛,严重时可出现双下肢无力、括约肌松弛、二便障碍或轻瘫等症状。

【手法治疗】

师瑞华主任医师治疗腰椎管狭窄症时,强调对臀部肌肉、下肢髂胫束和腘绳肌的理顺。本症多发于 L_4、L_5 平面的椎管,故对于受 L_4~S_2 支配的臀部肌肉影响最为明显,可致臀部肌肉紧张、僵硬。由于臀肌是行走运动的主要参与肌肉,因此,这种继发于腰椎管狭窄的臀肌紧张大大地缩短了患者的行走距离,迫使患者休息。

1. 患者俯卧位,医者位于其旁。

(1) 掌揉患者腰骶部数遍。

(2) 以肘理顺患者腰部两侧竖脊肌的内、外侧缘。

(3) 以肘理顺患者臀横纹至腘窝的腘绳肌。

(4) 以肘理顺小腿三头肌。

如果患者俯卧位时出现下肢症状或者下肢麻痛加重，则避免该体位的手法。

2. 患者侧卧位，上腿屈曲，下腿伸直，医者位于其后。

(1) 拇指理顺腰部夹脊处的深层肌肉。

(2) 以肘理顺患者臀部三线。使三线区域中的条索理顺以恢复肌肉的弹性。

(3) 以肘理顺髂胫束后缘，使其解除紧张状态。一侧操作完毕后使其向另一侧侧卧松解对侧。

【注意事项】

1. 避免劳累、搬抬重物。

2. 注意腰部及下肢保暖。

3. 有马尾神经压迫者，不宜手法治疗。

十二、腰部软组织劳损

【概述】

腰部软组织劳损是指腰部软组织长期受到慢性、损害性刺激，造成腰部肌肉、韧带、筋膜等组织慢性损伤，出现缺血、变性、渗出、粘连等病理变化，并产生局部疼痛，本病常被称为腰肌劳损。实际上，腰部软组织的劳损除肌肉劳损外，还包括韧带劳损和筋膜劳损。本病好发于成年人，缺乏体育锻炼的人发病率更高。

【手法治疗】

(一) 基础手法

1. 患者俯卧位，医者位于其旁。在腰背部两侧施揉法、推法 3~5 遍；在腰部酸痛点及阳性反应物处施拨法、按法 3~5 遍；揉或点按肾俞、大肠俞、委中、阳陵泉穴；擦腰骶部 0.5~1 分钟。

2. 患者侧卧位，医者位于其后。自上而下捋顺侧腰部肌肉，以骶棘肌为主，反复施术 3~5 遍；按揉肾俞、志室、腰阳关、腰眼穴；沿臀上皮神经走行自后向前捋顺 3~5 遍；用肘尖按揉梨状肌深层结节反复 0.5~1 分钟；前臂滚揉足少阳胆经，反复施术 3~5 遍。两侧均需施术。

（二）对症按动疗法

1. 腰肌劳损伴有侧弯畸形者，予腰椎斜扳法、腰椎推扳法、腰椎牵提法、腰椎定位扳法等。

2. 腰椎横突疼痛者，予腰部侧屈按压法。患者正坐，医者位于其后。医者一手拇指按住患侧横突痛点处，另一手扶住对侧颈肩部，使患者腰部做被动侧向屈伸运动。

3. 髂后上缘肌腱损伤者，予腰部屈伸旋转按动法。患者坐位，医者位于其后。患者腰部向前屈曲，并稍向右旋转，同时医者用双手拇指指腹压住髂后上棘周围痛点，令患者腰部向左后方做旋转、背伸运动，以损伤部位有酸痛为度，反复施术 2~3 遍。

4. 骶髂关节韧带损伤者，予骶髂关节屈伸按动法、骶髂关节旋转按动法。

【注意事项】

1. 适当休息，保持良好的坐姿、站姿。

2. 睡卧硬板床，注意腰部保暖。

3. 根据患者病情适当配合飞燕点水、五点支撑、平板支撑等功能锻炼以加强腰背肌功能训练。

【典型病案】

一般情况：王某，男，45 岁。

主诉：腰部酸痛反复 15 年加重 2 个月。

现病史：患者于 15 年前因活动不慎致腰痛，活动受限。就诊于当地医院，检查结果不详，诊断为“急性腰扭伤”予药物治疗(具体不详)，症状缓解。此后，腰痛症状时轻时重，每因劳累或拎提重物即加重。曾在某医院行腰部 X 线片示：“腰椎生理曲度变直，腰椎椎体增生，腰椎退行性病变”。近 2 个月来，患者又因劳累出现腰部酸痛加重，腰部活动略受限，遂来就诊。

现症见：腰部双侧酸痛，右侧稍重，以隐痛为主，晨起、劳累后转为酸痛。腰部前屈后伸活动受限，右旋受限。无下肢放射痛及足趾麻木。无间歇性跛行及二便异常。

既往史：既往体健。

专科检查：腰椎生理曲度变直，腰椎序列侧弯，第三腰椎横突端压痛，髂后上缘压痛，骶髂关节压痛。“4”字试验、直腿抬高试验、股神经牵拉试验(–)。双下肢肌力Ⅴ级，病理征未引出。

诊断:腰部软组织劳损。

治疗:基础手法配合腰椎推挤法、腰椎俯卧按压法、腰椎整复法。

按:临床研究证实,相当一部分骨伤科疾病其根本原因在于脊柱关节错位(错缝、紊乱)和肌肉韧带的位置改变,而肌肉僵硬条索肿胀只是其标,故中医骨伤科有"肌筋不正,骨缝必错"的学术观点。而按动疗法按压与运动相结合的手法可直接纠正小关节位置异常,理顺肌纤维、韧带等软组织,使其恢复原本的正常解剖位置,从而有效解除相关疾病的根本原因,本着"正筋先正骨,骨正筋自舒"的学术思想,乃治疗最佳途径。运用局部按动法,给损伤部位以一定的牵引力,一手按住损伤部位(痛点),作关节主动或被动屈伸旋转运动,使受伤的软组织因关节的充分展开而得以舒展,之后在压力作用下,靠关节的闭合使局部软组织"顺筋归位",纠正了软组织解剖结构的异常,有益于缓解疼痛,解除功能障碍。

十三、第三腰椎横突综合征

【概述】

第三腰椎横突综合征,是指由于第三腰椎横突周围组织损伤,造成慢性腰痛,出现以第三腰椎横突处明显压痛为主要特征的疾病,亦称第三腰椎横突滑囊炎或第三腰椎横突周围炎。因其可影响邻近的神经纤维,故常伴有下肢疼痛。

本病多见于青壮年,尤以体力劳动者常见,男多于女。本病进一步可发展为顽固性下腰痛,而影响正常工作,降低生活质量,消耗大量医疗资源。

【手法治疗】

(一)基础手法

1. 点揉痛点

医者以单手或双手拇指重叠,点揉患侧的腰三横突端部,并可左右弹拨。但无论是点揉还是弹拨,拇指轻触腰三横突即可,不可施以暴力点揉,以免加重损伤。

2. 理筋止痛

患者俯卧位,腰三横突背侧筋结处施以理筋法;后改为侧卧位,于腰三横突的上缘和下缘施以理筋法。

3. 提拿腹肌

患者仰卧,提拿患者腹部肌肉,以降低腹内压,减轻胸腰筋膜对腰三横突的牵拉。

(二)对症治疗

1. 对症治疗

可根据患者的疼痛部位,在腰骶部、下肢外侧施用掌揉法、㨰法等,以达松筋、活血的目的。

2. 侧背法

若有侧屈受限可施用侧背法。

【注意事项】

1. 疼痛严重时,可佩戴护腰以减轻疼痛、缓解肌肉痉挛。

2. 症状缓解后应注意锻炼腰背肌。

3. 本病可因劳累或受凉而复发,应嘱患者注意休息,注意腰部保暖,勿受风寒。

十四、骶髂关节损伤

【概述】

骶髂关节损伤属中医筋出槽、骨错缝范畴。西医学认为骶髂关节损伤是因外力而造成该关节紊乱及其韧带损伤,引起的局部疼痛和功能障碍,变换体位时疼痛加剧。

【手法治疗】

(一)基础手法

患者俯卧位,医者位于其旁。在腰骶部和臀部施揉法、㨰法 3~5 遍;在骶髂关节损伤处重点施按法、揉法或一指禅推法 3~5 遍;点按八髎、环跳、秩边穴;在下肢后侧施拿法、揉法 3~5 遍。

(二)局部按动法

1. 骶髂关节旋转按动法。

2. 骶髂关节屈伸按动法。

(三)骶髂关节整复法

1. 向前错位者,可施以仰卧旋转复位法、屈膝屈髋按压法、仰卧扳肩按髂法。

2. 向后错位者,可施以俯卧呼吸按压法、骶髂关节后伸复位法、骶髂关节定位旋转扳法、坐式旋转复位法。

【注意事项】

1. 卧半硬床休息,不宜剧烈运动。

2. 注意保暖,避风寒。

【典型病案】

一般情况:谭某,女,52岁。

主诉:右臀部伴右下肢后外侧疼痛1个月。

现病史:患者于1个月前,无明显诱因致右臀部伴右下肢后外侧疼痛,右下肢活动略受限。未予重视,自行外敷膏药,症状未见明显缓解,遂来我院门诊就诊。

现症见:右侧臀部外侧、右下肢后外侧(大腿为甚,经小腿后侧至足底)酸痛,可以忍受,劳累及长时间行走后加重,昼重夜轻。疼痛严重时出现跛行。长时间行走后疼痛加剧及右下肢无力。无右下肢麻木不仁。

既往史:既往体健。

专科检查:①右侧骶髂关节处压痛、右环跳穴处压痛,右侧骶髂关节肿胀,较健侧隆起,右髂后上棘较左侧有突起;右侧"4"字试验阳性;右下肢较左侧短约1cm。② X线检查:可见骶髂关节下缘骨质增生、关节面毛糙、骨密度增高影。

诊断:骶髂关节损伤伴坐骨神经痛。

治疗:基础手法配合骶髂关节按动法、后错位骶髂关节整复法及局部按动法。

按:"矫正畸形,纠正紊乱"是治疗骶髂关节损伤的关键,将错位(错缝、紊乱)的骶髂关节矫正,受累的软组织也就回到了正常的解剖位置。应用局部按动法:一边按压痛点,一边施术于相应关节使肌肉处于收缩、松弛的动态变化中,使牵张感受器感受轻重不同的刺激,避免感受器对手法操作的适应性,增强手法作用的传入冲动,在神经中枢对痛觉的传入产生抑制;中医将人体视为一个对立统一的有机整体,以阴阳概括人体内部的一切变化。按动疗法中,施用旋转、屈伸、推、扳等运动类手法相对为动,属阳;按、压、点等手法相对为静而属阴,通过手法的不同阴阳属性,纠正病变中的阴阳失衡,重新恢复人体的"阴平阳秘"的状态。

十五、臀上皮神经卡压综合征

【概述】

臀上皮神经卡压征也称为“臀上皮神经损伤”“臀上皮神经痛”等，是由于臀上皮神经在穿过髂嵴部位受到卡压所产生的腰臀部弥散性疼痛、感觉异常，向臀下方及腘窝放射为特征的一种疾病。占腰部急性软组织损伤的40%~60%，在腰腿痛中占16.38%，是引起腰腿痛的一个重要原因。

【手法治疗】

1. 患者俯卧，医者用手指或肘部沿腰背部膀胱经第一、二侧线依次理顺、按揉其双侧腰部及臀部肌群，以改善腰及臀部血液循环，缓解肌肉紧张，重点按揉理顺痛点及阳性反应物，手法宜缓慢渗透。后拿揉下肢，以患侧为主。

2. 患者健侧卧位，健侧下肢在下伸直，患侧下肢在上屈曲，医者以一侧肘关节内侧髁沿师氏臀部三线做师氏理筋法，重点理顺臀部痉挛的肌肉以及阳性反应物，以缓解患侧臀部肌痉挛，达到解痉、祛瘀、消肿的目的。在理顺过程中，以臀部一线为重点。

3. 在臀上皮神经入臀点做师氏理筋法，以髂翼至居髎穴之间的骨纤维管以及局部阳性结节为重点，使条索状软组织平复，促进炎症吸收。

4. 医者用掌根或前臂理顺下肢髂胫束后缘足少阳经路线，重点施术于风市穴附近阳性反应物。

5. 医者用拇指理顺下肢阳陵泉穴处，以向小腿及足部放射性麻胀感为宜。

6. 患者患侧卧位，在健侧施术，方法同患侧，以患侧为主，使两侧气血运行平衡。

7. 患者仰卧，医者用拇指按揉足阳明经路线，点按足三里穴1分钟，以酸胀感向足部放射为宜。

【注意事项】

1. 本病以平衡腰、臀部两侧肌肉张力为治疗原则，以理筋法为具体手法，旨在解痉、松解，减轻卡压，缓解临床症状。

2. 治疗时应根据臀上皮神经的解剖结构特点，综合考虑臀上皮神经卡压征的病因病理改变及临床表现特征，对臀上皮神经的发出点、行程、穿入点、分布区进行全面有序的调理，准确、有效地为患者解除痛苦、治愈疾患。

3. 注意保暖。

4. 避免搬抬重物，适当卧床休息。

【典型病案】

一般情况：张某，男，50岁。

主诉：腰痛伴右下肢疼痛1周。

现病史：患者1周前因伏案久坐后突然起立而出现腰痛伴右下肢疼痛，经卧床休息不缓解，每当起床、久坐等改变体位时需撑扶桌椅。曾于他院诊断为“腰椎间盘突出症”，但未予治疗。来我院就诊时仍有腰痛伴右下肢疼痛等症状。

现症见：腰骶部酸痛，伴右下肢放射痛，久行、久立后疼痛明显。

既往史：既往有腰部扭伤史，经卧床休息后能自行缓解。

专科检查：腰背部肌肉僵硬，$L_{4\sim5}$右侧椎旁压痛，当右侧竖脊肌及髂骨翼交汇点处骶髂关节上方压痛明显，并向下肢放射至膝关节附近。腰椎活动度：前屈30°、后伸0°、左侧屈5°、右侧屈0°。屈颈试验(–)，直腿抬高试验右侧(+)；右侧“4”字试验(+)；梨状肌紧张试验(–)；巴宾斯基征(–)。

辅助检查：腰椎正侧位X线显示腰椎序列向右侧弯，生理曲度略直，$L_{3\sim4}$、$L_{4\sim5}$椎间隙略变窄，双侧关节突关节增生，余未见异常。

诊断：臀上皮神经卡压综合征。

治疗：臀部三线理筋法配合局部按动法。

按：臀上皮神经卡压综合征具有腰痛伴有下肢放射痛的特征，是使用“臀部三线理筋法”的重要指征，而臀部局部症状更是重要的临床指征。配合点按肾俞、志室、大肠俞、腰眼、秩边、环跳、居髎、风市、髀关、委中等穴缓解疼痛。

十六、梨状肌综合征

【概述】

梨状肌综合征是指梨状肌急性或慢性损伤时，发生炎症反应，刺激或压迫坐骨神经而出现的臀部及下肢放射痛。本病也称梨状肌损伤、梨状肌狭窄综合征。本病是引起干性坐骨神经痛的常见原因。

【手法治疗】

1. 点穴止痛

采用点法以达通经止痛的目的。患者俯卧位。医者两拇指点按患者的两侧委中穴和绝骨穴。点穴的力量要大，时间大约 3 分钟。

2. 揉法松筋

以前臂揉法作用于患侧臀部，力量由小到大，层次由浅到深，使得臀部肌肉放松。

3. 弹拨松筋

医者以尺骨鹰嘴（肘尖）着力，垂直于梨状肌肌腹做弹拨的动作，即从外上向内下方向弹拨，用以缓解梨状肌的痉挛。

4. 摇髋松筋

患者仰卧位。医者站于患侧，一手扶膝，一手扶踝，环旋摇动髋关节，并重点在髋关节的内收内旋位摇动，用以松解髋部肌肉和韧带。

十七、退行性髋关节炎

【概述】

退行性髋关节炎，又称髋关节骨关节炎，是关节软骨发生退变后磨损、脱落、增生以及滑膜充血、关节囊变厚，关节间隙狭窄的一种慢性炎症。多发于中年以后髋关节活动频繁者。

【手法治疗】

（一）局部按动法

根据病情，酌情选用髋关节屈伸按动法、髋关节内收按压法、髋关节外展按压法、髋关节屈伸旋转按压法、屈膝屈髋点按承扶法。

（二）髋关节牵拔法

可施以仰卧牵髋法、仰卧握踝牵髋法、侧卧握踝牵髋法。

（三）髋关节摇法

髋关节活动受限者可采用单侧摇髋法或双侧摇髋法。

（四）远端按动法

1. 患者仰卧位，医者分别按住对侧的中府、肩髃、极泉、天泉穴，同时令患者做髋关节的主动屈伸运动。

2. 患者站立位，医者站于其后，医者按住对侧肩髎穴、肩贞穴，同时令患者做髋关节的主动屈伸运动。

【注意事项】

1. 髋关节宜进行适当的活动。早晨宜做髋部锻炼。

2. 局部保暖,忌食寒性食物。

【典型病案】

一般情况:完某,女,68 岁。

主诉:右髋部疼痛反复发作 30 余年。

现病史:患者 30 余年前无明显诱因出现右侧髋部疼痛,症状时轻时重,未予重视。但髋部疼痛症状逐渐加重,甚则难以忍受,每于劳累后加重。曾自行应用狗皮膏、麝香壮骨膏等外用药,稍可缓解。曾就诊于多家医院,诊断为"退行性髋关节炎",给予中西医内服及外用药物(具体不详),病情均未得痊愈。现为求进一步治疗,遂来我处就诊。

现症见:右侧腹股沟区、髋部外侧酸痛,昼日为重,夜间较轻,不影响睡眠。右侧下肢活动轻度受限,疼痛严重时出现跛行。无下肢麻木。

一般情况:既往体健。

专科检查:右侧腹股沟处压痛明显,髋关节屈曲内外旋活动受限。X 线片示:髋关节模糊、髋臼骨赘增生、关节间隙狭窄。

诊断:退行性髋关节炎。

治疗:基础手法配合髋关节按动法、髋关节摇法。

按:基础手法可改善局部血液循环以减轻髋部疼痛,按动法则改善髋关节的活动受限,改善关节功能。此外,对于本病,应用远端取穴法,点按中府、肩髃、极泉、天泉、肩髎、肩贞穴,可缓解局部症状。

十八、膝关节骨性关节炎

【概述】

骨性关节炎是指关节周围骨质增生,刺激周围组织产生的症状。因膝关节骨性关节炎多由增生引起,故又称增生性骨关节炎。膝关节骨性关节炎在全身骨性关节炎中发病率最高。膝关节骨性关节炎男女均可发病,但以女性多见,尤其是闭经后的妇女。

【手法治疗】

(一) 局部按动法

1. 膝关节前侧疼痛者,予内外膝眼局部按动法。医者双手拇指点按住患膝内、外膝眼,同时其余四指握住膝关节后侧,边点按、边屈伸膝关节,反复施术 3~5 遍。

2. 膝关节内、外侧疼痛者，予血海、梁丘局部按动法。医者一手按住血海、梁丘两穴，另一手握患肢踝部做膝关节的屈伸运动3~5遍。

3. 腘窝疼痛者，予俯卧位膝部屈伸按动法。患者俯卧位。医者位于一侧，一手点按腘窝局部痛点（可根据疼痛部位选择委中、委阳或阴谷三穴之一），另一手握住踝部，使患者膝关节做被动屈伸运动，反复施术3~5遍。

（二）膝关节摇法

患者仰卧位。医者位于患侧，一手扶于患者膝关节，另一手托住踝部，使患肢屈膝屈髋，足离开床面，然后使患侧膝关节做被动屈伸旋转运动。

（三）远端按动法

1. 医者左手拇指分别按住患者髂前下棘处（居髎穴区域）、髂前下棘内侧缘处（五枢穴区域），令患膝屈曲，足平放在床上，右手握住膝关节分别做髋部的屈伸运动，反复施术3~5遍。

2. 取曲池、尺泽穴作肘关节的屈伸运动3~5遍。

（四）辅助手法

1. 患者俯卧位，医者位于其旁。在患肢后侧施拿法、揉法或推法3~5遍。

2. 膝关节屈曲，点按委中、阴谷、合阳穴，随后以拇指与食、中指相对，在半腱肌、半膜肌及股二头肌肌腱处施拿法3~5遍。

3. 左手拇、食指点按昆仑、太溪穴，同时用右手手掌擦腘窝及腓肠肌0.5~1分钟。

【注意事项】

1. 膝关节疼痛、肿胀严重者，应卧床休息，局部慎用手法。

2. 加强膝关节功能锻炼。做屈伸和摇摆以恢复膝关节运动功能；股四头肌静力收缩练习有助于消肿，恢复股四头肌肌力，预防并治疗股四头肌萎缩。

3. 应嘱肥胖患者适当加强体育锻炼，节制饮食，控制体重以减轻膝关节的负担。

4. 避免超负荷运动及爬山、爬楼梯、下蹲动作。

5. 避免感受寒凉、风湿。

【典型病案】

一般情况：刘某，女，52岁。

主诉：双膝关节疼痛反复5年，加重2日。

现病史：患者于5年前，外感风寒后出现双膝疼痛，以右膝为著，活动未见明显受限，就诊于当地医院，查膝关节MRI示：膝关节间隙变窄，胫骨髁间棘变尖，诊断为“膝关节骨性关节炎”。予口服中药汤剂（具体用药不详）治疗4个月，症状无明显缓解。此后，膝痛症状时轻时重，自行贴敷膏药控制病情，但均未根除。2天前，又因受寒后出现双膝关节疼痛加重，遂来我院门诊求治。

现症见：双膝外侧疼痛，以胀痛为主，右膝为重，昼夜持续，劳累、长时间行走及上下楼梯后加重，患处畏寒喜暖。膝关节活动度尚可，关节活动可闻及弹响声。伴见双侧膝关节发凉。

一般情况：既往体健。

专科检查：步态无跛行，膝无红肿、无畸形；双膝周围压痛，右膝为重；双膝关节活动度正常，股四头肌无萎缩；浮髌试验（-），髌骨研磨试验（+），侧向挤压试验（+），膝关节研磨试验（-），膝关节过屈过伸试验（+）。

诊断：膝关节骨性关节炎。

治疗：予膝关节基础手法配合局部按动法、远端按动法。

按：治疗膝骨关节病的基础手法是：4条线即足太阴、足阳明、足少阳、足太阳经；4个面即膝关节前、后、内、外4个面，分别行拿揉、点按法。在膝关节痛点区域行局部按动法，在点按穴位或痛点的同时配合膝关节的屈伸运动，减轻疼痛、改善功能，达到顺筋归位，舒筋止痛，滑利关节的目的。

十九、踝关节软组织损伤

【概述】

踝关节软组织损伤是指由于踝关节扭伤，导致踝关节周围韧带、关节囊的损伤，常被称为踝关节扭伤。本病可发生于任何年龄的人。踝关节通常在跖屈内翻位损伤。

【手法治疗】

（一）基础手法（以外侧扭伤为例）

患者仰卧位，医者位于其旁。医者手掌自下而上（即自足背向上）做推摩法3~5遍。在损伤局部施一指禅推法3~5遍。取阴陵泉、阳陵泉、腓骨小头后侧缘、绝骨、丘墟、昆仑、血海、风市、环跳，行点按法。

（二）踝关节按动复位四步法

该法可改善踝关节功能。

（三）踝趾关节牵拔法

医者一手托住足跟部，另一手握住足背部，将患侧下肢抬高约30°，先缓慢牵拉,再沿纵轴方向,稍加活动后,快速地向远端牵拉,有时可闻及响声。

(四)远端按动法

患者健侧卧位,医者位于其后。医者一手拇指先按住委中穴;之后再按住腓骨小头后侧缘,另一手握住踝关节,分别做膝关节的屈伸运动。分别做1分钟。

【注意事项】

1. 施术前应排除骨折与脱位。
2. 急性期不宜重刺激患部。
3. 施术期间,应适当制动,后期可逐步进行功能锻炼。
4. 注意保暖,避免重复扭伤。

【典型病案】

一般情况:王某,女,52岁。

主诉:左踝关节疼痛伴活动功能障碍1年。

现病史:患者于1年前,因活动不慎致左踝关节疼痛伴活动障碍。曾就诊于当地医院,行踝关节MRI未见骨折或脱位表现,诊断为"左踝关节扭伤",予外用药物治疗(具体用药不详),症状略缓解。此后症状时轻时重。今来我院门诊求治。

现症见:左侧踝关节外侧疼痛,以刺痛为主,痛处固定不移,热敷后可稍有缓解。疼痛每于行走过多及长期直立后加重。

一般情况:既往体健。

专科检查:左踝无畸形,活动度尚可,左踝轻度肿胀;内、外踝压痛明显,内翻受限,足跟叩击试验(-)。

诊断:左踝关节扭伤。

治疗:基础手法配合踝关节按动复位四步法、踝趾关节牵拔法。

按:在踝关节痛点行按动法,以达到"顺筋归位,舒筋止痛,滑利关节"的目的;踝趾关节牵拔法,为"正筋先正骨,骨正筋自舒"之意。利用上下肢对应取穴法"肩对踝、腕对踝"之意,内踝痛取肩前痛点,外踝痛取阳谷、肩贞,足背屈不利,取阳池、大陵,依据肌肉起止点及经络循行的规律取环跳、风市、腓骨小头外侧缘、血海、昆仑等穴,可进一步改善内外踝的疼痛症状。

第二章 按动疗法治疗常见内科疾病

一、胃 脘 痛

【概述】

胃脘痛是由外感寒邪、内伤饮食情志、脏腑功能失调等导致气机郁滞，胃失所养，以上腹胃脘部疼痛为主症的病症。也有将胃脘痛称之为"心痛""心下痛"等。但对心脏疾患引起的心痛则称之为"真心痛"，与胃脘痛的"心痛""心下痛"具有根本性的区别。本病相当于西医学的胃、十二指肠炎症、溃疡或痉挛等疾病。

【手法治疗】

（一）基础手法

1. 患者俯卧位，医者位于其旁，揉背部膀胱经路线，重点在肝俞至三焦俞之间。然后按压 T_7~L_1 椎旁华佗夹脊穴 2~3 遍。

2. 点按脾俞、胃俞、三焦俞，各半分钟。然后沿脊柱两侧自大肠俞至大杼穴施捏脊法 3~5 遍。

3. 患者仰卧位，医者站其旁，分推肋骨下缘，即开三门（期门、章门、京门）2~3 遍。然后揉上腹部，点按中脘、天枢、气海穴，各半分钟。

4. 拿揉双下肢 2~3 遍，点按梁丘、足三里穴，各半分钟。

5. 拿揉双上肢 2~3 遍，点按内关、合谷穴，各半分钟。

(二)辨证手法

1. 肝气犯胃

⑴ 患者俯卧位。医者用掌根拨揉膀胱经 T_7~T_{10} 一线。然后点按肝俞、肩井穴,各半分钟。

⑵ 患者仰卧位。点按期门、太冲穴,各半分钟。

2. 寒邪犯胃

⑴ 患者俯卧位。医者用单掌在脾俞、胃俞、三焦俞处做擦法,使其局部有透热感。

⑵ 患者仰卧位。用拇指同时点按公孙、内关穴半分钟。然后点按中脘、阴陵泉穴,各半分钟。

3. 食滞胃脘

⑴ 患者仰卧位,医者用双手提拿腹直肌,然后由上腹至下腹做掌推法2~3 遍。

⑵ 在下腹部做逆时针掌揉法,点按梁丘、足三里、丰隆穴,各半分钟。

4. 脾胃虚寒

⑴ 患者俯卧,医者用单掌在脾俞至肾俞处做擦法,以有透热感为宜。点按三焦俞、阴陵泉穴,各半分钟。

⑵ 患者仰卧位,医者用单掌在胃脘部做摩法。点按隐白、阴陵泉穴,各半分钟。

5. 瘀阻胃络

患者仰卧位,医者在其腹部作轻柔的推法。点按三阴交、承满穴,各半分钟。

【注意事项】

1. 上消化道出血者或胃脘部肌紧张甚至僵板者,禁用手法治疗,以免加重病情、延误治疗,造成医疗事故。溃疡急性期局部亦不施手法。

2. 生活规律,饮食适度,忌食烟酒、酸辣或冰冷刺激性食物及油炸坚硬不易消化的食物。

3. 保持心情开朗,避免忧思或精神刺激,冬春季节注意保暖。

【典型病案】

一般情况:李某,女,52 岁。

主诉:胃脘部疼痛 1 个月余。

现病史:患者 1 个月余前因暴怒即感胃脘部胀痛,纳差泛酸,于两周前在某医院经胃镜检查，诊为“浅表性胃炎”，口服“丽珠得乐”未见缓解，遂来我院就诊。

既往史：既往患缺铁性贫血，未予治疗。

专科检查：腹平软，胃鼓音区叩诊未见异常，胃下口部压痛(±)，舌淡，苔黄，脉弦数。

辅助检查：胃镜示：幽门部黏膜纹理增粗，余未见异常。

诊断：胃脘痛(肝气犯胃)。

治疗：予胃脘痛基础手法配合辨证手法。

按：本病早期应以止痛为主，急则治其标，以镇痛为主，局部施术时间要短，重点采用背俞穴、本经郄穴相配合，止痛效果较好。患者胃胀明显时，拿提手法应轻柔。慢性期以对症治疗为主，根据症状变化减去点按诸穴，可增加捏脊手法以提高食欲。

二、头　痛

【概述】

头痛是临床常见的症状之一，可单独出现，也可兼见于各种急、慢性疾病中，本节所述的头痛系指因项痹病(颈椎病)、外感及内伤杂病所致的以头痛为主要表现的一类病证。

现代医学本病可见于内、外、神经、精神、五官等各科疾病中，本节手法治疗不包括颅内器质性病变引起的头痛。

【手法治疗】

(一)基础手法

1. 患者仰卧位，医者位于其头侧。

(1) 沿印堂、头维至太阳穴施分推法3~5遍。

(2) 按揉印堂、攒竹、鱼腰、阳白、太阳、百会、四神聪穴。

(3) 拿、揉头部两侧3~5遍。

2. 患者俯卧位，医者位于其旁。

(1) 用拇指连续按压枕部两侧至乳突处，反复施术3~5遍。

(2) 点按玉枕、后顶、脑空、百会、四神聪穴。

(3) 点按肩井后点，以有放射感为度。

(4) 点按腕骨、支正穴。

3. 患者坐位，医者位于其后。

(1) 自前额至后发际施推法 3~5 遍。

(2) 在枕部、颈项部施拿法、揉法 3~5 遍。

(3) 在两侧肩背部施㨰法、揉法 3~5 遍。

(4) 按揉风池、风府、翳风穴。

(二) 局部按动法

对于颈椎病引起的颈性头痛，应注意运用颈部局部按动法与脊柱关节整复法。局部按动法可采用颈椎旋转推挤法、颈椎屈伸推挤法或颈椎横突微调法。

(三) 脊柱关节整复法

1. 颈椎纵向牵提法及颈椎斜扳法，此两种为不定位扳法，适于多个椎体偏歪。

2. 颈椎旋转定位扳法，适用于具体某一椎体不正，针对性强，效果显著。

(四) 辨证治疗

1. 风寒型

按揉肺俞、大杼、风门穴，拿两侧肩井、风池穴，擦背部两侧膀胱经 0.5~1 分钟。

2. 风热型

按揉大椎、肺俞、风门、曲池、合谷穴，在背部两侧膀胱经施捏法 3~5 遍。

3. 风湿型

按揉太阳、头维、神庭、阴陵泉穴，拿肩井穴。

4. 瘀血型

分抹前额 3~5 遍，按揉血海、太冲、膈俞穴。

5. 肝阳型

推桥弓 5~10遍，在头两侧胆经循行路线施擦法 3~5 遍，按揉肝俞、阳陵泉、太冲、行间穴。

6. 血虚型

揉腹 0.5~1 分钟，按揉心俞、膈俞、足三里、三阴交穴。

7. 痰浊型

推中脘、天枢穴，按揉脾俞、胃俞、足三里、丰隆穴。

8. 肾虚型

(1) 肾阳不足型：在气海、关元穴施振法 0.5~1 分钟，擦腰骶部 0.5~1 分钟。

(2) 肾阴不足型：按揉肾俞、太溪穴，擦涌泉穴 0.5~1 分钟。

【注意事项】

1. 行按摩治疗前应排除患者罹患颅内器质性病变。
2. 注意保暖，避风寒，避免不良情绪刺激。
3. 纠正不良生活习惯。

【典型病案】

一般情况：汪某，女，46 岁。

主诉：头痛伴右上肢麻痛 4 个月。

现病史：患者于 4 个月前，因劳累复外感风寒致头痛伴右上肢麻痛，颈部活动受限。病情伊始未予重视，症状逐渐加重，影响工作，就诊于当地医院，查颈椎 X 线示："颈椎生理曲度变直，$C_{3\sim7}$ 椎间隙明显变窄，$C_{3\sim7}$ 右侧椎间孔变窄，$C_{3\sim7}$ 双侧钩椎关节增生"，诊断为"椎动脉型颈椎病"，予中药汤剂口服 1 周及愈风宁心滴丸口服 2 周，未见明显改善。现为求进一步诊疗，就诊于我院。

现症见：后头胀痛，仰卧位明显加重，严重时影响睡眠，无法完成日常工作。颈项部僵硬、活动受限。右侧上肢麻木疼痛，持物易坠。伴见乏力明显，时有头晕目眩，血压不稳定。纳食乏味，入睡困难，乱梦纷纭，二便调。

既往史：既往体健。职员，常年伏案工作。

专科检查：颈椎生理曲度变直，颈部活动受限，$C_{2\sim6}$ 椎旁压痛，背肌压痛，颈部肌肉紧张；压顶试验(+)，右臂丛牵拉试验(+)，霍夫曼征(-)。

诊断：颈源性头痛、椎动脉型颈椎病。

治疗：予头痛基础手法、局部按动、颈椎斜扳法。

按：本病例是由于颈部过度劳累复外感风寒，刺激压迫椎动脉及颈神经根而致上述症状。患者的工作需要长期低头，又值中年，生理状况趋向衰退，诱发症状，X 线片检查证实了颈椎病的存在。应用基础手法及按动疗法，纠正颈椎小关节的紊乱，解除肌肉韧带痉挛，恢复颈椎的内外平衡。

三、近　　视

【概述】

近视即西医学中屈光不正。根据中医理论，该病是由神光不足所引发的常见眼病，表现为视近物清晰，视远物模糊。

【手法治疗】

1. 患者俯卧位，用掌揉法由上而下放松背腰部，后点按双侧心俞、厥阴俞、肝俞、胆俞、脾俞、胃俞。

2. 患者仰卧位，点按中脘、天枢，疏理双侧手三里，拿揉理顺脾胃肝胆经循行路线，重点理顺足三里附近筋结。

3. 按揉头部，用十指疏理五经，并点揉印堂、睛明、鱼腰、瞳子髎、太阳、阳白、四白穴；最后点按承光、通天穴。

【预防调护】

1. 减少视力负荷，一次连续近距离用眼时间不应过长，使用电脑时间不应太长，用眼 45 分钟左右应休息 10 分钟并看远，使调节松弛。

2. 养成良好的用眼习惯，姿势端正，眼与读物距离保持 25~30cm 左右，握笔不要太低，桌椅高度适合，保持胸离桌沿一拳头的距离，使眼与读物保持适当的距离，使用标准大小的铅笔书写，不在乘车、走路、卧床和在太阳光直射下或暗光下阅读或写字，这些对近视眼的防治能起到积极的作用。

3. 改善视觉环境，保持阅读环境中适宜的光亮度和对比度，照明应无眩光或闪烁，黑板无反光，合理照明，台灯放在写字台的左上方，阅读物字体印刷清晰，大小适中并且对比度良好，书本纸张不能太白或反光太强，看电视的距离应为显示屏对角线长度的 7~9 倍。

4. 开展体育锻炼，增加室外活动。

【典型病案】

患者姓名：杨某，男，8 岁。

主诉：视物模糊半年余。

现病史：患者半年前在校体检检测双眼视力 1.0，1 个月前到医院就诊诊断为“假性近视”，给予散瞳治疗。今日来我院门诊就诊。

现症见：远望视物模糊，面黄肌瘦，双目疲劳，前额痛，舌淡，苔薄黄，纳食少，便秘，脉细弱。

既往史：消化不良 5 年余。否认药物食物过敏史。

专科检查：远望视物模糊，面色萎黄，神疲乏力，手足欠温，身高 1.3m，体重 20kg。

辅助检查：眼底检查正常，双眼裸眼视力均为 1.0。

诊断：假性近视（脾胃虚弱证）。

治疗：按摩手法治疗。

按：治疗近视应注重调理脾胃，脾胃旺，化生足，肝血充足上乘于目，此患者面黄肌瘦，脾胃虚弱，所以调理脾胃为治疗本病的根本。在治疗这个疾病上，疏理手三里、足三里附近筋结起着至关重要的作用。当患者每次复诊时，虽没有每次都检查视力，但面色及精神状态明显转佳，同时手三里、足三里处的筋结随着每次治疗而减小，随着体质的增强，筋结趋于淡化，酸痛逐渐减轻。此外，部分慢性内科及筋伤疾病也可施用此法，或加用此法可以增强疗效。

四、周围性面瘫

【概述】

面神经麻痹又称面瘫或口眼㖞斜。临床分为周围性和中枢性两种，周围性面神经麻痹系因茎乳突孔内急性非化脓性的面神经炎引起；中枢性面神经麻痹主要由颅内病变而致缺血、出血引起的后遗症，往往伴有一侧肢体瘫痪的症状。本节主要讨论的是由面神经炎引起的周围性面神经麻痹而致的面瘫。

【手法治疗】

1. 患者仰卧位。医者位于其头侧。掌揉面部、前额部表情肌，以有温热感为宜。然后指揉耳后部4~5遍，最后点按翳风、风池穴各半分钟(以患侧为主)。

2. 用食、中、无名三指拨揉耳前部与下颌部，以有酸胀感为宜。然后点按颊车、听宫、耳禾髎、下关、颧髎穴各半分钟。

3. 用拇指揉口轮匝肌3~5遍，然后用拇、食二指捏起地仓筋，施以弹拨和捻揉法，以有酸胀感为宜。最后指揉人中、承浆穴各半分钟。

4. 用拇指揉眼轮匝肌3~5遍，然后点揉睛明、攒竹、鱼腰、阳白、太阳、四白穴各半分钟。

5. 多指揉颞部、乳突部(以患侧为主)，然后点按率谷、角孙穴各半分钟。

6. 用掌或多指施擦法于面部、颊部、颞部，使其有发热感为宜。医者站于患侧，依次点按肩井、曲池、合谷、足三里穴。

7. 患者俯卧位，点按心俞、膈俞穴。

【注意事项】

1. 患部保暖，禁食寒凉、刺激性食物。

2. 保持乐观情绪，避免暴怒、生气。

【典型病案】

患者姓名：蔡某，男，49岁。

主诉:左侧面部瘫痪 3 日。

现病史:患者 3 日前,因酒后睡卧受风,既感左侧面部不适,晨起后见左侧口角歪向右侧,即于某医院诊为“周围性面神经麻痹”,行手法治疗,症状略有加重,遂来我院就诊。

既往史:既往体健,否认药物过敏史。

专科检查:左侧额纹变浅,鼻唇沟变浅,口角歪向右侧,皱眉、鼓腮、吹哨试验(+),舌胖,苔白,脉沉迟。

诊断:周围性面神经麻痹。

治疗:按摩手法治疗。

按:治疗时以面部为主要施术部位,选用提捏地仓至下关,承浆至颊车,巨髎至上关三线,使面部肌肉血液循环改善;针对眼睑闭合困难,贝尔征阳性,则选用昆仑至委中一线,交替按压寻找敏感点,其原理是因为足太阳经为目上纲,体现“经脉所过,主治所及”之意。

五、失　眠

【概述】

失眠是以经常不能获得正常睡眠为特征的一类病证。多为情志所伤、饮食不节、劳逸失调、久病体虚等因素引起脏腑功能紊乱,气血失和,阴阳失调,阳不入阴而发病。病位主要在心,涉及肝胆脾胃肾,病性有虚有实,且虚多实少。

【手法治疗】

(一)基本手法

1. 患者俯卧位,医者取适当位。

(1) 双掌从上而下按揉肩背部至腰骶部 3~5 遍。

(2) 在背部从下而上做捏脊法 2~3 遍。

(3) 拨揉足太阳膀胱经一、二侧线。点揉风池及失眠点(风池外一寸)、身柱、筋缩、命门穴。

(4) 单掌从上而下推督脉 3~5 遍。

2. 患者仰卧位,医者取适当位。

(1) 双掌由内向外分推两胁部 3~5 遍。

(2) 双手叠掌揉腹部,顺时针、逆时针各 5 遍。

(3) 用拇指点按期门、章门、京门、中脘、天枢、关元等穴。

(4) 双手拇指和中指同时点按天池、屋翳、乳根、膻中穴，同时作震颤法 1 分钟。随后换另一侧做震颤法 1 分钟。

(5) 拿揉下肢 3~5 遍。用拇指点按阳陵泉、足三里、阴陵泉、三阴交、蠡沟、太冲、行间等穴。

3. 患者俯卧位，医者取适当位。按揉理顺心俞、肾俞穴，重点施术于条索、筋结。

4. 患者仰卧位，医者取适当位。点揉百会、神门、太溪、申脉、照海穴，重点施术于条索、筋结。

(二) 头部手法

1. 用双拇指交替由下向上推抹印堂，再用双拇指刮眉弓，点按睛明、丝竹空、太阳穴。

2. 用双拇指交替按压头上四条经(手少阳三焦经、足太阳膀胱经、足少阳胆经、督脉)，重点施术于压痛点。

3. 用双拇指点揉百会，其余多指按揉两侧颞部至耳后。

4. 用双手多指沿脑后诸经做按压法，点按压痛点。

5. 双手十指张开，用十指指腹在头部做轻拿法(可益气安神)。

6. 拿揉肩井(可防止头晕)，点按曲池(可调一身之气)、内关、神门穴。

【注意事项】

1. 保持心情舒畅。

2. 参加适当的体力劳动，加强体育锻炼。

3. 养成良好生活习惯，起居有节，避免情绪激动。

六、泄　泻

【概述】

泄泻是因感受外邪，或饮食内伤，致脾失健运，传导失司导致的疾病，以大便次数增多，质稀溏或如水样为主要表现。相当于急、慢性肠炎或肠功能紊乱等疾病。

【手法治疗】

(一) 基本手法

点按中府穴，此穴为肺之募穴，肺脾之气汇聚之处，以拇指或食中指点揉腹部中脘、天枢穴和双下肢足三里、上巨虚、下巨虚穴。起调理胃肠功能，止痛止泻的作用。

（二）辨证治疗

1. 湿邪侵袭

按揉神阙、气海、关元等穴，并点按两侧阴陵泉穴。

2. 伤食泻

配合顺时针摩腹，通行腹气，化食止泻。

3. 脾胃虚弱

配合逆时针摩腹，并可在背部脾俞、胃俞、大肠俞穴处点揉，以健脾和胃。

4. 脾肾阳虚

重点揉足三里、太溪等穴。直擦背部督脉，横擦腰骶，以透热为度。

5. 肝气乘脾

斜擦两胁，并配合点揉两侧章门、期门穴。

【注意事项】

1. 减少刺激性食物，尤其避免生冷食品的摄入。
2. 长期泄泻易致营养不良，饮食应注意营养均衡。
3. 注意腹部保暖。

七、功能性便秘

【概述】

便秘是指大便秘结不通，排便时间延长，或虽有便意，而排便困难，临床可见于多种病证，多因胃肠积热、气机郁滞、气血阴津亏虚、阴寒凝滞所致。与脊柱相关的便秘主要是由于相关的自主神经功能发生紊乱而引起的。此处仅限于西医学所称的功能性便秘。

【手法治疗】

（一）基础手法

1. 摩腹法

医者用手掌在患者腹部做顺时针摩法。

2. 推腹法

医者在患者腹部自上而下做推法，重点施术于降结肠、乙状结肠和直肠区域。

3. 轮状揉腹法

医者用双手掌平放于患者腹部做大范围的顺时针揉法。

4. 运肠法

医者先用双手沿着患者右侧腹部由下向上做拿揉法；用掌推法从右上腹推至左上腹；再用拿揉法从上向下操作左侧腹部。还可将双手并拢，拇指交叉，其余四指相对，使双手形成一个倒扣的碗状。以手腕带动双手再带动患者的腹部作顺时针环转压揉的动作。前者用于医者的手较小而患者体质较胖的情况，后者则相反。

5. 波形揉腹法

医者双手置于患者腹部，虎口张开，拇指和四指交替用力，做波浪状的推揉法。自上而下往返数次。

6. 震荡法

在波形揉腹法的基础上加以震颤，重点施术于左下腹部条索状宿便处。

7. 叩八髎穴

医者以空掌叩击八髎穴处。

8. 点穴法

点按支沟、天枢、上巨虚、下巨虚、大肠俞、承山等穴。

在临床治疗中需要根据患者的年龄、体质及病证虚实灵活选用，如老年体虚者应选取摩腹、推腹、轮状揉腹等刺激较轻的手法，而年轻体壮属实证者多选用波形揉腹法、震荡法、叩击法等重刺激手法。

（二）按动疗法

1. 局部按动法

可参考“腰椎间盘突出症”的相关章节。

2. 脊椎关节整复法

胸、腰椎关节错位（错缝、紊乱）可施以胸、腰椎扳法；骶髂关节错位（错缝、紊乱），可行骶髂关节整复法。

【注意事项】

便秘的成因是多方面的，包括饮食、起居、情志及不良习惯和不当用药等，因此预防和调摄是十分重要的。主要应该注意以下几个方面：

1. 饮食应多进食粗粮，如玉米、糙米、红薯等；多食蔬菜、水果等粗纤维食物，以促进胃肠蠕动。

2. 保持精神愉快，心情舒畅。

3. 保证适度的运动，如慢跑、散步、跳绳等健身运动，以促进胃肠运动，同时要加强腹肌的锻炼，以助排便。

4. 养成定时排便的习惯。一天中最佳的排便时间是早晨5~7点的时候，因为这个时候正好是卯时，也就是中医子午流注中大肠经流注的时段。

5. 不要长期服用排泻药。特别是年老体虚者，以免耗伤正气，形成药物依赖。

八、消　　渴

【概述】

消渴主要由禀赋不足，阴虚燥热所致。口渴引饮为上消；善食易饥为中消；饮一溲一为下消，统称消渴。属西医糖尿病、尿崩症范畴。

【手法治疗】

1. 触压足阳明胃经、手阳明大肠经两条经络上的筋结，并对筋结施以理筋法。

2. 点按足三里

以拇指点按双侧足三里穴。以上消为主者，向上方用力，为“理上”；以下消为主者，向下方用力，“理下”；以中消为主者，向内侧用力，为“理中”。

3. 点按手三里

以拇指点按双侧手三里穴。

4. 腹部振颤法

对胰腺投影区施以振颤法，以双手多指重叠振颤左肋下（胰腺）大约1分钟，可直接作用于脏腑，对其功能起调节作用。操作时嘱患者允许排气，可促进改善胰腺功能作用。

【注意事项】

1. 注意调整饮食，避免暴饮暴食，减少甜食、粥、油炸等高热量食品的摄入。

2. 血糖控制较好者可适当摄入水果。

3. 适当运动，可改善全身代谢。

九、中风后遗症（脑血管意外后遗症）

【概述】

中风后遗症即西医学中的脑血管意外后遗症，是指脑血管意外后遗留的以一侧肢体瘫痪、口眼歪斜、舌强语涩为主证的病证，包括脑出血、蛛网膜下腔出血、脑血栓和脑栓塞等后遗症。多属中风之中经络型，又称偏瘫、半身不遂，古称“偏枯”。

本病多见于中老年人，大多数有高血压病史。四季皆可发病，但以冬春两季最为多见。

【手法治疗】

（一）基础手法

1. 患者俯卧位或侧卧位，医者位于其旁。

(1) 沿腰背部自上而下施揉法、推法 3~5 遍。

(2) 拨、揉腰背部华佗夹脊穴 3~5 遍。

(3) 按揉大杼、风门、肝俞、脾俞及肾俞穴。

2. 患者健侧卧位，医者位于其后。

(1) 一手握患肢腕部使患肢尽量伸直，另一手拿、揉患侧上肢 3~5 遍，重点施术于三角肌、肱三头肌。

(2) 拇指对点中府与天宗、肩前与肩贞穴，按揉曲池、合谷穴。

(3) 沿患侧下肢胆经施推法、㨰法 3~5 遍，按揉环跳、阳陵泉穴。

3. 患者仰卧位，医者位于其旁。

(1) 分推前额 3~5 遍，按揉眼周 3~5 遍，重点施术于鱼腰、攒竹、四白穴。

(2) 揉颧部至下颌部，重点施术于咀嚼肌，反复施术 3~5 遍。

(3) 按揉太阳、颧髎、颊车、风池穴。

(4) 分推两胁部 3~5 遍。

(5) 按揉膻中、中脘、天枢、气海、关元穴。

(6) 拿、揉或推患侧下肢前外侧肌群，按、揉患侧下肢内收肌肌群各 3~5 遍。

(7) 沿阴陵泉至三阴交穴连续按压 3~5 遍，按揉髀关、风市、足三里、太冲穴。

（二）辨证治疗

1. 络脉空虚、风邪入中型，拿、揉颈部 3~5 遍，按揉风池、哑门穴。

2. 肝肾阴虚、风阳上扰型，自前向后拿、揉头部两侧 3~5 遍，按揉百会、风府穴。

3. 气虚血瘀型，在气海穴施振法 0.5~1 分钟，按揉曲池、气海、血海穴。

（三）对症按动疗法治疗

1. 上肢功能障碍、麻木无力者

(1) 肩关节：可选用肩关节摇法、肩关节拔伸法、肩关节屈伸法、肩关节扳法。

(2) 肘关节:可选用肘关节摇法、肘关节屈伸法、肘关节扳法。

(3) 腕关节:可选用腕关节摇法、腕关节屈伸法。

(4) 指间关节:作患侧指间关节屈伸运动 3~5 遍。配合按揉大鱼际、八邪穴,弹拨极泉穴。

2. 下肢功能障碍、麻木无力者

(1) 髋关节:可选用髋关节摇法、髋关节屈伸法。

(2) 膝关节:可选用膝关节摇法、膝关节屈伸法。

(3) 踝关节:可选用踝关节摇法、踝关节拔伸法、踝关节屈伸法。

(4) 下肢功能障碍者:应配合按揉八风、解溪、太溪、太冲穴。

3. 语言障碍者伴见语言障碍者,应行颈椎旋转推挤法、颈椎屈伸推挤法、颈椎牵拔推挤法、颈椎旋转定位扳法,可解决因颈椎小关节紊乱、失稳、骨质增生及颈椎间盘退变而刺激或压迫椎动脉,影响血液循环,造成椎 - 基底动脉供血不足,出现一系列延髓损害的症状。行扳法时应配合按、揉或拨枕后边缘 3~5 遍,按揉哑门、翳风穴。

【注意事项】

1. 保持情绪稳定,注意生活规律,忌烟酒,宜低脂饮食。

2. 注意保暖,适当进行肢体锻炼,促进肢体功能的恢复。

3. 长期卧床患者,应勤翻身,勤换洗,防止褥疮发生。

【典型病案】

一般情况:姚某,男,57 岁。

主诉:右侧半身不遂伴语言不利 3 个月。

现病史:患者 3 个月前晨起如厕时突然出现神志不清,被家属送至当地医院,查血压 180/110mmHg,并行头颅 CT 检查示“脑出血”,诊断为“急性脑出血”,予住院观察病情并予中西医药物治疗(具体不详)。患者苏醒后出现右半身活动不利,右侧肢体麻木不仁,无法行走及抓握物品,舌謇语塞,无法说出完整语句。住院治疗 1 个月后出院,血压降至 130/90mmHg 左右,可扶杖行走,但言语功能未见明显改善。患者继续口服中药汤剂至今,诸症未见明显缓解,遂来就诊。

现症见:右侧肢体活动不利,以左侧上肢为甚。右侧肢体麻木不仁,口謇舌强语塞,可说出简单汉字,不能表达完整语句。伴见情绪急躁,入睡困难,易醒。纳食尚可,大便干,3~4 日 1 行。

既往史：曾患脑血栓；高血压病史10余年。

专科检查：右肢体麻木不仁，右上下肢体活动功能障碍，右侧肢体肌力Ⅳ级，语言不利，神志尚清，颈椎曲度变直，序列右偏，右 $C_{2\sim6}$ 棘突旁压痛，右侧巴宾斯基征(+)，霍夫曼征(+)；舌苔黄腻，脉弦滑。

诊断：脑血管意外恢复期。

治疗：应用中风基础手法与对症手法治疗。

按：本患者属脑血管意外恢复期，为多关节活动功能障碍，应用脑血管意外后遗症的操作手法进行治疗。在患侧上下肢关节运用按与动相结合的按动疗法，以达平衡阴阳的目的，恢复肢体的正常功能。按动疗法纠正颈椎小关节紊乱(错位、错缝)，以解除紊乱对椎动脉、延髓、交感神经纤维等组织的刺激和压迫，使椎动脉恢复其正常的血流，改善延髓供血不足所引起的语言不利等一系列症状。

第三章 按动疗法治疗常见妇科疾病

一、原发性痛经

【概述】

原发性痛经即功能性痛经，是指女性正值经期或行经前后，出现周期性小腹和腰部疼痛，严重者可影响工作和生活，多见于未婚女性，常呈痉挛性，集中在下腹部。

【手法治疗】

（一）基础手法

1. 患者仰卧位，医者位于其旁。在小腹部按顺时针方向施摩法0.5~1分钟；揉腹0.5~1分钟；在气海、关元穴施振法0.5~1分钟；按压带脉、京门、气海、关元、中极、血海、足三里、三阴交、太冲、涌泉穴、足底外侧4~5趾间处（调经点）；在小腿内侧即阴陵泉至三阴交一线，做按压法。

2. 患者俯卧位，医者位于其旁。在腰骶部施按法、揉法3~5遍，按揉命门、肾俞、关元俞、次髎穴；在腰骶部施擦法0.5~1分钟；在下肢做拿法。

（二）按动疗法

1. 局部按动法，可选用腰部定位推挤法、腰椎俯卧按压法。

2. 脊柱关节整复法，可选用腰部扳法、骶髂关节整复法。

（三）辨证治疗

1. 气滞血瘀型

轻叩腰骶部0.5~1分钟，按揉章门、期门、膈俞、肝俞、腰俞穴。

2. 寒湿凝滞型

擦肾俞、命门穴各 0.5~1 分钟，按揉三阴交、照海穴。

3. 肝郁湿热型

按揉肝俞、阴陵泉、丰隆、三阴交、太冲穴。

4. 肝肾亏损型

擦腰背部 0.5~1 分钟，按揉肝俞、肾俞、太溪穴。

5. 气血虚弱型

擦背部督脉 0.5~1 分钟，按揉脾俞、胃俞、中脘、气海、血海、足三里穴。

【典型病案】

一般情况：刘某，女，26 岁，已婚。

主诉：痛经 2 年，加重 2 日。

现病史：患者 2 年前因受寒引发痛经，后每至经期小腹冷痛，遇寒则剧，得温则轻，腰部沉重感伴发凉，便溏，未系统治疗。此次行经第 2 天，因突发持续性疼痛约 20 分钟而就诊。经水量少而色淡，腹痛喜按，脉细缓，苔薄白。

既往史：既往体健。

专科检查：腰椎曲度变直，腰椎侧弯，L_4 棘突右偏歪；右骶髂关节后错位。X 线显示：腰椎生理曲度变直，序列右偏，$L_{4\sim5}$ 椎间隙变窄，L_4、L_5 椎体前后缘轻度骨质增生。

诊断：痛经。

治疗：予痛经基础手法配合腰部定位推挤法、腰椎旋转复位法、骶髂关节整复法。

按：由于腰骶关节紊乱，导致经血排出不畅，刺激产生反射性子宫收缩，收缩频率增加并节律紊乱，引起子宫平滑肌及盆腔周围组织紧张度增高、血管充血，子宫内膜螺旋动脉痉挛收缩，经血凝滞，外流受阻而产生痛经。通过按动疗法配以基础手法，改善子宫收缩节律，缓解痉挛，促进血液循环，最终消除痛经症状。

二、乳　　癖

【概述】

乳癖是由情志内伤，肝气郁结，冲任失调，痰瘀凝结所致的单侧或双侧乳痛，或出现包块，与月经周期及情志变化密切相关。

西医学称乳腺增生，是指乳腺上皮和纤维组织增生，乳腺组织导管和乳腺小叶在结构上的退行性病变及进行性结缔组织的生长，是与内分泌相关的非炎症、非肿瘤的腺内组织增生。此处仅限于小叶增生性乳腺增生。

【手法治疗】

（一）基础手法

1. 患者仰卧位，医者位于其旁。食、中、无名指并拢沿胸骨自上而下做揉法 3~5 遍；双手掌沿胸骨向双侧肩部做分推法 3~5 遍；拇指按压中府、膻中、中脘穴各 1 分钟；双手拇指与其余四指相对提颤胸大肌 2 分钟；乳房肿块处不宜施手法。双手握患侧手做抖法 1 分钟；掌根推腕横纹至肘横纹手三阴三条经络，重点按压前臂内侧手厥阴经一线，之后拇指按压曲池、臂中（奇穴）、内关穴各 1 分钟；医者用双手拇指沿小腿内侧胫骨后缘阴陵泉至三阴交一线自上而下交替按压 3~5 遍，之后重点按压阴陵泉、蠡沟、足三里穴各 1 分钟。

2. 患者俯卧位，医者位于其旁。用双手掌沿第 1 胸椎至第 9 胸椎两侧膀胱经自上而下施掌揉法 3~5 遍。按压或一指禅推胸段华佗夹脊穴 3~5 遍。拇指按压天宗、肩井、厥阴俞、心俞穴各 1 分钟。

（二）按动疗法

本病与胸椎关节紊乱有关。因此，可采用胸椎整复法：膝顶臂提法、胸椎牵提法、俯卧位胸椎整复法或仰卧位胸椎整复法。

（三）辨证治疗

1. 肝郁痰凝型

按、揉小腿内侧 3~5 遍，按揉阴陵泉、蠡沟、丰隆、太冲穴。

2. 冲任失调型

擦腰骶部 0.5~1 分钟，按揉肾俞、气海、太冲、三阴交穴。

【典型病案】

一般情况：李某，女，43 岁。

主诉：右侧乳房胀痛 7 年，加重 3 天。

现病史：患者 7 年前，偶感右侧乳房胀痛，单位体检 B 超示“右侧乳腺增生”，大小不详，未予治疗，每遇行经前期加重。3 天前，因暴怒后，即感右乳房胀痛，自行口服“乳癖消”，未见明显缓解，遂来我院就诊。

既往史：既往体健。

专科检查：可触及单个片状，边界不明显，质地中等的肿块，大小约 1.5cm，其活动好，与周围组织无粘连，可有触痛；$T_{4\sim5}$ 棘突右偏、后突、增粗、压痛；舌瘦，苔黄，脉弦滑。

诊断：乳腺增生（肝郁湿热型）。

治疗：应用乳腺增生基础手法及胸椎整复法、辨证手法。

按：手法按摩可有疏通经络、调和气血、散瘀止痛的功效。在治疗方法上采用胸椎整复法配以按压背部及第1~7胸椎两侧的穴位，以调整胸椎小关节的紊乱，减轻对支配乳房部位的第4、5胸神经的压迫刺激；按压刺激后背的穴位，可调节前胸部位经络运行，使气血畅通，患者即可感到胸部轻松，胸闷缓解，乳房胀痛减轻。通过按动疗法，使胸部的气血流畅，经络疏通，乳络畅通，达到通则不痛的目的。

三、月经不调

【概述】

凡月经的周期、经期、经量的异常或伴经色、经质的异常；以及伴随月经周期出现明显不适症状的疾病，统称月经不调。

【手法治疗】

（一）基础手法

1. 俯卧位手法

（1）擦八髎穴、肾俞穴各0.5~1分钟。

（2）按压腰骶部0.5~1分钟，按揉膈俞、肝俞、脾俞、肾俞、次髎穴。

（3）拿、揉下肢后侧3~5遍，按揉三阴交、涌泉穴，后沿足内侧脾经循行路线连续按压3~5遍。

2. 仰卧位手法

（1）掌摩、按揉下腹部0.5~1分钟，按揉天枢、关元、归来穴。

（2）揉下肢脾经箕门至血海3~5遍，按揉血海穴。

（3）按揉阴陵泉至三阴交3~5遍，按揉足三里、太冲穴。

（二）按动手法

1. 局部按动法，伴棘突偏歪者，酌情选用腰部定位推挤法、腰椎俯卧按压法。

2. 脊柱关节整复法，根据病情施以腰部扳法或骶髂关节整复法。

（三）辨证治疗

1. 血热内扰型

按揉血海、关元、三阴交、行间穴。

2. 血寒凝滞型

于命门、八髎穴施以掌擦法 0.5~1 分钟，按揉涌泉穴。

3. 肝血亏虚型

按揉肝俞、足三里、太溪穴。

四、闭　　经

【概述】

女性 18 岁以上月经尚未来潮或曾来潮而又中断 3 个月以上者，称为闭经。西医学称前者为原发性闭经，后者为继发性闭经。若因生活环境变迁、精神因素影响等引起停经（3 个月以内）而又无其他症状，机体适应后自然恢复不属闭经。先天性无子宫、无卵巢、无阴道或处女膜闭锁以及部分由于器质性病变所致的闭经，均非按摩治疗适应证。

【手法治疗】

1. 患者仰卧，医者站其旁，用双掌在腹部做顺时针和逆时针揉法，约 2 分钟，然后自上而下做直推法 3~5 遍。最后点按气海、五枢、子宫穴，各半分钟。

2. 在大腿内侧和前臂的掌侧做掌揉法。然后两拇指同时按揉近侧内关和对侧血海穴，约 1 分钟。再移至另一侧施术。

3. 体位同上，拿揉小腿内、外侧 3~5 遍，点按公孙、三阴交穴，各半分钟。然后按压气冲穴，使下肢或小腹有发热感。

4. 患者俯卧，医者站其旁，用双拇指拨揉腰骶部两侧，以有酸胀感为宜。然后点按八髎、肾俞、脾俞穴，各半分钟。

5. 掌搓腰骶部，使其有透热感。

6. 双手拿下肢后侧肌肉 3~5 遍，最后点按涌泉穴。

五、绝经前后诸证（更年期综合征）

【概述】

绝经前后诸证是妇女绝经前后，围绕月经紊乱或绝经出现的烘热汗出、烦躁易怒、潮热面红、眩晕耳鸣、心悸失眠、腰背酸楚、面浮肢肿、皮肤蚁行样感、情志不宁等病证。西医学称更年期综合征(围绝经期综合征),是指妇女在绝经期前后,因卵巢功能逐渐衰退或丧失,以致雌激素水平下降所引起的以自主神经功能紊乱、代谢障碍为主的一系列症候群。患者多为 40 岁后的绝经期或绝经后的妇女,绝经是其重要标志,症状持续 1~2 年,有时可长达 5~20 年。

【手法治疗】

(一)基础手法

1. 患者俯卧位,医者位于其旁。自肝俞至八髎穴施揉法 3~5 遍;按揉心俞、肝俞、脾俞、肾俞、次髎穴;自大椎至命门穴施按压法 3~5 遍,重点施术于大椎、身柱、至阳、命门穴;在下肢后侧施拿法、揉法 3~5 遍,按揉委中、涌泉穴。

2. 患者仰卧位,医者位于其头侧。按揉印堂穴 0.5~1 分钟,分推前额 3~5 遍;用食指和中指夹住耳廓在耳根处施擦法 0.5~1 分钟;按揉神庭、百会、头维、太阳、风池穴。

3. 患者仰卧位,医者位于其旁。拿、揉上肢 3~5 遍,交替按压前臂手厥阴心包经 3~5 遍;按揉中府、曲池、内关、神门穴;分推胁肋 3~5 遍;以神阙穴为中心顺时针、逆时针摩腹各 0.5~1 分钟,按揉中脘、气海、关元穴;拿、揉下肢 3~5 遍,沿阴陵泉至三阴交穴连续按压 3~5 遍;按揉气冲、血海、足三里、太冲穴。

(二)按动疗法

1. 伴脊柱关节紊乱者,可用局部按动法、脊柱调整手法。

2. 针对四肢关节疼痛及活动功能障碍,可用按动疗法治疗。具体操作可参照“肩关节周围炎、肱骨外上髁炎、腕关节损伤、退行性髋关节炎、膝关节骨性关节炎、踝关节扭伤”的相关章节进行治疗。

(三)辨证治疗

1. 肝肾阴虚型

按揉肝俞、肾俞、三阴交、太冲、太溪穴。

2. 肾阳亏虚型

擦命门穴 0.5~1 分钟,按揉肾俞、关元穴。

六、带下病(慢性盆腔炎)

【概述】

带下病指带下量明显增多或减少,色、质、气味发生异常,或伴有全身或局部症状，多与湿邪侵袭影响冲任致带脉失约、任脉失固所致。属西医学盆腔炎症性疾病后遗症、慢性盆腔炎等范畴。

【手法治疗】

（一）基础手法

1. 患者俯卧位，医者位于其旁。按揉两侧腰背部3~5遍，按揉肝俞、肾俞、膀胱俞、次髎。在腰骶部施以擦法0.5~1分钟。于下肢后侧施以拿法、揉法3~5遍。揉小腿内侧3~5遍，按揉地机、三阴交、涌泉穴。

2. 患者仰卧位，医者位于其旁。按揉小腹部0.5~1分钟，按揉气海、关元、大巨、归来穴。于大腿前侧施以拿法、揉法3~5遍，按揉血海、足三里、太溪、太冲穴。

（二）按动手法

1. 局部按动法，可根据病情施以腰部定位推挤法、腰椎俯卧按压法。

2. 脊柱关节整复法。存在关节紊乱者，施以腰部斜扳法、腰椎旋转复位法、腰部后伸扳法、骶髂关节整复法等。

第四章 按动疗法治疗常见儿科疾病

一、桡骨小头半脱位

【概述】

桡骨小头半脱位为小儿常见疾病之一,好发于4岁以下儿童,左侧多于右侧,男孩多于女孩。由于桡骨头发育尚不完全,环状韧带薄弱,当腕、手向上提拉、旋转时环状韧带或部分关节囊嵌入肱骨小头与桡骨头之间,取消前拉力以后桡骨头不能回到正常解剖位置,向桡侧移位而形成桡骨头半脱位。又称牵拉肘、提拉肘、肘脱环。

【手法治疗】

家长怀抱患儿坐好,一手护住患儿胸部,一手持患儿上臂。

医者面向患儿,一手捏住患儿肘部,拇指抵在桡骨小头后上方,另一手握住腕部,使前臂伸直,在轻轻牵引下使之屈肘,并内外旋动前臂,拇指在后按压桡骨小头。在前臂旋后过程中可感到(或听到)桡骨小头复位入臼声。复位成功后,症状马上消失,活动如常。

若不成功,可考虑为少见的桡骨小头向前脱位。医者拇指可屈肘前侧按压桡骨小头,在旋动前臂过程中可得到复位。

复位成功后,一般不需固定。为避免牵拉再脱,可用三角巾悬吊2~3天。

【典型病案】

张某,女,3岁。半日前因右肘被牵拉后疼痛,抬举障碍,不能持物,强迫体位就诊。检查:右肘呈半屈曲、旋前位;肘外侧触痛,患肢不能上举,拒绝取物，肘关节外形正常。诊断：右侧桡骨小头半脱位。行常规手法，整复成功，疼痛消失，患肢功能恢复，抬举如常。

按：本病诊断不难，一般有外伤史，但要注意跌倒时若肘关节着地，需要拍 X 线片检查以排除骨折。在复位手法中特别注意的是握持下端的手应置于桡骨下端。复位牵引时要顺势而牵，往往在牵引的时候就已将桡骨头复位。手法后要嘱家人避免牵拉患肢。

二、颈部扭挫伤

【概述】

颈部扭挫伤属于中医“颈部伤筋”范畴，以急性颈部肌肉痉挛、疼痛、肿胀活动受限，甚则出现瘀瘢，上肢感觉异常，肌力下降等为主要临床表现，本病常因突遇外力打击，或颈部过度扭转旋曲所引起，如跌仆、扭斗，运动时前后滚翻及倒立等，高速运动中因动作不协调而使颈部突然前屈后伸，也可引起颈部扭挫伤。

【手法治疗】

患儿正坐位。

1. 在颈部两侧行拇指揉法，如颈椎向左侧弯，则在左侧重点施术；如颈椎向右侧弯，则在右侧重点施术。沿 $C_{2\sim7}$ 行揉法。

2. 对两侧斜方肌做多指拿揉，以肌肉紧张的一侧为主。

3. 令一助手站于患儿前面，与患儿相对，用双手把住患儿的后枕及下颌部，轻轻向上牵引，感到颈椎因牵引张开时，术者双手分别握住患儿两肩部，并以两拇指抵在患儿第七颈椎两侧，握紧双肩，使之固定后，术者将患儿双肩先向前推，再向后拉，然后向左、右各扳动一下。

4. 在颈部行广泛放松手法。

5. 休息片刻，可再重复以上手法一次。

6. 点双侧绝骨、肩井穴。

【典型病案】

张某，男，12 岁。因与同学扭打不慎扭伤颈部，以颈部疼痛 2 天，加重 1 天就诊。检查：颈部左侧明显触痛、肿胀，肌肉紧张，颈部活动受限。X 线片示：无异常。诊断：急性颈部扭挫伤。行以上手法，施术 15 分钟，术毕，颈痛明显好转；同样手法，隔日施术一次，痊愈。

按：本病属中医筋伤范畴。临床发现部分患儿并无明显外伤，仅仅在一次感冒或其他疾病引起咽喉部炎症后不久出现颈部症状。治疗着重消除肿胀、疼痛，改善活动度。肿胀疼痛部位涂抹活血通络中药膏剂加以轻柔和缓的推、揉、摩、熨手法可有消肿作用。远端取穴并配合主动活动颈部可有止痛、增加活动度之效。牵引下小幅度、快速活动颈部，可改善颈部活动度。手法治疗后，可加以颈托固定，防止患儿再次损伤。

三、弛缓性瘫痪

【概述】

弛缓性瘫痪又称为下运动神经元瘫痪、周围性瘫痪。是肢体运动障碍的一组症候群，表现为肌力下降，肌张力降低，腱反射减弱或消失。常见于以下病种：吉兰-巴雷综合征、疫苗相关麻痹型脊髓灰质炎、脊髓炎、单神经炎、臂丛神经损伤、小儿脊髓型肌萎缩等。

【手法治疗】

（一）基本手法

1. 患儿俯卧，医者以双掌沿患儿脊柱两侧直至双下肢做通身推法，手法要轻、稳、匀，不宜做兴奋手法，不宜使用强力、暴力。

2. 医者以双掌沿患儿脊柱从大椎到长强穴做连续交替搓法，以搓至皮肤潮热为宜；再用手掌大鱼际沿背部足太阳膀胱经内侧线做轻揉法。

3. 医者用双手拇指在棘突两侧做向内、向下方向的点压法，重点施术于身柱、至阳、命门等穴；用双指点揉风门、肺俞、脾俞、志室、肾俞、大肠俞等穴；多指拿揉腰部。

4. 患儿正坐，点揉风府穴、大椎穴以及颈项两侧，压痛点，配合双侧揉耳法。

（二）对症手法

对每个患儿施用以上手法之后，根据麻痹肌肉的部位选择以下手法：

1. 下肢麻痹者

(1) 沿双下肢做掌揉法，再用拇指沿坐骨神经路线做连续按压法，然后使患儿腿屈曲，用拇指揉足心，搓公孙穴，点揉绝骨、八风穴。

(2) 沿双下肢做掌揉法，再连续按压下肢膝关节及踝关节周围。

(3) 从阳陵泉至绝骨穴做连续按压法；从阴陵泉至三阴交穴做连续按

压法。

(4) 点揉气冲、风市、血海、足三里穴等。

2. 上肢麻痹者

(1) 沿上臂外侧、小臂前侧做掌揉法。

(2) 沿正中神经、尺神经、桡神经路线做连续压迫法，反复施术。

(3) 双手拇指同时揉内、外劳宫穴及八邪、四缝穴。

3. 胸肌麻痹者

(1) 双掌揉胸大肌、斜方肌等，均顺肌纤维方向由内向外揉。

(2) 沿锁骨边缘做拇指连续按压法，轻揉缺盆，点双侧极泉穴。

(3) 沿上肢做多指揉法，重点施术于臂部屈肌群。

注：按摩只适用于胸肌麻痹较轻者或有后遗症者，患儿只表现呼吸气弱、语声低微。如有呼吸功能严重障碍，则需以人工呼吸机、呼吸兴奋剂甚至行气管切开通气术等抢救措施为主。

4. 腹肌麻痹者

(1) 循腹直肌、腹外斜肌走行，随呼吸轻揉腹部肌群。

(2) 着重揉按水分穴，点压中极穴。

(3) 小便失禁者，揉搓气海、石门、关元及曲骨等穴，至皮肤发热。

（三）辨证施治

病变初期、中期，证型多以湿热内蕴为主，因而可酌情应用祛邪诸多手法，如推法、摩法等。手法宜轻而快，治疗时间宜短，中病即止。

病变中期、晚期，证型多以脾肾虚损为主，因而多运用补气扶正的手法，如揉法、点压腧穴法等。手法宜持续沉稳，治疗时间可略长，以患儿自觉舒适为宜。

【典型病案】

李某，女，6岁。患上呼吸道感染2周后，突发周身无力，肌肉疼痛，渐渐不能行走，说话困难，咳嗽无力，呼吸费力。经某医院诊断为“感染性多发性神经根炎”，住院诊治3个月。出院后，下肢仍痿软无力，不能行走，不能自行站立，不能独坐，不能下蹲，走、立、坐、蹲时肌肉痛楚；腱反射与各项病理反射均无，肌力0级，肌张力减低；上肢功能尚好，说话费力，语声尚低，舌淡红苔白，脉沉细无力。诊断：感染性多发性神经根炎后遗症期。行基本手法，下肢麻痹、胸肌、腹肌麻痹综合治疗手法，隔日施治一次，每次由10~15分钟渐增至15~20分钟。1个月后，肌痛大减，功能渐复。经治疗4个月痊愈，现已上学，一切功能完好如常。

按：本病属中医痿证范畴。《黄帝内经·痿论》根据相关脏腑及临床表现又可分为“痿躄”“脉痿”“肉痿”“筋痿”“骨痿”。临床与痿证相关的西医疾病多为周围神经损伤，病位多在脊髓后角、神经根。有感觉异常者属“皮痿”，手法治疗时应由轻到重，从感觉障碍区向无障碍区操作。重点在感觉障碍临界平面手法刺激。若皮肤温度低，末端肢体关节肿胀，属“脉痿”，操作时可以胡麻油为介质，从远端向近端做推法或搓擦法，并压放极泉、曲泽、气冲、委中等有动脉搏动的穴位。肌肉萎缩明显者属“肉痿”，深层提拿萎缩的肌肉，同时配合活动邻近关节。如提拿腓肠肌让患者配合足部跖屈运动。痿证者多有肌腱挛缩，属“筋痿”，操作时着重牵拉、弹拨挛缩的肌腱，可建议患者做小针刀以进一步松解。痿证日久患侧可出现骨骼发育不良，表现患侧为肢体较健侧短小，此种属于“骨痿”，可纵向挤压以促进骨骼纵向生长；深层提拿附着在骨膜上的肌肉以刺激牵张骨膜，促进骨骼长粗。

四、遗 尿 症

【概述】

遗尿古称“遗溺”，俗称“尿床”，小儿遗尿是指儿童在睡眠期间不自主的尿液排出，可分为原发性和继发性遗尿，继发性遗尿是指在长期夜间无尿床后再次失去夜间憋尿的能力，治疗原发疾病后遗尿可自行缓解；原发性遗尿是指儿童夜间能控制排尿的时间从没有超过 3 个月，高达 10% 的 5 岁儿童患有原发性遗尿病，这其中每年有 15% 的自发缓解率，但到青春期仍有 1%~2% 的遗尿未愈，造成患儿的心理负担，影响正常生活与学习。

【手法治疗】

（一）基本手法

1. 病儿俯卧位，在第一腰椎至第五腰椎两侧华佗夹脊穴行连续压迫法，反复施术（局部触痛明显处为施术重点）。

2. 在腰部命门、肾俞等穴用大鱼际搓至发热或皮肤微红。

3. 用小鱼际侧面搓双足心至热，揉涌泉穴。

4. 病儿仰卧位。顺时针方向掌揉小腹部，叠神阙，以压到腹部有动脉跳动感为最佳，放松后局部发热。

5. 指按或掌按中极穴同时令患儿鼓起腹部，医者的手与患儿腹部相对用力。

6. 掌推大腿内侧，从血海穴到气冲穴，反复施术后，再揉同侧血海和三阴交穴，并同时点压两穴。

（二）随辨证类型加减手法

1. 肾气虚寒者，在腹部、背部行搓法，施术时间稍长；并将少腹部的皮肤纵向提起行捻揉法；点揉中极穴。

2. 湿热下注者，在腹、背部行搓法，施术时间稍短；点揉膀胱俞，揉腓肠肌，点三阴交穴等。

【典型病案】

李某，女，5岁。患儿夜间尿床1~2次，易于疲劳，手脚凉，食欲不振，舌淡红苔薄白，脉细。诊断：遗尿症，属肾气虚寒型。经常规手法与证型加减手法治疗，每日1次，每次10分钟。施治3次后，夜尿次数明显减少，为每周2次；施治1周后，遗尿停止，夜间可自醒排尿；施治10天，夜间基本无尿，偶有一次亦不尿床。以后逢劳累、感冒偶发遗尿，施治3~7遍，遗尿即已消失。现患儿已近6岁，发育正常，身体健康。

按：肾主水，司前后二阴，腰为肾之府。在腰骶部的手法施术可起到调节温煦，补充肾气改善体质的效果。腹部手法直接作用在膀胱区，适当的手法点压，有促进患儿膀胱功能的作用。除手法治疗外应养成定时排尿的习惯，建立排尿反射。在临睡前2个小时内不喝水，不过度疲劳有助于改善遗尿症。

五、上呼吸道感染

【概述】

小儿急性上呼吸道感染属于中医学“感冒”范畴，中医认为感冒主要是感受外邪所致。根据临床表现可分为三型：风寒感冒、风热感冒、暑湿感冒。中医称流行性感冒为“时行感冒”，其临床表现与风热感冒相似，属于风热感冒的重症。小儿感冒后，临床表现特点有三：①易于寒随热化，表现为高热；②热盛时容易引起惊厥；③易因食滞引起吐泻等胃肠症状。

【手法治疗】

（一）基本手法

1. 患儿正坐。拇指点按印堂穴6~7遍；以双手拇指交替推印堂至上星穴，反复20余遍，最后点按上星穴片刻。

2. 用两拇指自额部发际向两侧额角分推，再由印堂穴经眉上方分推至太阳穴，并轻缓揉按太阳穴10余遍。

3. 两拇指点按两侧迎香穴。

4. 两拇指揉按风池穴；一指重点大椎穴。

5. 拿肩井、合谷穴；重按承山穴。

（二）随症加减手法

1. 鼻塞、流涕者，由山根摩至迎香穴，最后点按迎香穴。

2. 发热者，由风池到风府做搓摩法，重点大椎、曲池穴。

3. 咽痛、音哑者，分别揉双手大鱼际、小鱼际，点按手三里、哑门穴。

4. 咳嗽者，揉风门、肺俞、膻中穴等。

【典型病案】

李某，女，3岁。主因“高热1天”就诊。半年前患肾炎，现虽已痊愈，但经常外感，气候稍有变、活动量稍大即感风寒。2天前开始鼻流清涕，精神倦怠，不思饮食。舌淡红，苔薄白，脉浮微数。诊：上呼吸道感染，重型，外感风寒证。以常规基本手法，发热、风寒证辅助手法。施术10分钟，患儿周身汗出，稍服热饮入睡，体温很快下降。晚上又施术一次，体温未再升。其后，辅以扶正手法，加捏脊、点足三里等穴，经治10天，饮食大增，体质渐渐增强。

按：普通感冒属自限性疾病，但因小儿体质弱，调护不当常可反复出现。体虚外感患儿，急则治标，以发散类手法，如拿风池、合谷、承山以解表清热，后期加以扶正手法，捏脊、揉足三里，标本兼顾才能快速达到痊愈。上呼吸道感染（简称上感）特别要与传染性疾病相鉴别，如麻疹、猩红热、水痘等。其前驱症状类似上感，早发现早隔离，防止传播。

六、消化功能紊乱症

【概述】

消化功能紊乱是儿科常见病。患儿有食欲不振、厌食、恶心、呕吐、腹痛、腹胀、便秘、腹泻，这些症状主要表现为消化道的功能性疾病。血常规、便常规、微量元素、肝功能、腹部B超正常，排除细菌性肠炎、急腹症、消化道畸形、其他感染性疾病等器质性疾病引起的消化道疾病，属单纯性消化功能紊乱。

【手法治疗】

（一）基本手法

1. 患儿仰卧，沿正中线从剑突到耻骨联合上缘行掌推法。重点按揉中脘、气海、天枢穴。

2. 用多指摩法在胃脘周围施术。

3. 用点揉法顺下肢前外侧缘的足阳明胃经、足少阳胆经施术，重点足三里、阳陵泉穴。

4. 患儿俯卧，从长强到大椎穴，行捏脊法 7~9 遍，从尾椎到第一腰椎做提拉法，以有响声为宜。

5. 沿脊柱两侧足太阳膀胱经，由上而下行连续点按法，重点脾俞、胃俞，或加点肝俞、肾俞、大肠俞等穴。

6. 多指拿揉腓肠肌，以有发热感为宜。

（二）随症加减手法

1. 以厌食为主者，轻摩胃脘，揉中脘、上脘等穴，时间稍长；揉点中府、大包、商丘等穴。中等刺激，以旋摩、点揉为主。

2. 以腹痛为主者，以掌摩揉腹部，由脐始向外旋摩，由浅至深，触按至压痛点后，逐渐施力按揉，揉至腹内结节物消失，或矢气后腹痛立减可止。

3. 以腹胀为主者，以掌摩揉腹部，重点下脘、天枢、气海等穴，揉脐；背部重点大肠俞；手部重点合谷穴。

4. 以便秘为主者，以掌顺揉腹部，由上至下，由轻至重，由浅至深；背部重点大肠俞，搓摩八髎穴。

5. 以呕吐为主者，以多指摩揉胃脘部，由上而下，手法宜由轻渐重，由浅渐深；点揉内关穴。

6. 以泄泻为主者，摩揉腹部，重揉神阙穴；点揉膻中、血海穴；背部揉点大肠俞、命门穴，搓八髎穴；按揉内劳宫穴。

（三）辨证加减手法

1. 实证多以泻法为主

如从剑突到耻骨联合行自上而下的推法；从大椎到长强行自上而下的捏脊法；对胃脘部行摩法应逆时针施术等。全部施术手法应有力、短时，重在取效。

除此之外，还可随证型性质而适当变化。如有寒者，医者宜将手掌搓热，按揉神阙，并可多用摩法、搓法，以皮肤发热为度；有热者，宜重用泻法，多以做至有里热透出为度；有食积者，宜重用泻法，宜上下施术，以顺气为度；有肝郁者，多加搓两胁肋，加点期门、章门、胆俞、脾俞等穴，以顺气为度。

2. 虚证多用补法

如沿任脉行自下而上的推法；沿督脉行自下而上的捏脊法；对胃脘、腹部行摩法应顺时针施术。全部施术手法宜轻、宜缓、宜柔、宜稳。取效不必求速。以上简列实证、虚证的常规手法，临床病儿多虚实夹杂，则可视病症的虚、实、寒、热孰多孰少而灵活选用手法。

【典型病案】

病例一：周某，女，2.5 岁。痢疾病后 2 个月余，厌食，每日只喝些糖水，少量牛奶，强喂少量饭食则多呕出，便量少且不成形，常夹有不消化食物，精神倦怠，体质消瘦，面色淡黄，苔厚脉沉。诊为“小儿消化功能紊乱症”，属脾胃虚弱、食积停滞证。行基本手法及相应主症、证型加减手法治疗，隔日一次，每次 10~15 分钟。5 次后，食之不吐，且喜进食；10 次后，病证痊愈。1 个月后，体重已增加 1kg，食欲大增，体质明显增强。

病例二：陈某，女，1.5 岁。无明显原因的呕吐，饭后、饮水、哭泣、生气、稍有刺激旋即呕吐。曾注射“爱茂尔”等止吐剂无效。发育、营养尚好，精神不振，面色少泽，苔白脉弦。诊为“小儿消化功能紊乱症”，属寒饮犯胃型。行基本手法及相应主症、证型加减手法，隔日一次，每次 10~15 分钟。治疗 6 次，症状基本消失，巩固治疗数次，彻底痊愈。

按：消化系统疾病包含了中医呕吐、厌食、便秘、腹泻等多种病症。脾主升，胃主降，脾胃升降失司则出现消化系统病症。因此调和脾胃，使胃肠气机条畅是手法治疗的重点。在治疗中最常见的就是排气后腹胀消失，甚至便秘患儿手法治疗后立时排便，都表明推拿手法具有很好的调理气机作用。疾病三分治七分养，日常饮食调护非常重要。小儿脾胃娇弱，肥甘厚味，生冷黏腻易损伤脾胃，因此不宜食用。

七、脑　　瘫

【概述】

脑性瘫痪是一组持续存在的中枢性运动和姿势发育障碍、活动受限症候群，这种症候群是由于发育中的胎儿或婴幼儿脑部非进行性损伤所致。脑性瘫痪的运动障碍常伴有感觉、知觉、认知、交流和行为障碍，以及癫痫和继发性肌肉、骨骼问题。

【手法治疗】

（一）基本手法

患儿俯卧，沿脊柱从至阳到命门的督脉诸穴顺序点按、提捻并着力叩打；按揉脊柱旁开1.5寸的足太阳膀胱经诸俞穴，重点在脾俞、肾俞、肝俞等穴。

患儿正坐位，术者立其后，按、揉、摩、点风池、哑门、天柱、脑户穴等枕部脑区，以及百会、络却、后顶、强间穴等顶枕部区。此部位施术时，要意守、注气。

患儿仰卧，按揉、捏拿四肢。下肢，在点阳陵泉穴的基础上顺序拿揉下肢外侧肌群，或在点委中穴的基础上拿揉下肢后部肌群，直至跟腱。上肢，在点中府穴的基础上拿揉上臂前肌群，在点肩井穴的基础上拿揉上臂后肌群，在点曲池穴的基础上拿揉前臂的前肌群、后肌群等。

（二）随病症类型增减手法

痉挛型以放松痉挛紧张肌群为原则。

1. 对下肢痉挛剪刀步态、尖足患儿，采用解剪法。

将儿童的足踝向内翻，便可使痉挛强直的髋、膝、踝关节放松并屈曲、外展。在此体位下按、揉、拨、拿痉挛的大腿内收肌，同时逐渐加大外展角度。以儿童耐受为宜。重点按揉经验穴——解剪穴（血海后1.5寸，上4.5寸）。痉挛尖足者，采用透点按动摇足法：患儿俯卧屈膝，医者拇食指掐住昆仑、太溪穴，一手握于足尖部，使足反复背伸、跖屈及踝关节环转运动，改善足踝部活动度和主动运动能力。

2. 对下肢屈膝痉挛者采用伸膝法。

(1) 令患儿仰卧，将一侧下肢屈膝屈髋，医者一手扶膝外侧，另一手握踝内侧，使髋关节内旋，膝关节外旋至最大限度，双手相对用力以牵拉膝内侧韧带。反之将一侧下肢屈膝屈髋，医者一手扶膝内侧，另一手握踝外侧，将髋关节外展外旋，膝关节内旋至最大限度，双手相对用力以牵拉膝外侧韧带。

(2) 将下肢伸展，医者一手扶膝下压，另一手握足背伸，以牵拉腘绳肌。

(3) 将患儿下肢抬起置于肩部，医者一首扶膝另一手弹拨半腱肌、半膜肌。

(4) 患儿俯卧位，医者一手扶于膝盖后侧，固定住大腿于床面，一手握踝，进行小腿屈伸及环转摇动。

3. 上肢痉挛W状者采用展臂法。

(1) 将患肢腕部屈曲以使握拳的手自动打开，同时屈肘、前臂旋后，伸展上肢至外展90°，固定后自肩部至腕部行揉、拨、点按等手法。

(2) 患儿仰卧位，医者一手按住肩前侧，令一手握腕，患肢手心朝下，肘屈曲，推动手腕使前臂与肩沿床面上下运动，改善肩关节活动度及主动运动能力。

(3) 患儿仰卧位，上臂固定于床面，医者一手拇食指掐住肘内外侧髁，令一手握腕做肘关节屈伸运动及环转摇动前臂，从而改善肘关节活动度、前臂旋前和肘关节主动运动能力。透点按动摇腕法：医者一手拇食指掐住内关、外关穴，一手握于患肢虎口处，使腕部做屈、伸、尺偏、桡偏、环转运动，从而改善腕关节活动度。

4. 不随意运动型、共济失调型以调节肌张力、协调运动为原则。

(1) 对竖头不稳者采用竖头法：双手拇指或食中指，自上而下点推上背部华佗夹脊穴3~5遍。用拇、食指弹拨竖脊肌3~5遍。叩打督脉大椎至至阳3~5遍。可达到主动抬头提高头颈部稳定性的作用。

(2) 对竖腰不稳，圆背者采用竖腰法：患儿俯卧，医者双手拇、食指提捏腰部两侧肌肉3~5遍。或多指自下而上点推腰骶部3~5遍。均可使小儿主动背伸腰部。按腰扳腿翘肢动法也可改善腰骶关节活动范围及主动运动能力。具体操作：患儿俯卧位，医者一手掌按住腰骶部，另一手托住下肢大腿前侧，向上扳动。抗阻力旋腰法可提高肌力，激发腰部肌群协调活动。具体操作：患儿盘坐或跪立位，医者站其后，一手固定下肢或骨盆另一手自前方环抱患儿肩部，将患儿上身转向一侧后，给予一定阻力，再令患儿向另一侧主动旋腰。不能配合的患儿可令家长固定下肢，医者弹拨患儿侧腰部，激发肌肉收缩，诱导腰部旋转活动。

（三）治疗并发症的特殊手法

1. 癫痫者重按耳后、枕部等部位，以及肝俞、定志（大椎穴旁开2.5寸）等穴，以抑制过强的神经反射。

2. 失语者重按哑门、天柱、廉泉、通里、风府等穴，以促进语言发育。

3. 斜视者重按瞳子髎、太阳或睛明等穴，以放松眼周围肌群。

4. 流涎者揉发际边缘至翳风穴处，还可佐以颊车、地仓、廉泉等穴，以提高口轮匝肌的张力。

（四）随证型加减手法

按照中医辨证的不同证型，在治疗中对相应经穴应予以重点按揉。

1. 肝肾不足

加太溪、阴谷、大赫、太冲等穴。

2. 脾肾两亏

加太溪、三阴交、中脘、足三里等穴。

3. 气血虚弱

加关元、足三里、血海、心俞等穴。

4. 脾虚水泛

加阴陵泉、三阴交、太白、中极等穴。

以上为常用手法。对每个患儿应根据其病变的类型、程度、证候,在基本手法的基础上适当选用其他手法或重点穴。

一般施术的顺序是:四肢→头→脊柱。每次施术30~60分钟,每周3~5次。应嘱家长协助病儿进行患肢的功能锻炼,以及语言、智力等方面的训练。

【典型病案】

病例一:王某,男,2岁2个月。因臀位难产,产后窒息而致发育迟缓。7个月时始发现双下肢痿软,经某医院诊断为"脑性瘫痪"。就诊时,不会坐,不会独站,不会走,腰软,项软,头不能举,可讲单字,可认人,智力稍低下。检查:发育、营养中等,神志清楚,反应迟钝,双下肢痿软,肌力正常,肌张力较高,触动则痉挛内收,剪刀步,双侧足内翻、下垂。多项病理反射异常。诱发电位检测报告:体感双侧电压反应低下,脑干反应基本正常。诊断:脑性瘫痪,痉挛型,截瘫,中度(锥体束损伤)。经常规手法治疗3个月,颈、腰有力,头可直立,可独坐、独立、独走、独跑,语言增多,反应转灵。诱发电位复测:左右双侧潜伏时缩短,双侧腰部潜伏时亦缩短,而右侧较左侧改善更为明显。

病例二:王某,女,6岁。正常妊娠,剖宫产,产后无明显诱因而发育迟缓。1岁时始发现四肢痿软,2岁半时才逐渐能坐、能站,经某医院诊断为"脑性瘫痪"。就诊时不能独立行走,牵行步履蹒跚、晃动,四肢活动迟笨;双足下垂,足尖点地,受力则颤动不止;手不能放入口中,言语不清。检查:发育、营养良好,神清合作,反应迟钝,双目内斜,四肢肌肉僵直发硬,触动或受力颤动,肌力低下,肌张力增高,指鼻、对指试验不能完成。左侧踝震挛(+),双侧足下垂。诱发电位检测:两侧脑干稍有差异,右侧波低于左侧50%,V波低平;体感亦显示左侧反应低下;诱发肌电反应:左侧肌电压增高。诊断:脑性瘫痪,混合型。经治半年,现双足落地,可自己行走,且步履基本平稳,肌力正常,肌肉松软,不紧不颤,各项病理反射消失。诱发电位复测:脑干反应两髓电压基本对称,两侧电波差异 <50%,V波恢复;体感反应:潜伏时缩短,左侧肌电压恢复。

按:脑性瘫痪在治疗上着重调补肝肾脾胃,同时对表现明显的运动障碍、言语、认知等障碍给予对症治疗。脑瘫患儿损伤在脑，刺激头部诸穴可直接对大脑有调节作用。人体督脉、膀胱经络于脑。刺激两经上的穴位亦可对大脑起到调节作用。所以脑瘫的治疗特点是内调脏腑，外治肢节，以达到内外上下协调统一。

八、肌性斜颈

【概述】

小儿肌性斜颈一般指先天性斜颈。本病多发现于出生后2周左右，以患儿头部向患侧倾斜，颜面旋向健侧为特征的疾病。

【手法治疗】

患儿仰卧位，不用枕，医师位于患儿头侧或患侧。

1. 一手食指、中指、无名指三指行揉法，沿患侧胸锁乳突肌起点至止点来回揉动1~3分钟，然后轻柔弹拨胸锁乳突肌，重点弹拨胸锁乳突肌的起、止点及(或)肿块1~3分钟，按揉法和弹拨法交替使用。

2. 用多指捻揉患侧胸锁乳突肌，重点捻揉肿块及挛缩部位1~3分钟，力量由轻到重。以患儿能承受为度。

3. 一手扶住患侧肩部，另一手扶住患儿头部患侧，缓缓地将患儿的头推向健侧，使患儿头部在额状面内，做被动侧向运动10~20次，然后手扶住患侧枕后部，另一手扶住健侧下颌部，使患儿头部控制在垂直轴上，在牵拉状态下向患侧做缓和的被动旋转运动，逐渐拉长患侧胸锁乳突肌10~20次。

4. 按揉患儿颈部两侧肌肉、斜方肌，配合轻拿肩井穴3~5分钟。

5. 多指捻揉患侧面部及眼周1~3分钟。

【典型病案】

林某，女，8个月。患儿臀位难产，出生后1个月左右，发现其头部向右侧歪斜，并触及颈部一小肿块，家长自行热敷，无效，就诊。查：发育、营养中等，右侧胸锁乳突肌中下部有一较硬的肿块，约2cm×2.5cm，呈半球状隆起，边缘清楚，与皮肤分离，局部不发热，无触痛，头向右歪斜，颜面转向对(左)侧，诊断：右侧肌性斜颈。行常规手法按摩治疗，每次15~20分钟，隔日一次。1个月后肿块变软，缩小，3个月基本消失，颈部柔软、对称，各项功能正常。

按：小儿肌性斜颈应早发现，早治疗。在手法治疗时应在局部涂抹活血化瘀介质，既用以增强手法疗效，也为了保护皮肤防止破损。颈部活动手法要根据患儿颈部偏斜情况而定，不可暴力。治疗后期，患儿颈部包块消失，但颈部偏斜常有反复，此时应整体调节，手法不局限于局部。还要注意排除其他原因引起的颈部歪斜。如单侧的视力、听力障碍等。日常要注意矫正患儿头位，防止继发性结构改变。如斜扁头、颈胸椎侧弯等。

九、鼻 炎

【概述】

鼻炎是指鼻黏膜或黏膜下组织因为病毒、细菌感染或者刺激物刺激（如寒冷、刺激性气味等）引起的黏膜充血或者水肿的急性或慢性炎症。鼻炎属于中医“鼻渊”“鼻窒”范畴，其多为感受风热之邪或风寒之邪，入里化热，热毒浊涕阻闭鼻窍而成。慢性鼻炎者多因脾肺虚弱，肺气不足以至肺卫不固，易感外邪。

【手法治疗】

（一）基本手法

1. 头面四大手法（开天门、推坎宫、运太阳、揉耳后高骨）1~3 分钟。

2. 鼻周压揉法，包括印堂到前发际，两眉头到前发际，眉头至眉尾，睛明到鼻唇沟中迎香，耳前一横指。以上 5 个部位分别点、按、推、揉 3~5 遍。

3. 用双手食指指腹搓擦鼻旁，从迎香至山根，透热为度。

（二）随证加减手法

1. 肺经郁热清肺经，捏挤大椎至出痧为度，自上而下推天柱骨至皮肤潮红（可蘸凉水为介质推），清天河水。

2. 痰瘀互结推三纹（小横纹、掌小横纹、四横纹），运内八卦，按揉丰隆穴。

3. 肺脾气虚补肺经，补脾经，推三关，按揉膻中、气海、肺俞、脾俞、足三里穴，横擦前胸，以透热为度。

4. 肺阴不足清补肺经，清肝经，取天河水（自肘横纹向腕横纹方向推），揉二马，擦涌泉令热。

【典型病案】

沙某，男，8 岁。患儿半年前出现间断性鼻塞、流涕等症，经某医院耳鼻喉科诊断为“过敏性鼻炎”。现鼻塞，声重，时流清涕，打喷嚏，遇冷空气加重，甚则流泪。纳可，眠欠佳，易汗出。舌质淡红，苔薄白，脉细。诊断：鼻炎。行上述手法按摩治疗一次，当晚鼻塞减轻，睡眠较前好，后隔日一次，治疗 2 周，症状消失，随访 1 个月未再复发。

按：局部手法可直接达到通利鼻窍的作用。通过辨别寒、热、虚、实，佐以清热、温阳、补虚、泻实等手法或穴位达到标本同治的目的。例如：揪痧、挤痧、推脊等手法有清热祛邪的作用；天河水、六腑等穴性偏寒，有清热之功；搓擦、摩熨手法有温阳散寒作用，三关、外劳宫等性偏温则具有散寒之效。鼻炎患儿还应特别注意日常调护。雾霾、寒冷天气减少外出。鼻涕要及时排出，不会擤鼻涕的小儿应辅助排涕，以免继发鼻后滴漏综合征、鼻窦炎、中耳炎等。

36-38.

5. 智照林,王友仁 . 按动疗法治疗颈椎病的临床分析[J]. 中国中医骨伤科杂志,2011,19(8):42-43.

6. 孙慧民 . 手法治疗骶髂关节后错位疗效观察[J]. 中国中医药信息杂志,2012,19(6):66-67.

7. 杨胜亚 . 王友仁按动疗法治疗膝关节疼痛经验总结[J]. 中国中医药信息杂志,2012,19(7):84-85.

8. 曲怡 . 按动旋转复位法治疗颈椎功能受限疗效观察[J]. 山东中医杂志,2012,31(9):657-659.

9. 智照林,王友仁 . 王友仁推拿治疗筋伤疾病验案举隅[J]. 中国中医骨伤科杂志,2013,21(3):59-60.

10. 智照林,王友仁 . 王友仁推拿治疗筋伤的经验特色[J]. 中华中医药杂志,2013,28(14):982-984.

11. 柏晓波,邹海鹏 . 王友仁按动疗法治疗颈性眩晕疗效观察[J]. 世界中西医结合杂志,2013,8(9):906-908,911.

12. 任蒙强,赵百孝,朱文莲,等 . 按动疗法治疗膝骨关节炎的疗效观察[J]. 北京中医药,2014,33(4):250-253.

13. 邹海鹏,陈勇,于慧敏 . 王友仁诊治成人髋关节发育不良临床经验[J]. 北京中医药,2014,33(5):339-341.

14. 智照林,王友仁 . 推拿"按动疗法"治疗腰椎间盘突出症 65 例[J]. 中国中医骨伤科杂志,2014,22(9):33-35.

15. 王大楠 . 王友仁按动疗法治疗肱骨外上髁炎经验探析[J]. 中国中医药信息杂志,2015,22(8):117-119.

16. 毛智鑫,王友仁 . 王友仁按动调脊治疗颈椎侧方旋转移位临床经验[J]. 北京中医药,2015,34(9):708-710.

17. 郝焕光,任蒙强,杨金斗 . "按动疗法"刍议[J]. 中国中医药信息杂志,2015,22(10):114-115.

18. 陆新泉,邹海鹏,张桂琴 . 按动疗法治疗腰椎间盘突出症下肢疼痛的临床观察[J]. 中国中西医结合杂志,2016,36(2):239-241.

19. 谢文佳男,李兵 . 师瑞华主任医师按动理筋法治疗臀中肌综合征经验总结[J]. 环球中医药,2016,9(3):323-324.

20. 杨光,刘东明,刘峰,等 . "按动疗法"临床应用探讨[J]. 中国民族民间医药,2016,25(21):6-8.

21. 王金涛,易锦,周顺利,等.按动牵伸法为主推拿治疗膝关节骨性关节炎临床研究[J]. 针灸临床杂志,2016,32(11):49-51.

22. 洪流.齐鸿按动疗法治疗骶髂关节半脱位引发梨状肌疼痛经验[J]. 中国中医药信息杂志,2017,24(1):119-120.

23. 包庆旭,王友仁.王友仁点穴开合按动法针对踝关节扭伤推拿经验浅析[J]. 中国中医药信息杂志,2017,24(4):102-104.

24. 邹海鹏,李兵.按动疗法治疗梨状肌综合征疗效观察[J]. 中国医疗设备,2017,32(S1):150.

25. 王海龙.呼吸按动技术在脏腑推拿中的作用探析[J]. 中医临床研究,2018,10(20):21-22.

26. 王景梅,王钲,李兵.按动踩跷法治疗腰椎间盘突出症临床研究[J]. 中国中医急症,2018,27(8):1355-1357.

五、展　　望

中医流派作为最能体现中医原创思维和特色优势的重要组成部分,对其研究业已成为中医全行业的高度共识和探索实践的焦点。北京按摩医院按动推拿流派通过几十年的建设,取得了一些成果,全国的知名度和影响力不断提升,在患者中逐步树立了良好的口碑。

按动推拿流派建设是一项创新型、探索型工程,对北京按摩医院的发展、盲人医疗按摩技术资源中心的建设,以及推进全国盲人医疗按摩事业发展等具有重大意义和深远影响。北京按摩医院将进一步加强按动推拿流派整体研究,挖掘和发扬流派的内涵和诊疗特色优势;传承流派和名家学术经验,提升流派学术理论与临床水平;推广按动推拿流派,扩大流派影响,更好地服务患者,造福社会。期盼通过几代“北按人”的共同努力,发扬盲人医疗按摩的独特优势和影响,使按动推拿流派成为中医推拿历史长河中引起波澜的浪花!

参考文献

[1] 王海龙，王虹．按动疗法精义与医案[M]. 北京：中国盲文出版社，2017.

[2] 智照林．中医推拿按动疗法[M]. 北京：北京科学技术出版社，2014.

[3] 林淑芳，徐颖，李民，等．牵伸在运动与骨伤康复中的应用[J]. 中国康复，2017，32(1)：77-80.

[4] 任蒙强，曲怡，王友仁．按动疗法初探[J]. 北京中医药，2010，29(1)：35-38.

[5] Solomonow M. Time dependent spine stability：the wise old man and the six blind elephants [J]. Clinical Biomechanics (Bristol，Avon)，2011，26(3)：219-228.

[6] 龚利，严隽陶，孙武权，等．严隽陶推拿学术思想初探[J]. 中医文献杂志，2016，34(2)：43-46.

[7] 李小金，韩秀兰，成守珍．下肢生物力学矫正联合脊柱区核心肌群训练治疗慢性非特异性下腰痛[J]. 中国骨科临床与基础研究杂志，2014，6(4)：233-237.

[8] 李同明，王新，方凡夫，等．核心区肌群功能性训练预防新兵下背痛和提高核心肌功能效果观察[J]. 第二军医大学学报，2018，39(5)：538-542.

[9] 郝焕光，任蒙强，杨金斗．"按动疗法"刍议[J]. 中国中医药信息杂志，2015，22(10)：114-115.

[10] 任蒙强，曲怡，王友仁．按动疗法初探[J]. 北京中医药，2010，29(1)：35-38.

[11] 智照林，王友仁．王友仁推拿治疗筋伤的经验特色[J]. 中华中医药杂志，2013，28(4)：982-984.

[12] 智照林，王友仁．按动疗法治疗颈椎病的临床分析[J]. 中国中医骨伤科杂志，2011，19(8)：42-43.

[13] 任蒙强，赵百孝，朱文莲，等．按动疗法治疗膝骨关节炎的疗效观察[J]，北京中医药，2014，33(4)：250-253.

[14] 孙慧民．手法治疗骶髂关节后错位疗效观察[J]. 中国中医药信息杂志，2012，19(6)：66-67.

[15] 智照林，王友仁．推拿"按动疗法"治疗腰椎间盘突出症 65 例[J]. 中国中医骨伤科杂志，2014，22(9)：33-35.

[16] 杨胜亚．王友仁按动疗法治疗膝关节疼痛经验总结[J]. 中国中医药信息杂志，2012，19(07)：84-85.

[17] 邹海鹏，李兵．按动疗法治疗梨状肌综合征疗效观察[J]. 中国医疗设备，2017，32(S1)：150.